看護学入門 **5**

基礎看護Ⅰ

看護概論

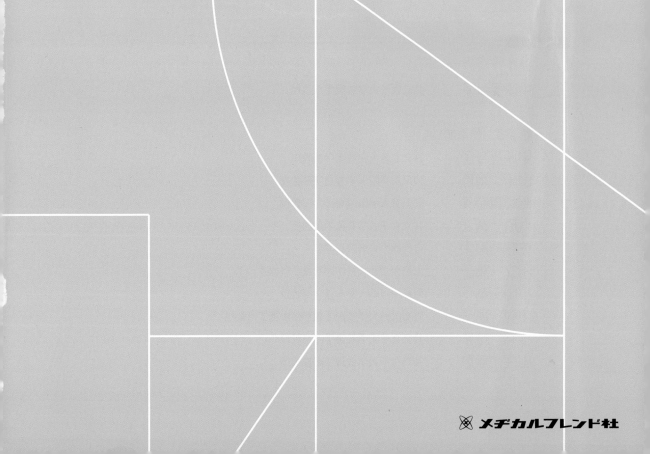

メヂカルフレンド社

■看護概論 ———————————————————————————————————————

編者

中原るり子　　　共立女子大学看護学部教授

執筆者（執筆順）

中原るり子　　　共立女子大学看護学部教授

山崎　章恵　　　清泉女学院大学看護学部教授

野崎真奈美　　　順天堂大学医療看護学部教授

河原　智江　　　共立女子大学看護学部教授

佐藤　昭太　　　自衛隊中央病院看護部

尾立　篤子　　　東邦大学健康科学部看護学科教授

小山田恭子　　　聖路加国際大学看護学部教授

中村　昌子　　　防衛医科大学校医学教育部看護学科教授

櫻井　美奈　　　共立女子大学看護学部准教授

山住　康恵　　　共立女子大学看護学部准教授

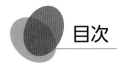

目次

第2編　看護提供をとりまく環境・システム

第1章　病院組織と看護体制

第2章　医療安全と看護

第3章　職業と看護
小山田恭子　113

第4章　健康を守る保健医療福祉のしくみと看護
小山田恭子　127

第3編　看護の倫理と歴史

第1章　看護における倫理
中原るり子　154

第2章　看護の場で生じやすい倫理上の問題とその対応
176

第3章　看護の変遷（看護史）

＊各章末の「ふりかえりチェック」には解答がついておりません。本文中にヒントがありますので、チャレンジしてください。

基礎看護 I

看護概論

第 1 章　看護のとらえ方

▶学習の目標
- ●歴史のなかでの看護の役割と機能のとらえ方の変遷を理解する。
- ●看護の代表的先覚者による看護のとらえ方を理解する。
- ●職能団体による看護の定義を理解する。
- ●法律に示された看護の機能と業務内容を理解する。

Ⅰ　看護とは

　「看護師」を意味する英語の "nurse" という単語は，ラテン語の「養育する，養う」という意味の「nutrica」から来た言葉である[1]。古代から近代に至るまで「看護する」ということは，子どもや老いた人々の面倒をみることと同様の行為とされ，女性が担うべき役割の一つととらえられてきた。

　「看護」という言葉は「看」と「護」という文字から成り立っている。そのうち「看」は「手」と「目」という文字から成り立っており，手を相手の目の上にもっていく形から，人の額に手を当て発熱の有無を確認する行為を表している。また，「護」という文字は「かばう」を意味しており（広辞苑），この2つの文字から成り立つ看護という文字には，目をよく凝らして手を使い相手を看護る（みまも）という意味が含まれていることがわかる。

　今日用いられるこの「看護」という表現が一般化したのは，明治期に入ってからのことであり[2]，それ以前には「看病」という表現が広く使われていたといわれている。「看病」には「病気を看る（み）」という意味があり，「看護」には病気をもつ「人を看護る」という意味がある。その差は「病」と「護」という，たった一文字にすぎないが，そこには「病気」を中心に看るのか，「人」を中心に看るのかという，看護に対するとらえ方の違いがあることに留意したい。

1．看護における 3 つの要素

　「看護」という言葉の成り立ちから「人を看護る」という意味があることを説明したが，看護を行ううえで必要な要素とは何かを考えてみよう。

　アブデラ（Abdellah, F.G.）は，著書『患者中心の看護』で次のように看護を定

第1編

1
看護のとらえ方

2
対象の理解

3
患者心理の理解と
その必要性

4
健康の概念

5
看護活動

義している。

> 「看護は，（中略）芸術と科学に基礎づけられた個々の看護師の態度，知的能力，技術的能力を，病人，健康人を問わず，人の保健問題を援助するように活かし，そして，それは一般的，特殊的な医療方針のもとで遂行（すいこう）される。」

　看護は，①態度，②知的能力（知識），③技術的能力という 3 つの要素を駆使して，「遂行される」ことと考えられる（図 1-1）。この 3 つの要素について簡単にまとめてみよう。

> ①**態度**：人に対する思いやりや考え方は，表情，動作，言葉遣いなどをとおして態度に現れる。看護師に必要な態度には，人間らしい温かい気持ちや思いやり，人に対する敬意，人の命を尊ぶ品位など（広い意味での人間愛）がある。
> ②**知的能力**（知識）：看護専門職として必要な科学的知識のことである。看護の考え方を学ぶ「看護概論」，生物としての人間を理解するための「生物学」「社会学」「心理学」，また機能・臓器障害を理解するための「解剖生理学」「病理学」などに関するものや，看護の歴史や理論，基本的な概念についての知識も含め，すべてが必要とされる。その知識をもとに観察力，洞察力を養い，人の健康を守るための行動が求められる。
> ③**技術的能力**：看護における技術には，芸術（art）の要素が含まれる。ここでいわれる芸術（art）とは，「専門性のある技術」という意味である。看護師が提供する技術には，看護に対する看護師の理念や考え方が現れ，その結果として患者がもつ独自の能力が引き出される。

　つまり，看護は一人ひとり性格の違う対象に対して，訓練された視点で観察し，必要としていることを見いだし，綿密に計画され根拠に基づいた方法を正確に実行することにより，その人にふさわしい日常生活を整えていく。そのためには，態度と知識と技術という 3 つの要素が求められるのである。

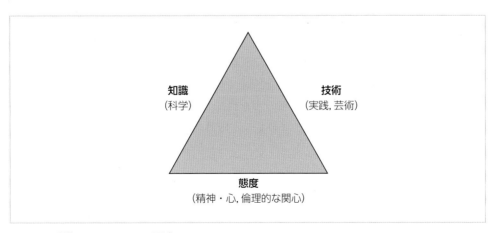

図 1-1 ● **看護における 3 つの要素**

Ⅱ　看護のとらえ方の変遷

1．原始〜古代の看護

●**素朴な看護**　原始時代の病人の世話に関する明確な記録は残っていないが，未開の地の文化における病人の世話の様子から，最も初歩的な病人の看護の方法には共通する枠組みがあったのではないかといわれている[3]。たとえば，①良質な水や食料を手に入れること，②汚染を防ぐための衛生的な設備や環境を整えること，③病気の伝染を防ぐこと，④健康を管理すること，⑤苦痛・出血・ショック・感染といった難題を処理すること，⑥能力が低い者や貧しい者を救済することなどである[4]。女性たちは，はるか昔から「健やかに暮らしたい」と願う当時の人々の想いに応えるため，試行錯誤を重ねながら，素朴な看護の技を脈々と受け継いできたのである。

●**家庭看護と強制労働としての看護**　古代ギリシャ時代に入ると，医師の科学的観察，治療のための医薬品，公衆衛生などが発達したが，看護は母親が担う家庭看護か，奴隷に課せられた強制的な労働にとどまった。

●**宗教活動として花開いた看護**　古代ローマ時代では，病人の看護もキリスト教の精神と同じく慈悲に基づいた行いとされ，肉体労働中心の奉仕活動のなかでも重視されるようになった。

2．中世〜近世の看護

●**キリスト教とともに発展した看護**　中世に入りローマ帝国が崩壊すると，宗教戦争・都市の成立による密集した生活環境・感染症の拡大など，人類は数々の危機的状況に見舞われ，看護の需要が拡大した。これに応え，カトリックの修道女や修道士が貧民や病人を集めて世話をするようになり，病院の原型が誕生した。

●**看護の暗黒時代**　近世は看護にとって，長い暗黒時代の始まりであった。1517年マルチン・ルターの宗教改革によるプロテスタント諸宗派の台頭により，政治や文化を支配していたカトリック教会の勢力が減退した。これにより教会・修道院が管理していた病院も管理の主体を失い，衰退していった。

　宗教改革の影響はおよそ300年続き，病院は中世の頃とはうって変わって，弱者の救済よりも病気やけがの治療のみを目的とした無秩序で不潔な場所と化した。病院を追われた貧しい人々は町にあふれ，取り締まりや処罰の対象となった。病人の看護に対する社会的評価も低いものとなり，看護の担い手は不足したため，女囚や売春婦たちがその役割を果たした[5]。

3．近代〜現代の看護

●**ナイチンゲールの登場**　近代看護の創始者といわれるイギリス人フローレンス・ナ

Ⅱ　看護のとらえ方の変遷　　**5**

第1編

1 看護のとらえ方

2 対象の理解

3 患者心理の理解とその必要性

4 健康の概念

5 看護活動

イチンゲール（Nightingale, F., 1820〜1910）は，そのような看護の暗黒時代に誕生した。彼女は貴族のもとに生まれたが，家族の反対を押し切って 25 歳のときに看護の世界に入った。彼女はその強い意志や明晰な頭脳で，統計学・病院管理・公衆衛生などの豊富な知識に基づく管理を行った。また『看護覚え書』[6] において看護を定義し，「看護はアート（技）であり，また科学でもあるべきだ」[7] という堅い信念をもち続け，看護教育や保健医療システムの構築に心血を注いで当時の保健医療制度を改革した。

●**アメリカにおける近代看護の発展**　19 世紀半ばにイギリスで始まった近代看護は，南北戦争後のアメリカにも強い影響を与えた。アメリカではナイチンゲール看護学校が 3 校創立された。当時，女性は男性の補助的な役割に留まると考えられており，授業内容は標準的な処置や従来の家事的な仕事に加え，医師への従属を重視するものであった[8]。20 世紀初頭に入っても男性優位の社会構造は変わらず，看護師養成の体制確立後も看護は依然として慈善行為としての色合いが濃く，金銭的報酬が主張されることすらなかった[9]。

●**看護師の資質と看護教育のあり方を問う「ゴールドマークレポート」**　アメリカでは第 1 次世界大戦中から戦後にかけ，看護職に対する需要が増えたため，看護学校の入学資格を緩めて多くの学生を入学させた。その結果，看護師の教育レベルの低下が問題となった。1923 年にまとめられた「ゴールドマークレポート」という報告書では，主に公衆衛生看護と看護教育に関する 3 つの問題（公衆衛生の知識不足，技術教育施設の不備，不適切な教師による看護教育）[10] が指摘された。この指摘を受けて，基準を満たさない看護学校が多数閉鎖されたが，どのような実践家を育成すべきかといった具体的な見解は提示されず，問題の根本的な解決には至らなかった[11, 12]。

●**看護教育の課題を整理した「ブラウンレポート」**　第 2 次世界大戦中のアメリカで，看護教育の課題を整理するための調査が実施された。この報告書が 1948 年出版の『これからの看護』（いわゆる「ブラウンレポート」）である[13]。看護研究の必要性，「専門職」という概念を理解する必要性，大学看護学部の必要性など，当時の看護界が抱えていた課題について 28 項目の具体的な勧告が示された。本報告書はその後の看護教育計画にも大きな影響を及ぼすこととなった[14〜16]。

●**職能団体を中心とした看護独自の機能の模索**　20 世紀前半までは伝統的な技術を重視する看護が優勢であったが，20 世紀後期になると，看護師の感受性や創造性に対する関心が強まった。同時に科学や学問としての看護を考える動きも生まれた。アメリカ看護師協会（American Nurses Association；ANA）や全米看護教育連盟（National League of Nursing Education；NLNE）においては，それぞれの機関紙をとおして「看護とは何か」「看護とはどうあるべきか」の定義が試みられるようになった。この試みのなかで看護業務が規定され，看護師が果たすべき社会的責任の明確化や看護職全体の水準を一定に保つ努力がなされた。

　看護界が独自の機能を模索していた 1980 年代には，看護史学者のドナヒュー

(Donahue, M. P.) が歴史的観点から看護を俯瞰し，看護の重要な要素について自著で次のように分析した。「看護は技術と専門知識の2要素に依存し発展してきた。頭・心・手が一体となり現代の看護の基礎を築いているが，いずれかを無視したり強調したりすると，ケアのバランスが崩れてしまう」[17]。

●**高等教育の始まりと看護学の進展**　看護学は，看護学校が大学へと拡大し，看護学生が看護学の基盤となる人文科学（心理学，社会学，人類学など）を学ぶようになったときに飛躍的な進歩をとげた。様々な角度から看護へのアプローチが行われ，学生にも物事を鵜呑みにするのではなく，自身が科学的応用を行うために必要な教養や批判的思考を身につけることが求められるようになった。次に，大学院が創設され，それまで存在しなかった，高度な研究手腕を養った博士号取得の看護師が輩出され始めた。彼らは研究技術を生かして看護理論の構築を目指し，看護学の基礎を築くとともに看護の発展に貢献した。1980年代は哲学的方法からも研究が行われるようになり，様々な思想や哲学を基に看護研究の方法論を探る試みがなされた。また，看護の主要な概念の分析も行われ「ケアリング」「環境」「健康」などについて深く考えられるようになった。看護とは何かといった問いに対して幅広い視点から説明したものが大理論であるが，1990年代に入ると，この大理論よりも適用範囲は狭いが，実用性が高い中範囲理論が開発されるようになった。2000年代になると，パトリシア・ベナー（Benner, P., 1942～）に代表されるように，具体的な事例の集積によって看護学の知の発展を目指す試みも行われるようになった。

Ⅲ 看護理論家がとらえた看護の本質

　Ⅱ節で述べたように，看護観は社会の影響を受けながら形成発展してきた。伝統的な技として始まった看護は，科学として発展し，今は専門職として社会に貢献している。では，今日，看護の本質はどのようにとらえられてきたのだろうか。本節では，看護理論家がどのように看護をとらえていたかを学びたい。

1．ナイチンゲールがとらえた看護

●**『看護覚え書』**　ナイチンゲールは，ヴィクトリア王朝時代の貴族の娘として生まれた。クリミア戦争下の野戦病院で，2月に約42%まで跳ね上がっていた死亡率を，看護と効率的な病院管理と衛生環境整備によって，6月には2.2%にまで低下させるという功績をあげた。クリミア戦争後に帰国して記した『看護覚え書』において，ナイチンゲールは，すべての看護実践に共通する看護の本質を，次のように端的に表現した。

　「看護とは，新鮮な空気，陽光，暖かさ，清潔さ，静かさなどを適切に整え，これら

第1編

1 看護のとらえ方

2 対象の理解

3 患者心理の理解とその必要性

4 健康の概念

5 看護活動

> を生かして用いること，また食事内容を適切に選択し適切に与えること——こういったことのすべてを，患者の生命力の消耗を最小にするよう整えること，を意味すべきである。」[18]

この記述の裏には，「すべての人間は生命力をもつ」という彼女の信念と，「病気や疾病とは，健康を阻害してきたいろいろな条件からくる結果や影響を取り除こうとする自然（の働き）の過程である。癒やそうとしているのは自然であり，私たちは自然の働きを助けなければならない」という看護観があった。

●**ナイチンゲールの三重の関心**　ナイチンゲールは『病人の看護と健康を守る看護』のなかで，看護が存在し始めてからわずか30年しか経っていないにもかかわらず，看護の質の低下を招く危険が現れてきたとして警鐘を鳴らしている。ここで述べられている危険とは，すなわち，①時流に乗ってしまい，その結果熱意を失ってしまうこと，②金銭目当てになること，③看護を職業の一つとしてとらえ天職としてとらえないことである。

　これらの危険を最小にするために，ナイチンゲールは，「看護婦は自分の仕事に三重の関心をもたなければならない。一つはその症例に対する理性的な関心，そして病人に対する（もっと強い）心のこもった関心，もう一つは病人の世話と治療についての技術的（実践的）な関心である」と指摘した。このほか，看護師に必要なものは，看護に必要な体系的な知識や技術だけでなく，自己犠牲，冷静さ，慎重さ，勇気，仕事に対する愛着，役割に対する専心，慢心しない態度であるとも述べた[19]。こうした言葉から，看護師は，熱意と専門的な知識をもって仕事に臨むべきという彼女の看護観が読み取れる。

2．ヴァージニア・ヘンダーソンがとらえた看護

　1950年以降，アメリカの医療現場では高度医療がめざましく発展し，保健医療福祉の現場に様々な専門職者が参入するようになった。この状況で，看護だからこそ何をすべきか，看護の独自性が問われ始めた。

●**『看護の基本となるもの』**　そうした空気が漂う1960年，国際看護師協会は，看護理論家のヴァージニア・ヘンダーソン（Henderson, V.）に対して，看護の独自の機能を明確にするように要請した。そこで書かれたのが『看護の基本となるもの』である。このなかでヘンダーソンは，次のように述べている。

> 「看護婦の独自の機能は，病人であれ健康人であれ各人が，健康あるいは健康の回復（あるいは平和な死）に資するような行動をするのを援助することである。その人が必要なだけの体力と意思力と知識をもっていれば，これらの行動は他者の援助を得なくても可能であろう。この援助は，その人ができるだけ早く自立できるようにしむけるやり方で行う。」[20]

　彼女は人間を基本的に自立する能力をもつ存在であるととらえ，対象者が自立し

て日常生活の様式を守り続けられるように助けることの重要性を強調し，患者の基本的ニードをアセスメントする14の項目の構成因子を示した（第2章-Ⅲ-D「基本的欲求」参照）。また，対象者が自力でニードを満たせない場合には，看護師はその基本的欲求の充足を手助けする必要があるという看護援助の方向性をも示し，それが看護師の独自の機能（はたらき）であると述べた。ただし，人間の欲求は2つとして同じものはなく，基本的欲求に影響を及ぼす発達段階や生活様式などの「常在条件」，疾病や治療からくる「病理的状態」には個人差があり，看護計画はこれらを考慮して実施されることが重要であるとも述べた。

3．リディア・E・ホールがとらえた看護

● **『Nursing：What is it（看護とは何か）』**　リディア・E・ホール（Hall, L.E.）は，成人患者を他人によって設定された目標ではなく，自分自身で定めた目標に向かって努力し学習し成長することができる存在とみなしていた。ホールは著書『Nursing；What is it』のなかで，患者を「身体」「病気」「人格」という3つの側面からとらえ，患者への援助をそれぞれ「ケア（care）」「キュア（cure）」および「コア（core）」という3つのCでとらえた。ケアは患者の身体に対して看護師が行う直接的な援助，キュアは病気に対して行われる治療的介入，また，患者の人格を示すコアは患者の自己理解を促進するよう働きかけ，またはその成果を治療に役立てる援助を意味した。

　3Cは円で表され，3Cは相互関係にあり，患者の状況に応じて円の大きさが変化するとした（図1-2）。また，この3Cは看護分野だけでなく他の専門分野とも分かち合うことができるものだとした[21]。

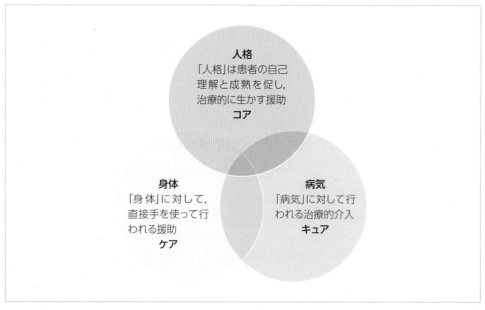

図1-2 ● 患者のとらえ方（ホール）

第1編

1 看護のとらえ方

2 対象の理解

3 患者心理の理解とその必要性

4 健康の概念

5 看護活動

4．ヒルデガード・E・ペプロウがとらえた看護

● **『人間関係の看護論』**　ヒルデガード・E・ペプロウ（Peplau, H.E., 1909～1999）は看護師と患者の対人関係に焦点を当てた対人関係理論を開発し，精神看護学のみならず，看護専門領域の発展にも貢献した。ペプロウは1952年『人間関係の看護論』を出版し，そのなかで「看護とは有意義な，治療的な，対人的プロセスである」とし，さらに「看護とは，（中略）パーソナリティの前進を助長することを目的とした教育的手だてであり，成熟を促す力である」[22]とも述べている。

● **ペプロウが示した看護の役割**（表1-1）　ペプロウは，看護の役割を「固定したものではなく，患者・看護師関係の展開過程に伴って柔軟に変化していくものであり，看護師はそのつど患者の求めに従って，柔軟に役割を演じていく必要がある」と説明し6つの具体的な役割を示した。看護を患者との援助関係をつくりながら，患者の多様な行動を観察し，患者に何が起こっているかを解釈し，その結果をケアに生かしていく過程と述べた[23]。

5．シスター・カリスタ・ロイがとらえた看護

● **『ロイ看護論；適応モデル序説』**　シスター・カリスタ・ロイ（Roy, S.C.）は，1971年『ロイ看護論；適応モデル序説』を著した。ロイは人間を，変化する環境と絶えず相互に作用しながら適応しようとする，生物的・心理社会的存在ととらえた。さらに，人間は変化する環境に対処するために，4つの適応様式（生理的様式，自己概念様式，役割機能様式，相互依存様式）を働かせる，適応システムだと考えた（表1-2）。

表 1-1 ● 看護の役割（ペプロウ）

未知の人としての役割	患者も看護師もはじめは見知らぬ者どうしであるので，互いに礼儀をもって，相手に十分な能力があるとしてかかわる必要がある。患者も看護師も互いに偏見をもたないで，人間関係を始める必要がある
代理人の役割	患者が病気によって無力であったり，苦痛が強かったり，障害が重度で自分のことを自分で行うことができない場合，看護師は，代理人の役割を果たす
情報提供者の役割	患者の能力が高く苦痛も強くない場合，自立を促していく必要がある。看護師は患者の健康に関する質問に答え，情報を提供していく役割をもっている
教育的役割	看護師は患者を教育する役割をもっている。人をケアすることは人を教育することでもある
リーダーの役割	看護師は独りよがりの独裁者であってはならず，患者を協力者とみなし，患者を尊重しながら，看護の展開に患者を巻き込んでいく役割がある
カウンセラーの役割	患者は身体や精神に起こっていることを理解し，その体験が自分の人生や生活のなかで意味づけられ，統合されたときに癒されたと感じる。体験を人生に統合していけるように援助することは，カウンセラーの役割であり，看護師は，直接的なケアとともにカウンセラーの役割を演じることもある

表 1-2 ● 4 つの適応様式（ロイ適応モデル）

生理的様式	環境の変化を察知して器官や細胞を反応させ，自己の生命を維持しようとする機能
自己概念様式	自分が抱いている自己像あるいは自己に対する考え方を守ろうとする機能
役割機能様式	社会的な役割を演じ，自己の存在を保とうとする機能
相互依存様式	他者と互いにかかわり合うことで，自己の存在を保とうとする機能

　人が病気になると 4 つの適応様式がうまく機能しなくなるため，不適応の反応が見られるが，4 つの適応様式がうまく機能していると，生存，成長，生殖，円熟に向けて人間の統合性が図られるとした。この理論は適応モデルとよばれ，今日の看護教育や看護診断にも影響を与えている。

6．ドロセア・E・オレムがとらえた看護

● 『オレム看護論；看護実践における基本概念』　ドロセア・E・オレム（Orem, D. E.）は，成人になれば人は自分自身のことは自分でできるようになるが，健康上の問題から自分自身で身の回りのことができなくなってしまったときに援助を必要とすると考えた。彼女は個人に備わっているセルフケア（selfcare）という概念に注目し，セルフケア理論，セルフケア不足理論，看護システム理論を構築した。オレムのいう，セルフケアは「"自分自身のために" と "自分で行う" という二重の意味」をもち，「個人が生命，健康，および安寧を維持するために自分自身で開始し，遂行する諸活動」と定義されている。

7．ジーン・ワトソンがとらえた看護

● 『Human Caring Science: A Theory of Nursing, 2nd Ed』　ジーン・ワトソン（Watson, J., 1940〜）は，看護（ケアリング）の目的について「患者に関心をもち全体的存在として患者を理解すること，人間の尊厳を守り高め，維持するよう努めること，ケアへの意思と熱意，価値観，知識をもって係わること，個人的な自我を超え，より深い自己，他者，環境，宇宙を共有する深層のつながりをつくり，スピリチュアルな次元にいたることである」と述べている。

　ケアリングが重要視するのは，ケアの対象である人間を部分の総和以上の統一体とし，感性と思考力をもち，自己の尊厳や QOL の向上に対するニーズをもつ存在としてとらえることである。そして，ケアリングにおいて看護師は，あくまでもケアの対象を主体としてとらえ，その人にとっての幸福，QOL，健康の可能性を最大にするためにかかわることが求められる。また，ケアの対象は，外部の環境の影響を受ける存在であり，看護師も環境の一部である。そのため，ケアリングでは患者 - 看護師関係を重視し，ケアリングが治療的で，相互的で，共力的で，互恵的な関係のなかで活性化されると考える。要するに，ケアリングはケアする人とケアを受ける人の尊厳を守り，より適切な患者 - 看護師関係のなかで成り立つ概念といえるのである。

第1編

1
看護のとらえ方

2
対象の理解

3
患者心理の理解と
その必要性

4
健康の概念

5
看護活動

* 　* 　*

　以上，代表的先覚者の看護のとらえ方を述べてきたが，表 1-3 に主な看護理論書と邦訳年を示し，表 1-4 に看護理論家とその特徴をまとめた。

表 1-3 ● 主な看護理論書と邦訳年

著者名	邦訳書名	邦訳年	概要
F. ナイチンゲール	看護覚え書	1968	「看護であること看護でないこと」を明確にした。医師と看護師の違いは，病気ではなく病人をみることであり，看護は人の自然治癒力を高めるために環境調整など心身両面に働きかけることを示した。
V. ヘンダーソン	看護の基本となるもの	1961	「基本的看護」の概念を示し，看護独自の機能と役割を明らかにした。
F. アブデラ	患者中心の看護	1963	患者中心の看護を行うために解決すべき「21 の看護問題」の分類を示し問題解決法を追究した。
I.J. オーランド	看護の探求	1964	「熟慮した看護過程」の概念を定義し，看護のプロセスに注目した。
E. ウィーデンバック	臨床看護の本質	1969	患者の「援助へのニード」を満たすことを中心に考え，それを満たすための看護の援助技術，看護のプロセスを追究した。
H.E. ペプロウ	人間関係の看護論	1973	「患者－看護師関係」から患者の健康状態に良好な変化をもたらす看護のプロセスを追究した。
J. トラベルビー	人間対人間の看護	1974	看護師と患者が，それぞれ個別の人間としてかかわり合うことを看護の基盤と考え，人間関係に焦点を当てた。
D.E. オレム	オレム看護論	1979	セルフケアの観点から看護を説明した。セルフケアとは，患者自らが健康を主体的に回復・維持・増進し，疾患を予防することである。
S.C. ロイ	ロイ看護論；適応モデル序説	1981	人間を全人的適応システムとしてとらえ，人間を適応する存在とし，4 つの適応様式を機能させていくことを追究した。

表 1-4 ● 看護理論家とその特徴

理論家名	特徴
F. ナイチンゲール	人間：生命力をもつ存在。 環境：新鮮な空気，水，清潔，暖かさ，適切な食事などは，人間の生命力や成長発達に影響を及ぼす。 健康：健康とは生命力が最も働きやすい状態にあることであり，病気とは生命力の回復過程である。 看護：患者の生命力の消耗が最小限になるようにし，回復を助ける。
V. ヘンダーソン	人間：**意思と知識と体力が備わっていれば自立できる存在。** 環境：**個人の周囲にあり，個人の生命と発達に影響する物理的，生物的，社会的，文化的なもの。** 健康：単に疾病がない状態ではなく，個々のニードを自立して満たすことができることと結びついている。時に安らかな死も健康の中に含まれる。 看護：病人であれ，健康人であれ，それぞれの健康あるいは健康の回復に資する行動の援助。

表 1-4 ●　（つづき）

F. アブデラ	**人間**：顕在あるいは潜在する身体的・情緒的・社会的ニードをもつ存在である。	
	健康：個人がニードを満たすことでは予測できない，あるいは実在の障害をもたない状態である。	
	看護：看護師の病気の有無を問わず人々の健康上のニーズを援助したいと願う気持ちと，援助に必要な能力を形成するというアートとサイエンスのうえに築かれるものである。	
I.J. オーランド	**人間**：言語的・非言語的に表現するユニークな個人である。また，援助を要するニードがあるとき自分自身で充足できることもあるが，できないときもある。	
	看護：患者の行動，看護師の反応，看護計画を明らかにすることで，患者が負いきれなくない心身の問題を抱えているとき，そのニードを充足するために患者相互作用をもつことである。	
E. ウィーデンバック	**人間**：自分を維持し支えるための資源を自ら作り出し，自立に向けて努力する存在でもある。	
	看護：患者の援助へのニードを見極め，患者が自分の置かれている状況や環境から要請されている事柄にうまく対応できるように促し，そのような能力が妨げる場合に障害を克服できるように個人を援助することである。	
H.E. ペプロウ	**人間**：不安定な平衡状態のなかで生きており，不安や緊張を自らの方法で減らそうとする存在。人とのかかわりのなかで成長する可能性をもった存在。	
	環境：家族、学校、職場などにおける文化や習慣あるいは対人関係などを指す。	
	健康：地域社会において創造的，建設的，生産的，個人的に人格を成長させていくプロセスである。	
	看護：患者のニーズを満たし患者が自身の問題と向き合うことを助け，それを通して成長していくことを促進するプロセス。看護師―患者関係の治療的発展には 4 つの段階と患者のニードに応じた看護師の役割がある。	
J. トラベルビー	**人間**：常に生成・深化・変化という継続した過程にあり，独特なかけがえのない個人である。	
	環境：苦難・希望・痛み・病気などのあらゆる人が遭遇する状態，人生経験である。	
	健康：主観的健康と客観的健康がある。主観的健康は個人が安寧と定めた状態と，身体的・情緒的・精神的に自己評価した状態が一致したもの。客観的健康とは客観的手順などで病気・身体障害・欠陥がないことを鑑別したもの。	
	看護：個人・家族・地域社会が病気や障害を予防し，病気や苦難のなかに意味をみいだし対処できるように援助することである。その際，看護師と患者という関係ではなく互いに相手を認め合う人間対人間という関係にあることも強調している。	
D.E. オレム	**人間**：セルフケア能力を有する生物的・心理的・社会的存在である。普遍的セルフケア要件，発達的セルフケア要件，健康逸脱に対するセルフケア要件を充足する力をもつ存在である。	
	環境：人間が生きていくのに欠かせない空気や水、食物といったものから発達や健康に影響を及ぼす社会など。	
	健康：身体的，精神的，社会的安寧を含みつつ，人間が構造的にも帰納的にも健全かつ統合された状態である。	
	看護：対象セルフケアを獲得できるように対象のセルフケアの能力に応じて提供するケアを調整し支援することである。	
S.C. ロイ	**人間**：人間は絶えず変化する環境と相互作用を繰り返し適応して統一体として機能しようとする存在。	
	環境：人間を取り囲む発達や行動に影響を及ぼす条件や状況。	
	健康：環境との相互作用を繰り返し適切に対処しながら健全で完全な状態へと近づこうとしている状態や過程。	
	看護：4 つの適応様式（生理的様式、自己概念様式、役割機能様式、相互依存様式）における個人や集団の適応を促進することである。	

Ⅳ 職能団体が定義する看護

1. 国際看護師協会（ICN）の看護の定義

　国際看護師協会（International Council of Nursing；ICN）は，各国の看護師協会からなる組織で，130の国・地域の協会が加盟している（2021）。ICNは，看護師のために看護師によって運営されており，すべての人々への質の高い看護，堅実な世界的保健政策，および看護の知識の発展を保障するために努めている。

　ICNは独自の視点から看護を定義している。

> 「看護とは，あらゆる場であらゆる年代の個人および家族，集団，コミュニティを対象に，対象がどのような健康状態であっても，独自にまたは他と協働して行われるケアの総体である。看護には健康増進および疾病予防，病気や障害を有する人々あるいは死に臨む人々のケアが含まれる。また，アドボカシーや環境安全の促進，研究，教育，健康政策策定への参画，患者・保健医療システムのマネージメントへの参与も，看護が果たすべき重要な役割である。」[24]

　ICNの定義では，看護の対象は，あらゆる場，あらゆる年代の個人，集団，コミュニティであり，すべての健康状態にあるとされている。そして，看護師の活躍の場もベッドサイドに限らず，研究や教育，政策，管理など，多岐にわたるのが特徴である。

2. アメリカ看護師協会の看護の定義

　アメリカ看護師協会（American Nurses Association；ANA）が示した看護の定義（以下）は極めてシンプルで，看護診断を意識したものとなっている。

> 「看護とは現にある，あるいはこれから起こるであろう健康問題に対する人間の反応を診断し，かつそれに対処することである。」[25]

　この定義の背景には，人間の反応，理論の適応，看護介入，およびその結果に関する前提がある（表 1-5）。

3. 日本看護協会の看護の定義

　一方，日本看護協会の定義はICNの定義と類似しているが，独自の観点が盛り込まれている。

表 1-5 ● **看護の定義に含まれる4つの前提（ANA）**

人間の反応	看護における問題は病気ではなく，病気に対する人間の反応である。人間の反応は顕在的・潜在的な健康上の問題を示すものでもあるが，看護介入の目標にも使われる。
理論の適応	人間の反応の診断と対処は，思いつきではなく根拠に基づいたものでなければならない。こうした看護実践は，看護理論およびほかの学問の知識に基礎を置いている。
看護介入	具体的な看護介入もまた，十分に練られた知的な能力を必要とするものであり，理論から導き出された根拠に基づいたものでなければならない。 看護介入の目標は，患者の健康を維持・促進し，最適化することであり，病気や障害を防ぎ苦痛を緩和するためのものである。また目標は患者の主張を代弁するものでなければならない。
結果	患者の反応は看護を評価する有益な結果となる。この結果を見れば，看護介入が効果的であったかどうかを判断することができる。看護研究によってもたらされた結果であれば，看護実践に対する有益で厳密な科学的証拠を提供することができる。

「看護とは，広義には，人々の生活の中で営まれるケア，すなわち家庭や近隣における乳幼児，傷病者，高齢者や虚弱者等への世話等を含むものをいう。狭義には，保健師助産師看護師法に定められるところに則り，免許交付を受けた看護職による，保健医療福祉のさまざまな場で行われる実践をいう。」26)

　日本看護協会の定義も，看護の対象は傷病者だけでなく乳幼児や高齢者あるいは虚弱者と幅広くとらえており，活躍の場も様々であることがわかる。「免許交付を受けた資格をもつ専門家が看護を行う」として法律上の規定を盛り込んでいるところに，日本看護協会の定義の特徴がある。

Ⅴ　看護師・准看護師の役割

　次に「看護の具体的な役割とは何か」について掘り下げてみたい。『広辞苑』によれば役割とは，役目であり，役割を演じる，役目を果たす，などという表現で用いられることが多い。英語では "role" "part" などが同義語である。広義では，社会的な状況で行為者（人）に期待されている行動様式（行動パターン）である。狭義では，職種や職位など社会的位置づけによって決められた行動様式で，1人の人が複数の役割をもつ場合もある。

　一方，機能とは，作用，働き，"function" などと同義語であり，「あの人は組織にとって機能する人だ」「スマートフォンの新しい機能」などという表現で用いられる。広義では，あらかじめ決められた「目的」を果たすための働きであり，必ずしも人の働きとは限らない。狭義では，職能団体や病院などの組織が掲げた理念や目的を果たすための看護の活動ととらえてよいだろう。ただし，通常，役割と機能は内容が重なるところが大きいため，同時に示されることも多い。

1．医師の役割と看護師・准看護師の役割

　医師と看護師は，同じ医療の担い手であっても，その役割にはかなりの違いがある。

●**医師の役割**　現代の医療を見てみればわかるように，医師の役割は病気の診断と治療である。医師は対象となる病気を知るため，形あるからだそのものを細部にわたって知ろうとする。必然的に解剖学や生理学，あるいは病理学の知識が求められるようになり，できるだけ病気の原因物質を特定してその物質を排除する，という治療が主な役割となる。

●**看護師・准看護師の役割**　一方，看護師は，病気をもち生活している対象を知るために，そのからだだけでなく，形のない心理や社会環境を含めて全体的に理解しようとする。したがって看護師には，解剖学，生理学，病理学などの医学的な知識はもちろん，心理学や社会学などの人間科学全般の知識が求められる。

2．法律からみた看護師・准看護師の役割

●**看護師と准看護師の役割**　法律では，看護師・准看護師の役割をどのように規定しているのだろうか。保健師助産師看護師法における看護師・准看護師の業務を見てみる（第2編表 3-1 参照）。

> ■第5条
> 「看護師」とは，厚生労働大臣の免許を受けて，傷病者若しくはじよく婦に対する療養上の世話又は診療の補助を行うことを業とする者をいう。
> ■第6条
> 「准看護師」とは，都道府県知事の免許を受けて，医師，歯科医師又は看護師の指示を受けて，前条に規定することを行うことを業とする者をいう。

●**業務範囲**　保健師助産師看護師法には，特定業務の禁止（第 37 条）の事項が明記されており，診療の補助業務においては医師の指示のもとに行うことが明確化されている。

> ■第37条
> 保健師，助産師，看護師又は准看護師は，主治の医師又は歯科医師の指示があつた場合を除くほか，診療機械を使用し，医薬品を授与し，医薬品について指示をしその他医師又は歯科医師が行うのでなければ衛生上危害を生ずるおそれのある行為をしてはならない。ただし，臨時応急の手当をし，又は助産師がへその緒を切り，浣腸を施しその他助産師の業務に当然に付随する行為をする場合は，この限りでない。

　こうしてみると，法律における看護師と准看護師の役割は，療養上の世話が必要な人に対して，その人の日常生活の世話と診療の補助を行うという狭い範囲で規定されていることがわかる。また，現在の看護師や准看護師が働く現場は，医療から

第1編

1
看護のとらえ方

2
対象の理解

3
患者心理の理解とその必要性

4
健康の概念

5
看護活動

保健・福祉へ，施設から地域・在宅へ，治療から予防・療養へと拡大しており，実際の現場と法律の間にギャップが生まれつつあることがわかる。

3．これからの看護

　本章では，歴史から看護のとらえ方の変遷をたどり，看護の理論家たちの言葉から看護の本質を探った。そして，看護の役割と機能については，理論家の言葉と法律からとらえ直した。

　看護は，人が本来もつ自らの力を最大限発揮できるように，心身だけでなくその人を取り巻く環境を整えることを大切にしている。看護は，健康か不健康かにかかわらず，誕生から死に至るまでのあらゆる過程にかかわり，看護の対象者と看護師との人間関係を基盤にして，対象者がその人らしく生活し生きていけるよう支援するために健康問題をとらえて対処する。そして，必要があればどこでも提供される援助活動である。

＊　＊　＊

　これからの看護師には，これまでと同じく患者中心の看護を追求する能力に加え，これまで以上に科学的根拠に基づいた看護実践がさらに求められるようになるだろう。したがって，プロとして仕事を続けるうえで高い倫理観と生涯にわたる研鑽は欠かせないものといえる。また，ケアの質の向上と患者の安全を確保するために，他職種との連携を視野に入れてチーム医療を推進していく必要もある。

　これまで学習してきたように，看護の役割は社会とのかかわりのなかで大きく変化する。そして，これからも時代の要請を受けて変化し続けるだろう。時代が変わろうと，ただ他者の意見に追従するのではなく，これまで看護がたどってきた歴史を振り返りつつ，「看護とは何か」について問い直し，看護の本質を考え続けてほしい。

文献

1）ジャニス・B・リンドバーグ，他著，内海滉訳：看護学イントロダクション，医学書院，1997，p.12.
2）新納京子，他：看護史年表，第3版，医学書院，1991，p.48.
3）J・A・ドラン著，小野泰博，内尾貞子訳：看護・医療の歴史，誠信書房，2001，p.2.
4）前掲書3），p.3.
5）前掲書3），p.130.
6）フローレンス・ナイチンゲール著，湯槇ます，他訳：看護覚え書；看護であること看護でないこと，改訳第7版，現代社，2011，p.14-15.
7）フローレンス・ナイチンゲール著，薄井坦子，他訳：病人の看護と健康を守る看護〈ナイチンゲール著作集第2巻〉，現代社，1974，p.125.
8）前掲書1），p.25.
9）前掲書1），p.26.
10）永易裕子，他：国内外における大学教育および看護教育の変遷，日本赤十字秋田看護大学紀要，18：45-55，2013.
11）小玉香津子：いま，ゴールドマーク・レポートを読むことについて，Quality nursing: The Japanese journal of nursing education & nursing reserch, 1(12)：4-8, 1995.
12）湯槇ます監，小玉香津子指導：アメリカの看護(2)；専門職看護への道—ゴールドマーク・レポート，ナーシングチャンネル，ビデオ・パック・ニッポン，2005.
13）エスター・L・ブラウン著，小林冨美栄訳：ブラウンレポート；これからの看護，日本看護協会出版会，1994.
14）前掲書3），p.384-386.
15）前掲書2），p.140.
16）グレイス・L・デロウリィ著，千野静香，他訳：専門職看護の歩み，日本看護協会出版会，1979，p.260-262.

17）Donahue, M. P.：Nursing, the Finest Art：An Illustrated History 3rd Edition, Mosby, 2010, p.6.

18）前掲書 6 ），p.14-15.

19）前掲書 7 ），p.136-140.

20）ヴァージニア・ヘンダーソン著，湯槇ます，小玉香津子訳：看護の基本となるもの，日本看護協会出版会，2016，p.11.

21）Lydia E. Hall：The Aspects of Care, Core, Cure（Theoretical Foundations of Nursing）. http://nursingtheories. weebly.com/lydia-e-hall.html（最終アクセス日：2020/10/23）.

22）ヒルデガード・E・ペプロウ著，稲田八重子，他訳：人間関係の看護論；精神力学的看護の概念枠，医学書院，1973，p.7.

23）前掲書 21），p.45-75.

24）日本看護協会：ICN 看護の定義（簡約版）. https://www.nurse.or.jp/nursing/international/icn/document/definition/ index.html（最終アクセス日：2020/10/23）

25）American Nurses Association：Nursing's Social Policy Statement. https://essentialguidetonursingpractice.files. wordpress.com/2012/07/pages-from-essential-guide-to-nursingpractice-chapter-1.pdf（最終アクセス日：2020/ 10/23）

26）日本看護協会：看護にかかわる主要な用語の解説　概念的定義・歴史的変遷・社会的文脈. https://www.nurse.or.jp/ home/publication/pdf/guideline/yougokaisetu.pdf（最終アクセス日：2021/9/13）

参考文献

・ヴァージニア・ヘンダーソン著，湯槇ます，小玉香津子訳：看護の基本となるもの，日本看護協会出版会，2006.

・薄井坦子編：ナイチンゲール言葉集；看護への遺産〈現代社白鳳選書 16〉，現代社，1995.

・エスター・L・ブラウン著，小林冨美栄訳：ブラウンレポート；これからの看護，日本看護協会出版会，1994.

・グレイス・L・デロウリィ著，千野静香，他訳：専門職看護の歩み，日本看護協会出版会，1979.

・黒田裕子：ケースを通してやさしく学ぶ看護理論，改訂 3 版，日総研出版，2008.

・ジャニス・B・リンドバーグ，他著，内海滉訳：看護学イントロダクション，医学書院，1997.

・瀬江千史：看護学と医学（上巻）；学問としての看護学の成立，現代社，1999.

・瀬江千史：看護学と医学（下巻）；医学原論入門，現代社，2001.

・ドロセア・E・オレム著，小野寺杜紀訳：オレム看護論；看護実践における基本概念，第 4 版，医学書院，2005.

・新村出編：広辞苑，第 6 版，岩波書店，2008.

・日本看護歴史学会編：日本の看護のあゆみ；歴史をつくるあなたへ，日本看護協会出版会，2014.

・フローレンス・ナイチンゲール著，湯槇ます，他訳：看護覚え書；看護であること看護でないこと，第 7 版，現代社，2016.

・ヒルデガード・E・ペプロウ著，稲田八重子，他訳：ペプロウ人間関係の看護論，医学書院，1973.

・J・A・ドラン著，小野泰博，内尾貞子訳：看護・医療の歴史，誠信書房，2001.

・American Association of Colleges of Nursing：The Essentials of Baccalaureate Education for Professional Nursing Practice, 2008. https://www.aacnnursing.org/portals/42/publications/baccessentials08.pdf（最終アクセス日： 2020/10/23）

・Flexner, A.：Carnegie Foundation for Advancement of Teaching；Medical Education in the United States and Canada, New York, 1910.

学習の手引き

1. 歴史のなかでの看護のとらえ方を話し合ってみよう。
2. 看護の機能と役割の変化について復習しよう。
3. 代表的先覚者による看護のとらえ方について復習しよう。

第 1 編

1 看護のとらえ方

2 対象の理解

3 患者心理の理解とその必要性

4 健康の概念

5 看護活動

第1章のふりかえりチェック

次の文章の空欄を埋めましょう。

1　看護の3要素

　看護は，①　[　1　]　，②　[　2　]　（知識），③　[　3　]　という3つの要素（看護の3要素）を駆使して，「人を看護る」ことと考えられる。

2　三重の関心

　ナイチンゲールは，「看護婦は自分の仕事に三重の関心をもたなければならない。一つはその症例に対する　[　4　]　，そして病人に対する　[　5　]　，もう一つは病人の世話と治療についての　[　6　]　である」と指摘した。

3　准看護師の業務

　保健師助産師看護師法における准看護師とは，[　7　]　の免許を受けて，医師，歯科医師又は　[　8　]　の指示を受けて，前条に規定することを行うことを業とする者をいう。

第1編

1
看護のとらえ方

2
対象の理解

3
患者心理の理解と
その必要性

4
健康の概念

5
看護活動

■ 看護概論：第1編　看護・人間・健康の理解

第 **2** 章 対象の理解

▶**学習の目標**　●看護の対象である生活者と看護者の関係について理解する。
●患者と看護師との関係について学習する。
●人間の基本的欲求と環境への適応について理解する。

　看護は人間が同じ人間に対して行う行為であるが，そもそも，看護が対象とする人間とはいったいどのような存在なのだろうか。国際看護師協会（International Council of Nursing；ICN）は，看護の対象を「あらゆる場で生活する，あらゆる年代の個人，家族，集団，コミュニティである」と定義している。まず"生活する存在としての人間"とはどのような存在なのか，ということから考えてみよう。

I 生活者としての存在

1．生活のとらえ方

●**生活の3つの側面**　『広辞苑（第7版）』によれば，「生活」という言葉の意味は「生存して活動すること。生きながらえること。世の中で暮らしてゆくこと。また，そのてだて」とされている。生活には，①生命維持，②生活行動，③経済活動の3つの側面がある。

　生活とは単純に生命を維持し続けることと解釈することもできるが，われわれの生活を成立させているのは，生物としての単純な生命維持活動だけではない。生命を維持するためには，食事を摂る，排泄する，眠るなどの**生活行動**が深くかかわっている。また，生活には地域社会や在宅で暮らしていくこと，あるいはその手立てという意味もある。これは生きていくための糧を得ること，あるいはそれと交換可能な何らかの収入を得ることであり，経済活動の一つととらえることができる。

●**生活者とは**　生活者とはいったいどういう存在であろうか。私たちは，地球上の生命体の一員として，大地や水，大気，光，動物，植物といった「自然環境」に取り巻かれている。しかし同時に，社会的な生物として，家族や地域社会，法律や教育

などの社会機構，文明といった「社会的環境」のただなかに置かれてもいる。

　人間同士は，この2つの環境下で相互に影響を及ぼしながら，様々な欲求を充足させ，自らの安全を守り，生命を維持し，暮らしを豊かにしようとしている。このように生活者とは，単に生命維持活動や生活行動，あるいは経済活動を行う存在ではなく，その人が生きてきた過程で培われた生活習慣や生活信条をもちながら，自分が好む自分らしい方法を選択し，生きていくための"糧"を得ながら日々を営む人ととらえることができる。

2.　生活者と看護者の関係

　前述のように，生活には3つの側面があるが，生命維持，生活行動，経済活動それぞれに困難を抱える生活者の支援を行うのはだれなのか。

　生命維持活動への支援としては，疾病や障害によって妨げられた身体機能の維持回復があげられる。これを専門としてきたのが，医師を中心とする医療技術者である。また，生きていくために必要な最低限の糧を得るための支援は，人々に最低限の生活と権利を保障することである。これは福祉の専門職が担ってきた。

　それでは，文化的側面も加味した食事・排泄・清潔などの生活行動への支援はだれが行うのだろう。フローレンス・ナイチンゲール（Nightingale, F.）は『看護覚え書』において，「看護とは，新鮮な空気，陽光，暖かさ，清潔さ，静かさなどを適切に整え，これらを生かして用いること，また食事内容を適切に選択し適切に与えること——こういったことのすべてを，患者の生命力の消耗を最小にするように整えること，を意味すべきである」[1]と述べている。つまり，環境整備や，食事や排泄といった生活行動への支援こそが，人間が本来もっている生命力を高めることにつながるものであり，この担い手こそが看護者なのである。

　少子化高齢化が進むわが国では，「可能な限り，住み慣れた地域において必要な医療・介護が受けられ，安心して自分らしい生活を実現できる社会を目指す」という政策の方針が示されている。今後は医療施設だけでなく，地域や在宅で療養生活を送る人々を対象とした看護のニーズが高まると考えられる。

Ⅱ　成長・発達する存在

　人間は，成長し発達する存在だといわれる。英語で「成長」や「発育」を意味する"growth"は，身長・体重など，身体的測定値が数的に増大することを指す。一方「発達」は，異なる英単語"development"に訳される。"development"は，単なる数的増加ではなく，内部に潜んでいたものが徐々に表面に出て広がっていくという意味をもつ。つまり，人間は"growth"しつつ"development"していく存在なのである[2]。

A　身体的成長過程の特徴

　われわれの身体は，頭部から足部へ，からだの中枢から末梢へ，単純なものから複雑なものへ，多少の個人差や性差があるものの，その方向，順序性，成長する時期などに共通した法則性をもって発達していく。

　ただし，この発達は連続的ではあるが，常に一定のスピードで進むわけではない。その一例を示したのが「スキャモンの発達・発育曲線」である（図2-1）。グラフの縦軸は成長発育量，横軸は年齢を表している。この図は，神経系組織（神経系型)*，リンパ系組織（リンパ系型），生殖系組織（生殖系型），その他一般的な臓器（一般型）といった，成長・発育する人間の4組織について，成人（20歳）の標準的な組織の発育量を100%として，年齢別に比較した場合の割合を示している。このグラフからは，人間の各器官の成長と発達は一様なペースではなく，それぞれ時期によって異なる速さで成長発達することが読み取れる[3]。

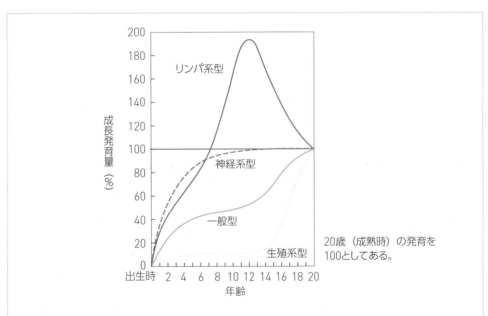

資料／ Scammon, R. E. : The measurement of the body in childhood, In Harris, J. A., Jackson, C. M., Paterson, D. G., and Scammon, R. E. Eds. : The measurement of man, Univ. of Minnesota Press, Minneapolis, 1930.

図 2-1 ● スキャモンの発達・発育曲線

＊図 2-1 において神経系組織（神経系型）が成長発育量 100% を迎えるのは，およそ 12 歳前後である。しかし，神経系組織のなかで脳については，重量が 10 歳頃まで増加し，それ以降は停滞・漸減するとしている研究もある。このため脳の成長については，10 歳前後にピークを迎えるとされる。

第1編

1 看護のとらえ方

2 対象の理解

3 患者心理の理解とその必要性

4 健康の概念

5 看護活動

B 精神的発達と発達理論

　人間の各器官の身体的成長過程だけでなく，精神的な発達の過程もまた，一様ではない。人間の発達の過程はいくつかの特徴的なまとまりに分けることができるが，このような発達の過程を段階としてとらえたものを**発達段階**（developmental stage）という。

1．近代以前の発達理論

　17世紀まで，子どもは「小さな大人」ととらえられ，「児童」という概念はなかった。18世紀に入るとスイスの思想家ルソーは著書『エミール』で，子どもは大人とは異なる存在であると主張し，人間の発達を幼児期，児童期，少年期，青年前期，青年後期の5つに区分した。19世紀になると，人間は成人すると精神的に「完成」してしまうという考えが一般的になり，精神的完成を迎えた後は，ただ衰える人でもあるとされていた。しかし，平均寿命が長くなり生涯にわたる発達の過程がしだいに明らかになるに従って，「発達」は，受精からその人が死を迎えるまでのすべての時期を通じた成長と衰退の様相ととらえられるようになった[4]。

2．エリクソンの発達段階と発達課題

　心理学者エリク・H・エリクソン（Erikson, E.H.）は，オーストリアの精神医学者であるフロイト（Freud, S.）が示した幼児期の人格形成に焦点を当てた発達過

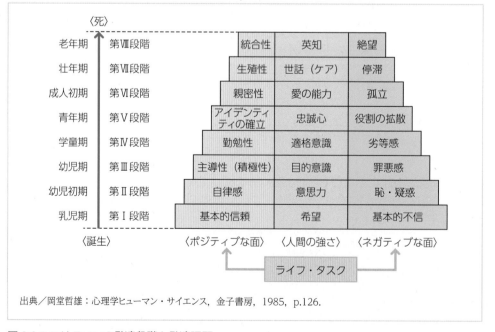

出典／岡堂哲雄：心理学ヒューマン・サイエンス，金子書房，1985, p.126.

図2-2 ●エリクソンの発達段階と発達課題

Ⅲ　統合体としての存在　**23**

第1編
1 看護のとらえ方
2 対象の理解
3 患者心理の理解とその必要性
4 健康の概念
5 看護活動

程を見直し，人間の生涯にわたる心理社会的な発達を8つの段階に区分して，それぞれの段階に乗り越えなければならない発達上の課題があることを示した。この8つに区分した段階を**発達段階**といい，発達段階それぞれの課題を**発達課題**（developmental task）という（図2-2）。また，発達課題の達成に成功したか否かで獲得されるものが異なるとした。ただし，成功を経験することだけがよいのではなく，失敗も経験しながら自分自身を統合していくことが成長につながると考えた。

3．ハヴィガーストの発達課題

　教育学者であるハヴィガースト（Havighurst, R.J.）は，発達課題を社会行動の形成という観点から，次のように定義した。「発達課題とは，人の一生のある時期またはその周辺で生じる課題であり，人がその課題を首尾よく達成できれば幸福になれるし，その後の課題にもうまく取り組むことができるが，達成できなければ不幸になり，社会からは認められず，その後の課題に取り組むことも困難になる。発達課題には，主として身体的成熟から生じる課題と，社会の文化的圧力から生じる課題，個人的な価値や抱負から生じる課題があるが，たいていはこれらの要因が結合して一緒に作用することから課題が生じる」。

　ハヴィガーストの発達課題は，乳児期・児童初期から高齢期まで6段階に分けて設定されており[5]，小・中学校の学習指標の参考としてもしばしば活用されている（表2-1）。

4．現代の日本における発達課題

　発達課題は，国や時代の要請によって変化する。服部[6]は，エリクソンの理論に共感しながらも，寿命が長くなった現代の日本における発達段階としてそのまま適用してよいのかという疑問を抱いた。服部は，社会環境の急激な変化は人間の発達にも少なからず影響を与えると考え，社会における価値観の多様化，性役割の変化，停滞する経済，失業，長時間労働などの様々な心理・社会的ストレス要因を背景として，新たに発達課題をとらえなおし，「各人生周期の発達における現代的課題」としてまとめている[7]（表2-2）。

Ⅲ　統合体としての存在

A　心身一元論

　古来，哲学や医学などの分野において，人間の心とからだの関係は深く考察されてきた。そのなかで生まれたのが，心とからだは別々の法則に従うとする心身二元

表 2-1 ● ハヴィガーストの発達課題

段階	発達課題
乳児期・児童初期 （就学まで）	1. 睡眠と食事における生理的リズムの達成 2. 固形食を摂取することの学習 3. 親ときょうだいに対して情緒的な結合の開始 4. 話すことの学習 5. 排尿・排便の学習 6. 歩行の学習 7. 正・不正の区別の学習 8. 性差と性別の適切性の学習
児童中期 （学童期）	1. 身体的ゲームに必要な技能の学習 2. 積極的な自己概念の形成 3. 男・女の適切な性役割の採用 4. 仲間と交わることの学習 5. 価値・道徳観・良心の発達 6. パーソナリティとしての独立と家族との結びつきの弱化 7. 基本的読み・書き・計算の技能の発達 8. 自己および外界の理解の発達
青年期	1. 概念および問題解決に必要な技術の発達 2. 男・女の仲間とのより成熟した付き合いの達成 3. 行動を導く倫理体系の発達 4. 社会的に責任のある行動への努力 5. 変化しつつある身体の承認と効果的な身体の使用 6. 経済的に実行しうるキャリアへの準備 7. 親からの情緒的独立の達成 8. 結婚と家庭生活の準備
成人初期	1. 配偶者への求愛と選択 2. 配偶者との幸福な生活 3. 子どもを巣立たせ，親はその役目を果たす 4. 育児 5. 家庭を管理する責任をとる 6. 就職 7. 適切な市民としての責任をとる 8. 一つの社会的ネットワークの形成
成人中期	1. 家庭から社会への子どもの移行に助力する 2. 成人のレジャー活動の開始 3. 配偶者と自分とをそれぞれ一人の人間として結びつける 4. 成人としての社会的・市民的責任の達成 5. 満足すべき職業的遂行の維持 6. 中年期の生理的変化への適応 7. 高齢者である両親への適応
高齢期	1. 身体的変化への適応 2. 退職と収入の変化への適応 3. 満足な生活管理の形成 4. 退職後の配偶者との生活の学習 5. 配偶者の死への適応 6. 高齢の仲間との親和の形成 7. 社会的役割の柔軟な受け入れ

出典／村田孝次：生涯発達心理学の課題，培風館，1989，p.38-39（Havighurst. 1972）．

表 2-2 ● 各人生周期の発達における現代的課題

人生周期	発達課題	起こる問題
乳児期	母性的養育の危うさ	乳児虐待 育児放棄
幼児前期	生活習慣（しつけ）の変化	生活習慣（しつけ）の崩れ 幼児虐待・ネグレクト
幼児後期	幼児らしい生活の喪失	子どもの暴力 早期教育
学童期	学びの困難さ	学びの場の問題（学級崩壊・モンスターペアレント） 発達障害
思春期	人間関係の変質	性の意味の変化 いじめ（SNS など）
青年期	社会参加の遅延	就職遅延 ニート
成人前期	終わらない青年期	社会的引きこもり 遠ざかる結婚
成人中期	少子化とそれの及ぼす影響	女性の社会進出 少子化の家庭にもたらす影響
成熟期	たそがれ時の迷いと不安	熟年離婚 熟年の自殺
成人後期	シニア世代の孤独と絶望	独居高齢者の孤独死 高齢者の犯罪

出典／服部祥子：生涯人間発達論；人間への深い理解と愛情を育むために，第 2 版，医学書院，2010, p.17.

論と，心とからだは分かちがたい一つのものとする心身一元論という対立する見解である。

●**心身二元論**　古代ギリシャの医師ヒポクラテス（Hippokrates）が「医術とはおよそ病人から病患を除去し，病患からその苦痛を減じることである」[8] と記しており，医師は “病む肉体” を前にして，その病気の診断と治療を役割として，医術を発展させてきた。医学分野では患者の病気は，あくまで生理現象の現れであるととらえられ，医師は，人間の心とからだを切り離して専門性を打ち立ててきたのである。

●**心身一元論**　しかし，これとは対照的に，看護の分野においては，人間の心とからだは不可分である。看護を施す対象は患者の心とからだの両方であるべきととらえられ，“病む人間” の生活過程を整える役割が果たされてきた。

B ホメオスタシス（恒常性）という機能

　人類をはじめとするあらゆる生物は，気温やウイルス，有害物質など，外部環境からの刺激を常に受けながら，自身の内部環境をある一定の状態に保つことで生存している。このように，身体内部の恒常性を維持する働きを**ホメオスタシス**とよぶ。一例として，哺乳類などがもつ，気温などの外的環境の変化にかかわらず体温を一定に保つ恒温性があげられる。生命を維持し，環境に適応していくために必要な均衡状態が崩れた場合，均衡を回復するために生体内の修復メカニズムが発動し，様々

第1編

1 看護のとらえ方

2 対象の理解

3 患者心理の理解とその必要性

4 健康の概念

5 看護活動

な反応が起こる。

●**ストレスと身体反応**　生理学者ハンス・セリエ（Selye, H.）は，からだに加えられたストレスに体内の組織が反応する様子を，3段階に分けて説明した。

第1段階はからだに過度のストレスが加えられたとき，全身に警告のサインを発する**警告反応期**である。この警告反応期は，さらに**ショック相**と**反ショック相**に分けられる。ショック相はストレスに対してからだが対応する前の段階で，体温の下降や血圧の低下ならびに血糖値の低下などのショック症状が出現する。数分間から1日程度持続したのち，反ショック相へ移行する。反ショック相では，体温の上昇，体温や血圧ならびに血糖値の上昇が認められる。

第2段階は過度のストレスに抵抗し，元の状態に戻ろうとする**抵抗期**である。ここまでの段階でうまくストレスに対処できれば，人は新しい状況に適応できたことになる。

第3段階は，第2段階に至っても問題が解消されず，慢性的にストレスにさらされ続けると，やがて器質的変化を伴うストレス関連疾患が引き起こされる。このような第3段階を**疲憊期**という[9]。

C　欲求階層説

●**欲求とは**　人間には，からだだけでなく心においても恒常性を保とうとする働きがある。われわれは日常的に様々な欲求を充足しながら生活をしている。欲求とは何かをする必要性を感じることであり，心理学的には「人間の行動を起こさせたり，行動を変容させたりする要因となるもの」といわれている。人間が普遍的にもつ欲

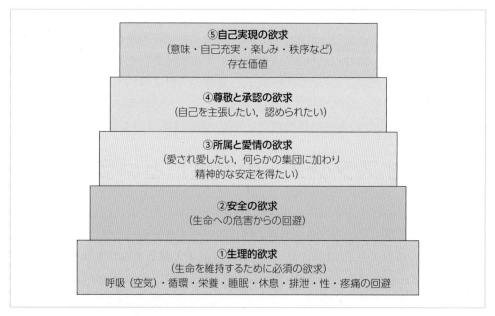

図2-3 ● マズローの欲求階層説

求に関する研究は複数あり，その分類も様々に行われている。

●**マズローの欲求5段階**　アブラハム・H・マズロー（Maslow, A.H.）は，欲求は
それぞれが独立して存在するのではなく，階層をなしていると考えた。人間の欲求
を5段階に分け（図2-3），最も切実で強い低次の欲求が満たされて初めて次の段
階の欲求が強まるとした。

　最も低次の欲求は，生物として個体を維持するための①**生理的欲求**である。生理
的欲求が満たされると，次に安全で信頼できる状況を求める②**安全の欲求**が強まる。
これら低次の欲求が満たされると周囲や社会に目が向くようになり，所属する集団
で一定のポジション，いわゆる居場所を見つけようとする③**所属と愛情の欲求**が強
まる。さらに，この欲求が満たされると，他者から承認されたい，尊敬されたいと
いった④**尊敬と承認の欲求**が生まれる。それが満たされると，自分の能力を発揮し
て人生の夢を実現したいという⑤**自己実現の欲求**が高まる。

　生理的欲求から尊敬と承認の欲求までを**欠乏欲求**といい，自己実現の欲求を**成長
欲求**と分けてとらえることもある[10]。

D　基本的欲求

　看護学者のヴァージニア・ヘンダーソン（Henderson, V.）もまた，人間の基本
的欲求（ニード）に注目した一人である。ヘンダーソンは，人間に共通して存在す
る14個の基本的欲求を明らかにした。ただし彼女は，欲求は発達段階や生活様式
あるいは病理的状態の影響を受けやすいため，基本的欲求も2つとして同じもの
はなく，個人差があると述べた[11]。

①正常に呼吸する…
②適切に飲食する…
③あらゆる排泄経路から排泄する…
④身体の位置を動かし，またよい姿勢を保持する…
⑤睡眠と休息…
⑥適切な衣服を選び着脱する…
⑦衣類の調節と環境の調節により，体温を生理的範囲内に維持する…
⑧身体を清潔に保ち，身だしなみを整え，皮膚を保護する…
⑨様々な危険因子を避け，また他人を障害しないようにする…
⑩自分の感情，欲求，恐怖あるいは気分を表現して他者とコミュニケートする…
⑪自分の信仰に従って礼拝する…
⑫達成感をもたらすような仕事をする…
⑬遊び，あるいは様々な種類のレクリエーションに参加する…
⑭正常な発達および健康に必要な生活行動を学習し，発見し，あるいは好奇心を満
　足させる…

第1編

1　看護のとらえ方

2　対象の理解

3　患者心理の理解とその必要性

4　健康の概念

5　看護活動

E 欲求不満と葛藤

　人はその欲求が妨げられると不安や苛立ちなど否定的な感情が強まる。この不快感情をフラストレーションという。

　不快感の解消も人間が普遍的にもつ欲求の一つであるため，われわれはその原因を探って問題を解決したり，異なる側面から見直したり，目標を低く設定し直して我慢したり，スポーツやカラオケで気分転換を図ったり，友達に愚痴を聞いてもらったりするなど，様々な方法でこれを解消しようとする。

　それでも解消されなかったフラストレーションは，しばしば怒りを生み，自分自身や他者に向かって暴力的・破壊的な行動を起こさせる。しかし，その状態が長期的に続くと，人はしだいにあきらめの境地に達し，無気力・無関心になっていく。

1．自我の防衛機制

　フラストレーションによって生じた不安や苛立ちから，自我あるいは自分らしさを守る働きが起こる。フラストレーションを引き起こす現実を歪曲や否定することで，心の平安を維持しようとする無意識の心の働きを**防衛機制**（defense mechanism）という（表 2-3）。防衛機制によって一時的に心の平安を取り戻せたとしても，フラストレーションの原因そのものが取り除かれるわけではないため，防衛機制が習慣化すると，様々な心理的問題が生じることになる [12]。

表 2-3 ● 自我の防衛機制

	防衛機制の内容
抑圧	不快な感情や体験を意識に上らないようにすること
逃避	困難な状況から逃げたり，直面を避けたりすること
退行	発達的に幼稚な段階に戻ること
反動形成	自分の本当の感情に気づかず，逆の態度をとること
置き換え	感情を別の対象に向け変えたり，欲求を別の方法で満たしたりすること
代償	満たされない欲求を代わりの行動により充足すること。置き換えの一種
補償	弱点や劣等感をもつことを，他の面の努力によって補うこと
昇華	性的欲求や攻撃的衝動などを芸術やスポーツなど，社会により受け入れられやすいかたちで満たすこと
転換	不満や葛藤など心理的な問題を身体症状として表すこと
投射	自分の欲求や感情を相手に移し変え，相手のなかにあるものとして認知すること
同一化	自分にとって重要な人物に対して，その属性を取り入れたり，同様の行動をとったりして一体化すること
合理化	自分に都合のよい理由付けをして，自分の行動や事態を正当化すること
知性化	知的な説明や知識を用いることで，感情への直面を避けること

出典／長田久雄編：看護学生のための心理学，医学書院，2011，p.173.

Ⅲ　統合体としての存在　**29**

第1編

1 看護のとらえ方

2 対象の理解

3 患者心理の理解とその必要性

4 健康の概念

5 看護活動

2．ストレスコーピング

　人はストレスが生じたとき，ストレスに伴う不快な感情をうまく解消しようと様々な対処方略をとる。たとえば，ストレスの原因を確かめて，取り除こうとする人もいれば，そのストレスから一時的に逃れて，気晴らしをしようとする人もいる。このストレスへの対処を**コーピング**（coping）とよぶ。cope は「対処する」ことを意味する。coping は対処していること，あるいはそのプロセスを表す。コーピングはストレスフルな刺激やその刺激によって引き起こされた心身のネガティブな反応（ストレス反応）を意識的に処理する過程であり，無意識に処理する防衛機制とは異なるものである。

● **ラザルスとフォルクマンの認知的評価**　リチャード・S・ラザルス（Lazarus, R.S.）とスーザン・フォルクマン（Folkman, S.）（1984）は，同じ出来事に遭遇してもストレスを感じる人とそうでない人がいる事実に注目し，その差は**認知的評価**と**コーピング**の程度の違いから生まれているのではないかと考えた。ラザルスらは，認知的評価を 1 次的評価と 2 次的評価に分けており，次のように説明している。1 次的評価とは，人はストレス源に対し，自分がもち合わせている資源（体力・知力・財力・サポート）を活用しても，それが自分を脅かすものか，挑戦するべき価値のあるものかなどの評価をすることである。一方，2 次的評価は，そのストレス源に対して自分の力で対処できるかどうか，またどのような対処方法があるかなどを判断することと説明している（表 2-4）。

● **ラザルスとフォルクマンのストレスコーピング**　ラザルスとフォルクマンは，ストレス源がその人がもっている資源を活用しても乗り越えられないものと評価された場合，それに対応するためストレスコーピングには**問題中心（焦点）型コーピング**と**情動中心（焦点）型コーピング**の 2 通りの方法があると考えた。このうち問題中心（焦点）型コーピングは，ストレスに対して具体的な手立てを見いだすために，問題の原因を探索し，解決するための行動を選び，実際に行動を起こすことである。もう 1 つの情動中心（焦点）型コーピングは，ストレスに対して積極的な行動は起こさないが，状況を受け入れて気持ちの整理をすることで問題に対処することと説明されている[13]。

表 2-4 ● 認知的評価とストレスコーピング

第 1 段階 認知的評価	人はまず直面しているストレスが自分にとって重要なものか，自分を脅かすものかどうかを判断し（1 次的評価），脅威であると判断したときそれを切り抜けることができるか，あるいは切り抜けるために何をすべきかを検討する（2 次的評価）。
第 2 段階 ストレスコーピング	ある出来事をストレスだととらえた場合，ストレスへの対処方略には問題の原因を取り去る「問題焦点型コーピング」と，気分転換を図ってストレスを一時的に忘れてしまうような「情動焦点型コーピング」がある。状況に応じてうまく対処方略を使い分けていくことができないと，事態が改善されず，さらにストレスを感じやすくなる。

Ⅳ　患者と看護師の関係

A　援助の基盤

　看護は，対象である人間に働きかける仕事であり，対象との関係性が成果に大きな影響を与える。ヒルデガード・E・ペプロウ（Peplau, H.E.）は，援助関係は自然にできあがるものではなく，看護師がケアを提供する対象に関心を寄せ，対象と信頼関係を結びながらでないとその人に合ったケアを提供することはできないと述べた。また，看護は病気を体験している患者とそれを援助しようとする看護師が相互に影響し合い，どちらも変化し成長する過程であり，看護師と患者の関係そのものが援助になる[14]。つまり，援助の基盤となるものは，看護師・患者間における対人過程をとおして築きあげられた信頼関係であり，相互の信頼に基づいた援助関係が，互いの成長を促し，よりよい成果を生むのである。

B　看護師と患者との援助関係のプロセス

　看護師は患者との信頼関係を築き，それを維持し，責任を共有して，依存関係ではなく対等な信頼関係を築く必要がある。援助関係のプロセスは3段階に分けられる。

1．開始

　看護師と患者の援助関係を築く準備の段階である。この段階では互いに信頼を築くことが目標となるため，相手を尊重しつつ，かかわる目的や方法，プライバシーの保護や治療終了の目安などを告げる必要がある。ただ，この段階の患者には看護師を試す行動がよくみられるがこれは関係のなかでの安心感や信頼の大きさを測ろうとする行動であり，看護師に対する信頼ができてくるにつれ，看護師の行動を試さなくなる。

2．活動

　直接的なケアを提供したり，教育やカウンセリングをとおして，問題を解決したり，意思決定を促進したりする段階である。患者はストレスフルな問題に直面したり，難しい意思決定を迫られたりする局面もあり，看護師と患者は互いによく話し合い，問題の本質を正確に把握する。あらゆる方向から解決策を探り，信頼を維持する努力が必要となる。あくまで患者が主体的に自分の健康問題に向き合えるようかかわることが重要である。

Ⅳ　患者と看護師の関係　**31**

第1編

1 看護のとらえ方

2 対象の理解

3 患者心理の理解とその必要性

4 健康の概念

5 看護活動

3．終了

　双方が満足した状態で関係が終了するのが理想的であり，次の新しい援助関係につなぐ段階でもある。患者や家族のなかには医療者に贈り物をする人もいる。基本的には受け取らない施設が多いが，贈り物を受け取るときには，その意味を確かめることが大切である。贈り物は感謝や罪責感，あるいはもっと個人的な意味を示すことがある。

　また，終了段階でも，患者は看護師の行動を試すこともある。この試みは看護師にすがりつくための行動と考えられている。この感情は大切な関係の終わりに生じる喪失に対する不安感でもあるが，喪失にうまく適応しようとする対処行動の一つでもあるので，温かく見守る必要がある[15]。

C　援助関係における看護師の役割

　看護師は職業上，温かみがあり，親しみがあり打ち解けたかかわりをするが，看護師と患者との良好な援助関係を築くには，友情や同情などの感情に基づいて行動すればよいというわけではない。看護の目的は患者が自分の力や可能性に気づきそれを発揮できるよう力を貸すことにある。この目的を果たすことができる看護師は，単に患者に関心を向けるだけでなく，自分自身の価値観を自覚し，自分の感情を分析する能力をもっている。また，優れた看護師は高い倫理観をもち，自分の行動に責任をもつことができるといわれている[16]。援助関係において看護師の果たす役割は多様であり，かつ専門的である。看護師は看護師である自分自身の感情や価値観そして行動にも関心をもち続けたい。

　援助関係における看護師の役割としては以下の4つがあるといわれている[17]。

> 援助関係における看護師の役割
> ①身体的なケア
> ②アドボカシーとエンパワメント
> ③心理社会的サポート
> ④健康教育とカウンセリング

1．身体的なケア

　看護師は，一時的あるいは永久的に自分で自分のケア（セルフケア）ができない患者に対して必要なケアを提供する。比較的健康な患者は，わずかではあってもセルフケアができるが，その程度は個人で異なるため，看護師は常に患者のセルフケア能力を見きわめながら身体的ケアにかかわることが重要である。

2．アドボカシーとエンパワメント

　インターネットが普及し，一般市民のもつ医療に対する知識量は飛躍的に増加しているが，保健医療システムはそれを上回るほど急激に変化し複雑化している。その結果，患者は治療に関する自らの意思を医療者に伝えることをためらう傾向が強まっている。また，看護師は，患者が言いづらさを感じているということがわかれば，患者に代わって，代弁者（アドボケイト*）として患者のニーズを関係者に伝える必要がある（アドボカシー*）。看護師は，患者が必要な情報を得て，納得したうえで意思決定し，治療や健康管理に前向きになれるようかかわる（エンパワメント*）必要がある。

3．心理社会的サポート

　ソーシャルサポートは，一般的に家族や友人，同僚，同じ病気をもつ人々などとのネットワークから支援を受けることを意味する。しかしながら，患者のなかには，健康障害などの理由からそうしたネットワークにアクセスできない人もいる。看護師にはこのようにサポートを求める患者に対して，慰め，支え，助言を与えながら，その人のもてる力を引き出す援助を行うことが求められる。たとえば，患者が自身の苦痛やストレスに直面して苦しんでいるときは，共感や傾聴といったスキルを使いながら肯定的に受け止め，助言を求めているときは，効果的な対処方法について十分な情報提供を行い，患者が自尊心を保ちながら自立してセルフケアができるようにかかわる必要がある。

4．健康教育とカウンセリング

●健康教育　健康教育は，健康の保持・増進を目的とした，対象者に対する働きかけである。健康教育の最終的な目標は，対象が自分のからだの状態がわかり，健康の保持・増進のために何をすればよいかがわかるということであるが，健康教育の目標はプロセスによって3つに分けられる[18]。

> ①対象者が正しい知識や理解をもつこと（知識の習得，理解）
> ②健康行動を起こそうという気持ちになること，起こすこと（態度の変容）
> ③日常生活での健康生活の実践と習慣化（行動変容とその維持）

　看護師には，患者が健康的な生活習慣を確立できるよう，教育面や心理面から支

*アドボケイト：「他人の権利を主張する者」あるいは「他者の言い分を弁ずる者」を意味している。
*アドボカシー：第3編-第1章-Ⅳ-B-1「アドボカシー」参照。
*エンパワメント：能力を開花させること，あるいは権限を付与することなどを意味する言葉である。個人や集団が本来もっている能力と可能性を引き出して，自分らしく生きるために力づけること，またはその環境づくりを意味している。

援を行い，行動変容への動機づけや行動変容に必要な知識・技術の習得を促す役割がある。

　患者の行動変容を促すために看護師は，患者の行動変容を妨げている感情や思考を患者と共に整理しながら，患者自身が自己の課題に気づけるようにかかわる必要がある。そのうえで，不適切な行動を改め，効果的な健康行動がとれるよう動機づけ，さらに効果的な健康行動を一時的なものに終わらせるのではなく，継続して定着させるための援助を行う役割がある。

● **カウンセリング**　患者の行動変容を促す技法の一つにカウンセリングがある。カウンセリングには，非指示的カウンセリング（療法）と指示的カウンセリング（療法）があるが，日本では非指示的カウンセリングが知られている。非指示的カウンセリングは，問題や葛藤を抱えた対象者自身があくまで自ら解決策を見いだせるよう面接を通じて援助するものである。

文献
1) フローレンス・ナイチンゲール著，湯槇ます，他訳：看護覚え書；看護であること看護でないこと，改訳第7版，現代社，2011, p.14-15.
2) 服部祥子：生涯人間発達論；人間への深い理解と愛情を育むために，第2版，医学書院，2010, p.2-3.
3) 松尾保：新版小児保健医学，日本小児医事出版社，1996, p.10.
4) 前掲書2), p.7.
5) 村田孝次：生涯発達心理学の課題，培風館，1989, p.38-39.
6) 前掲書2), p.8.
7) 前掲書2), p.17.
8) ヒポクラテス，他著，小川政恭訳：古い医術について，岩波文庫，1963, p.87.
9) R・S・ラザルス著，林峻一郎編訳：ストレスとコーピング；ラザルス理論への招待，星和書店，1990, p.85-88.
10) 日本健康心理学会編：健康心理学概論〈健康心理学基礎シリーズ①〉，実務教育出版，2002, p.26-27.
11) ヴァージニア・ヘンダーソン著，湯槇ます，小玉香津子訳：看護の基本となるもの，日本看護協会出版会，2016, p.33-34.
12) 長田久雄編：看護学生のための心理学，医学書院，2011, p.173.
13) 前掲書12), p.125.
14) ヒルデガード・E・ペプロウ著，稲田八重子，他訳：ペプロウ人間関係の看護論，医学書院，1973, p.15-16.
15) 前掲書14), p.17-44.
16) ジャニス・B・リンドバーグ，他著，内海滉訳：看護学イントロダクション，医学書院，1997, p.194-195.
17) 前掲書16), p.192.
18) 厚生労働省：食生活改善指導担当者テキスト，2008, p.135. http://www.mhlw.go.jp/bunya/shakaihosho/iryouseido01/pdf/info03k-05.pdf（最終アクセス日：2020/10/26）

参考文献
・Scammon,R.E.：The first seriatim study of human growth, American Journal of Physical Anthropology, Vol.X (No.3)：329-336, 1927.
・日本法医学会企画調査委員会：法医剖検例の臓器計測値（2009～2013），2015.
・藤井勝紀：発育発達とScammonの発育曲線，スポーツ健康科学研究，35：1-16, 2013.
・R・S・ラザルス，S・フォルクマン著，本明寛，他監訳：ストレスの心理学；認知的評価と対処の研究，実務教育出版，1991.

◖ 学習の手引き ◗
1. 精神的発達と発達理論について復習しよう。
2. マズローの欲求階層説についてまとめてみよう。
3. ホメオスタシスという機能について復習しよう。

第1編

1 看護のとらえ方

2 対象の理解

3 患者心理の理解とその必要性

4 健康の概念

5 看護活動

第2章のふりかえりチェック

次の文章の空欄を埋めましょう。

1　スキャモンの発達・発育曲線

　スキャモンの発達・発育曲線では，神経系組織（神経系型），_____1_____（リンパ系型），生殖系組織（生殖系型），その他一般的な臓器（一般型）に分けられる。成人（20歳）の標準的な組織の発育量を_____2_____% として，年齢別に比較した場合の割合を示している。

2　ホメオスタシスとは

　身体内部の_____3_____を維持する働きをホメオスタシスという。

3　ストレス反応

　ハンス・セリエは，からだに加えられたストレスに体内の組織が反応する様子を，①警告反応期，②_____4_____，③疲憊期の３段階に分けて説明した。

4　基本的欲求

　看護学者のヴァージニア・ヘンダーソンは，人間に共通して存在する_____5_____を明らかにした。

第1編
1 看護のとらえ方
2 対象の理解
3 患者心理の理解とその必要性
4 健康の概念
5 看護活動

■看護概論：第1編　看護・人間・健康の理解

第**3**章 患者心理の理解と
その必要性

▶**学習の目標**　●病気に関連した患者の行動や対処行動の特徴を理解する。
●急性期，回復期，慢性期，終末期にある患者の心理について理解する。
●児童期，成人期，老年期にある患者の心理について理解する。
●手術療法，化学療法，透析療法，リハビリテーションを受ける患者の心理を理解する。
●入院，在宅療養を受ける患者の心理を理解する。

　看護職は医師やソーシャルワーカー，教師などと同じように対人援助職の一つである。援助は相手に力を貸すことを意味することから自らの考えを押しつけるのではなく，相手の自主性や自己決定権を尊重しなければならない。個々の患者にふさわしい適切な援助を行うためには，相手の価値観や知的能力，感情の状態や欲求不満の程度，さらには不適応行動について知っておく必要がある。もちろん一人ひとりの患者の体験は様々であるが，共通に体験すると思われる問題を把握し，相手の成長を促すような心理的対応が求められる。

I　病気に関連した患者の行動

　病気とは，本人が，①心身の不快な症状を自覚し，②これまでの日常生活や社会生活が普通に送れなくなるのではないかという恐れや不安を抱いた状態である。私たちは，からだの不調を感じると，医療機関を受診する。そして，病気と診断された場合は，その事実を認め，医師の指示に従って治療を受ける。このような人が自分の心身に何らかの異常を感じたときに誘発される一連の行動を，デヴィッド・メカニック（Mechanic, D.）は**病気行動**とよんだ。

●**病気行動**　病気行動とは，聞きなれない言葉かもしれないが，自分が病気ではないかと疑い始めた人がとる行動である。たとえば，健康状態がどのようになっているのかを調べたり，回復しようと努力したりする行動もその一つである。また，何も症状がなくても，定期検診で健康状態をチェックする行動も含まれる。こうした病気行動の背景には，①健康かどうか確信がもてない，②病気の徴候か症状と思われ

る身体の感覚または気持ちで困っている，③そのような経験が何を意味しているかをはっきりさせ，健康かどうか判断したい，④もし健康でないならどうしたらよいか知りたい，といった心理がある。

● **病気対処行動**　人は，病気を自覚するようになると，それに対処するための行動，すなわち病気対処行動をとるようになる。病気対処行動には，薬を飲む，回復を願うなどの自助行動（セルフケア行動）と，自力で対処できずに他者に相談したり，援助を求めたりする求助行動がある。このように，自分自身の健康上の問題を積極的に解決しようと行動を起こすのは当たり前のように思えるが，すべての人が積極的に健康問題を解決しようと努力するとは限らない。

　自身の体調不調を感じても見て見ぬ振りで放置したり，しばらく成り行きを見守ったりして，それでも改善されないとわかると，やっと受診する人が多いのである。あるいは，周囲から受診を勧められても，元気そうに振る舞って不調を隠し，受診をかたくなに拒んだりする人もいる。このような，自身の不調を無視するという一見不自然な行動をとる人々が存在するのは，病気になることや受診すること自体が，彼らにとって心理的ストレスとなっているためではないかと考えられる。病気に関連した不安としては，①病気・症状悪化，②医療の質の不確実性，③生活制限・縮小，④家族・友人関係の変化，⑤目的・価値喪失などが知られている（表 3-1）[1]。

表 3-1 ● 病気に関連した不安

①病気・症状悪化	病気が悪化するのではないか
	痛みや苦痛が増すのではないか
	自分の病気の予後がよくないのではないか
②医療の質の不確実性	行われている治療や検査は安全だろうか
	医療従事者（医師や看護師）が自分の気持ちを聞いてくれないのではないか
	十分納得のいく説明が受けられないのではないか
③生活制限・縮小	日常生活に制限を受けるのではないか
	病気や障害をもちながらでは自宅で生活が続けられないのではないか
	現在の仕事（家事）ができなくなるのではないか
④家族・友人関係の変化	家族で過ごす時間がもてなくなるのではないか
	家族の関係が気まずくなるのではないか
	友だちとの集まりに参加できなくなるのではないか
⑤目的・価値喪失	旅行など自分の行きたいところへ行けなくなるのではないか
	自分の趣味や生きがいをあきらめなくてはならないのではないか
	自分の目標を変更しなければならないのではないか

出典／森本美智子，他：病気や生活に関する不安認知が入院患者の精神的健康に及ぼす影響，日本看護研究学会雑誌，(28) 2：51-58，2005．一部改変．

第1編

1 看護のとらえ方

2 対象の理解

3 患者心理の理解とその必要性

4 健康の概念

5 看護活動

Ⅱ　健康状態に応じた患者心理

　看護の対象者は，健康状態（表3-2）に応じた患者役割行動をとり，健康上の課題に向き合っていかなければならない。たとえば，①健康問題が起こらないように予防したり，②健康問題が起こってもすぐ対処できるように早期発見・早期治療に努めたり，③健康問題を解決するための治療を受けたり，④社会復帰のためにリハビリテーションを受けたりすることなどである。われわれは，生まれてから死ぬまで幾度となく健康障害を経験し，それとともに様々な心理状態も体験してきた。健康障害を抱えた人々は，健康状態に応じてどのような心理状態を体験するのだろうか。

●**急性期と回復期の区別**　急性期という言葉に明確な定義はなく，対象の健康状態や医療の機能によって「**超急性期**」「**急性期**」などと区別して用いられている。「超急性期」「急性期」に共通しているのは，病気やケガによる症状が急激に出現し，心身の苦痛を伴う症状の経過時期であるということである。人間にとって，病気やケガは侵襲であり，ホメオスタシスの保持が困難となった生体がその変化に適応するために様々な反応を起こし，生命の危機的状況に至った状態を急性状態という。また，急性期を乗り越えた時期を「**回復期**」といい，回復期は生命の危機を脱した状態であっても，まだ合併症のリスクをはらんでいる時期でもある。

　このように，健康状態のレベルごとに区分した「超急性期」「急性期」「回復期」を総称して「急性期」とよぶことが一般的である。ただし，対象の状態の経過において，ここからが「急性期」でここからが「回復期」であるという明確な境界はない。

表3-2 ● 健康状態の区分

急性期	・疾病の急激な発症や増悪，あるいは外傷や手術によって，呼吸・循環・代謝に重篤な急性機能不全が生じ，著しく異常な徴候が認められる不安定な時期から，ある程度安定した状態に至るまでをいう。 ・身体機能の急激な低下により生命の危機的状態に陥ることがある。 ・生命の危機的状態は心理的にも強いストレスとなる。
回復期 （リハビリテーション期）	・疾病や外傷あるいは治療によって生命や身体の機能が脅かされ，危険な状態にあった患者が，そこから脱して，機能回復訓練を始めたり，その後の生活を再構築したりして，再び自分らしい生活を取り戻し，安定に向かっていくための準備をする時期をいう。 ・機能回復への不安や障害受容に困難をきたすこともある。
慢性期	・長期にわたって身体機能の増悪と寛解を繰り返す状態。 ・経過中に急激に身体機能が低下することもある。 ・長期にわたる疾病の管理は生活に大きな影響を与える。
終末期	・あらゆる疾病が進行した状態，身体機能の悪化から死が避けられない状態。 ・身体的な苦痛のみならず精神的，社会的，霊的な苦痛（スピリチュアルペイン）をもたらす。

A　急性期にある患者の心理

●**急性期とは**　前述のとおり，急性期とは，疾病の急激な発症や増悪，あるいは外傷や手術によって，呼吸・循環・代謝に重篤な急性機能不全が生じ，疼痛や発熱，出血や血圧低下，呼吸困難や不安，悪心・嘔吐，痙攣や意識障害など著しく異常な徴候が認められる不安定な時期から，ある程度安定した状態に至るまでをいう。急性疾患には，手術療法など侵襲的な治療を受ける場合や，交通事故や災害による外傷，心筋梗塞や脳梗塞，感染症，中毒などの急性疾患，さらには慢性疾患の急性増悪などが含まれる。

　急性期の症状や身体侵襲が少ない場合には短期間で回復する場合もあるが，身体侵襲が大きい場合には急激な健康状態の変化を伴い，最悪の場合，死に至ることもある。この時期の患者の病状は予断を許さず，心身のホメオスタシスが著しく不安定になりやすい。

●**急性期の患者の心理**　急性期にある患者は，救命を第一として身体的な援助が優先されがちであるが，心理的にも危機的な状態となる。痛みや呼吸困難などこれまで体験したことのない強い苦痛に見舞われ，理解力・判断力が著しく低下し，混乱状態を呈したり，ときには死の恐怖におびえたりもする。認知機能に問題のない患者でも，それまでの日常生活から突然，急激な健康状態の変化や疼痛・呼吸困難などの苦痛を経験し，強い不安を抱く。また，それまで自身で行えていたことに対して看護者の手を借りることに羞恥心や情けなさを感じる。入院生活を余儀なくされることがわかると，家庭や仕事のことが気になり，心配したりする。

　このときの看護には，迅速で適切な身体ケアはもちろんのこと，患者の心理面への理解が重要である。苦痛を受け止め，共感する言葉をかけ，今何が起きているのか，どのような治療が進んでいるのか，わかりやすく伝え不安を取り除く配慮が必要となる。

●**急性期の家族の心理**　急性期には患者だけでなく，付き添う家族への配慮も忘れてはならない。患者の急変に衝撃を受け，何が起こっているのか理解できず，不安や緊張から動揺している場合が多い。医療者や看護師に全面的に信頼を寄せようとする一方で，検査結果が出るまで待たされたり，患者の様子が一向に好転しなかったりした場合，家族のなかには不安やあせりが高まる。多くの医療処置は家族を退席させて行うため，家族は治療室を出入りする医療者の言動から事態が悪化しているのか好転しているのか推察しようとするが，知り得る情報は限られているため，不安は高まり，医療者への不信感が募る場合もある。

●**患者・家族への支援**　看護師は，こうした患者や家族の心理を理解し，求めがなくても医師とともに定期的に経過を説明し，医療者が治療に専念していることを伝えることが重要である。また，いたずらに患者と家族を隔離することを避け，家族が疲労しやすい状況を考え，安心して休養できる場所を提供する配慮も必要である [2]。

B 回復期（リハビリテーション期）にある患者の心理

●**回復期（リハビリテーション期）とは**　疾病や障害発症後の急性期を脱した人が疾病や外傷からの回復や生活の再構築，あるいは社会復帰に向けた準備を始め，その後の生活を再構築し，再び自分らしい生活を取り戻して安定に向かっていくための準備をする時期のことをいう。

この時期は，回復に対する期待と後遺症への不安が入り混じる時期でもある。社会復帰に関しては，元の社会生活や社会的役割への復帰の可能性や経済的基盤を維持できるかなどの問題を抱える患者もいる。復帰に向けてリハビリテーションが開始されるようになると，急性期に比べて心理的には安定した状態にはなるが，長期化すると医療従事者への依存からの脱却や社会復帰にむけたセルフケアなど社会復帰後の生活に向けた支援が求められる。

ただし，回復期（リハビリテーション期）は，病気が全快した状態ではなく，再発や続発症に注意が必要な時期でもあることを忘れてはならない。看護師は，患者が自分の病気の経過や治療あるいは再発や続発症の徴候を発見するための知識の獲得を促し，患者の健康管理能力を高める必要がある[3]。

●**回復期（リハビリテーション期）の患者の心理**　身体の障害は，私たちが日常ごく当たり前に行っている行動を困難にする。その困難さは障害の部位や程度によって異なるが，障害の範囲が広いほど，重大なものほど，そして身体障害が突然に発症した場合ほど，衝撃が大きく，様々な生活行動が制限され ADL が困難になる。

この時期の患者の多くは，それまでできていたことが突然できなくなり，人の手を借りることになる。不自由になった自分が情けないと感じるなど自尊感情が低下しやすい。また，自由に動かせた自分の身体の一部が思い通りに動かなくなったことによって喪失感や**ボディイメージの変化**が生じたり，状況の変化に適応できず，不安や抑うつなどの感情を抱くことがある。

さらに，心身の回復が順調に進み始めると患者は職場復帰や社会参加に向けて心配し始める。障害の残った身体で果たして仕事に復帰できるのか，もしそれが難しいとしたら，どのような形で社会復帰できるのか，このような身体の状態で人はどう思うのだろう，以前と変わらずに接してくれるのだろうか，など不安は尽きない。

1 危機理論

以上に示したように，回復期も含む急性期の患者は心理的危機状態に陥りやすい。カプラン（Caplan, G.）は「危機は人が大切な人生に向かうとき，障害に直面し，習慣的な問題解決の方法を用いてもそれを克服できないときに発生する」と記している。危機は必ずしも否定的なものだけでなく，他者の助力を受けて新しい解決方法を獲得する成長の機会でもある。危機の最中は，不安と混乱，睡眠障害や食欲不振などの症状を呈することが知られている。

第1編

1 看護のとらえ方

2 対象の理解

3 患者心理の理解とその必要性

4 健康の概念

5 看護活動

表 3-3 ● フィンクの危機モデル

衝撃の段階	身体に急激な変化が起き，圧倒されるような恐怖を感じるため，対処しきれないほどの不安が生じる。その結果，混乱し，現状を適切に理解することが難しくなる。混乱が強い場合には，医療従事者の説明を理解することも難しく，適切な判断ができない場合もある。
防衛的退行の段階	ショック状態が続いているなかで自分自身を安心させようとする。否認や抑圧などによって障害を負う可能性がある現実から目を背け，無関心を装ったり，考えないようにしたりする。一見すると精神的には落ち着いて見えるが，この時期に医療従事者や家族が以前と同様の生活が送れないことや考え方を変えなければいけないことを指摘すると怒りを表出することがある。
承認の段階	少しずつ身体が元の状態に戻らないことや社会生活に戻れないことを実感する。精神的には落ち込みが強くなり，抑うつ状態を呈することがある。悲しみ，抑うつ，気持ちの揺れ動きを経験する。
適応の段階	現実を受け入れ始め，新しい自己イメージを作りだしていく時期である。一般的には感情の揺れ動きや抑うつ感，不安などが減少してくる。自分の身に起こったことに対する意味付けが変化し，自分の人生にとって意味のあることとして認識されるようになる。

2　フィンクの危機モデル

　フィンク（Fink, S.L.）は危機的な状態から適応に至るまでの障害受容に関する4つのプロセスを示した。フィンクの危機モデルは，**衝撃→防衛的退行→承認→適応**の段階へと推移していくとされている（表 3-3）。しかし，これらは必ずしも衝撃の段階から適応の段階まで一方向で推移するとは限らず，行ったり来たりする場合もある。ちなみに，モデルとは，「あるものの働きや機能を定式化したもので，法則やメカニズムを模式図でいい表したもの」をいう。

●**患者への支援**　回復期（リハビリテーション期）にある患者は，病気をしたことや健康であることが自分の人生にとってどのような意味をもつのかを考え始める時期でもある。看護師は患者が置かれている危機的な状況を理解し，患者は自分の置かれている状況を理解し，自己の価値観を見直しながら，病気や治療，そして健康について向き合えるようにかかわる必要がある。

C　慢性期にある患者の心理

●**慢性期とは**　激しい症状や徴候はないものの疾病が完全に治癒しきらず，永久的な機能障害や機能低下，不可逆的な病理的変化などを認め，特別な管理などによって長期間にわたり治療を必要とする時期をいう。

　慢性期は症状の発現期間が一定せず，経過が長く完全に治癒しないことが多い。また，適切な処置やケアにより寛解期を維持することが可能である。一方で多くの場合，寛解期と増悪期を繰り返しながら，徐々に病態は進行していく。慢性期は，①**発病期**，②**慢性安定期**，③**急性増悪期**，④**進行期**，⑤**終末期**と区分されることも

ある。

●**慢性疾患の特徴**　慢性疾患は，進行は遅いが完治は望めない，あるいは望みにくい疾患のことで「治癒は不可能だが，治療は可能」という特質をもっている。別な言い方をすれば，自己管理がうまくいけば，良好な状態を維持し，病状の悪化を予防したり遅らせたりすることができるが，自己管理がうまくいかなければ，病状の悪化を招く場合もある。

　ストラウス（Strauss, A.L.）は，慢性疾患の特徴として，①長期にわたること，②持続した自己管理が必要となること，③不確かな面が多いこと，④症状緩和にかなりの努力を要すること，⑤生活のありようが影響し生活を侵害すること，⑥多様な補助的サービスが必要であること，⑦費用がかかることをあげている。

●**慢性期の患者の心理**　慢性期の患者は完治する可能性が閉ざされ，治療は根治を目的としたものから対症療法に移り，日常生活，家庭生活，社会生活がこれまでと同じようにはいかず，経済的な不安も重なって，心理的な葛藤や不安，焦りや意欲の減退あるいは絶望感などを感じる。また，慢性期は長期にわたるため，病状が安定する時期もあれば，再燃して生命の危機に陥る時期もあり，患者は様々な局面で複雑な心理過程を経験する。慢性期にある患者の心理として，ストラウス，コービンらは「慢性疾患の病みの軌跡」という言葉を用いて，慢性期の人々が歩む人生には9つの局面があることを示した（表3-4）。

●**患者・家族への支援**　慢性期にある患者と家族は，生涯にわたり病気とともに生きることになる。その過程のなかで様々な問題に直面する。ストラウスは日常生活で直面する課題を「8つの鍵となる問題」とし，まさに慢性期の病気の特徴を端的に言い表している。

表 3-4 ● 慢性疾患の病みの軌跡

①前軌跡期	病気の徴候や症状がない時期
②軌跡発症期	病気の徴候や症状の発生する時期
③クライシス期	生命の危機的時期
④急性期	病気やその合併症があり，入院が必要な時期
⑤安定期	症状がコントロールされている時期
⑥不安定期	症状がコントロールできていない時期
⑦立ち直り期	上に向かう時期
⑧下降期	身体的・心理的状態が悪化する時期
⑨臨死期	数時間，数日，あるいは数週間という短期間に死に至る時期

①疾病進行の予防・管理
②症状の管理
③療養法の実践とその管理
④社会的孤立の予防
⑤疾病のプロセスで生じる変化への適応
⑥他人との付き合いや生活変化を常態化する努力
⑦生活費や治療費などの財源
⑧かかわりある周囲の人への影響

　慢性期にある患者と家族は，疾病の進行を遅らせ，残存する機能を維持し不快な症状を低減するため，その治療や生活管理方法を熟知し，病気の自己管理に責任をもつことが求められる[4),5)]。看護の理論家ドロセア・E・オレムは「セルフケアとは，個人が自分の健康や安寧を維持するために自分で行う諸活動である」と述べているが，セルフケアを実践し続けることは容易なことではない。看護師は患者が置かれている状況を理解し，疾病の特徴を踏まえて適切な体調管理を前提としながら，セルフケアの意義を患者や家族に伝え，患者のセルフケア能力を高めるような働きかけを行う。また，可能であれば，セルフケアを阻害する要因を低減し，有効な支援や資源を活用するよう調整する必要がある。

D　終末期にある患者の心理

●**終末期とは**　人生の最期であり，死にゆく過程である。医学的に予後を予測して余命6か月と言われてきたが明確な定義はない。終末期はターミナル期ともよばれるが，最近では**エンドオブライフケア（end of life）**という言葉も用いられる。治癒の見込みがなく，積極的な治療よりも，その人にとって苦痛の少ない安楽な生活が実現するようケアがなされる時期である。また患者が体験する身体症状は，年齢，性別，社会背景，などによって異なるが，免疫機能・代謝機能・神経機能の低下が起こるため，患者は感染症に罹りやすく，発熱や食欲不振，浮腫，全身倦怠感，眠気など身の置き所がない苦痛を体験する。こうした苦痛を最小限に抑えながら，**生活の質（quality of life；QOL）**を維持することが，終末期患者の看護に必要となる。
●**終末期の患者の心理**　終末期にある患者の心理を考えるとき，必ず「死」が前提となる。死は未知なるがゆえに，人々に大きな不安を引き起こす。未知のものへの不安，死に至る過程で味わう苦痛に対する不安，親しい人々との別れに伴う孤独，自分自身の存在を揺るがす実存的な不安など，種類の異なる不安を抱える。
　精神科医のキュブラー＝ロス（Kubler-Ross, E.）は死に直面した場合の態度について，約200人の臨死患者に対するインタビューを行い，「死の受容段階（死の受容に関する心理的変容）」を明らかにした。終末期の患者たちがまず感じるのは受け入れがたい死に対する否認と怒りの感情である。その後，取り引きや抑うつなどの段階を経て，死を受容する段階に進むといわれている（表3-5）。心理的プロ

表 3-5 ● キュブラー＝ロスの「死の受容段階」

受容段階	患者の状況
否認（と孤立）	死という想定外の衝撃的な出来事から受けるショックを避けるために「まさか自分が本当に死ぬわけはない」と否認し、精神的に周囲から孤立していく。
怒り	死が否定できない厳しい現実であることを認めざるを得なくなると、次は「何で自分だけが死ななければならないのか」という怒りの感情を経験する。その怒りは身近にいる看護師や家族に向けられる。
取り引き	どうにかして生きるための方法を模索し、「大切にしているものと引き換えに命を助けてほしい」という願いをもち、取り引きを行う。
抑うつ（準備的悲嘆）	病気が悪化し、死を回避することができないことを知って、無力感、絶望感からうつ状態に陥る。
受容	死の現実からは逃れられないことを理解し、その現実を受け入れながら、残された人生を静かに見つめ、前向きに生きようと決意する。

セスは、病気の特徴、性別、人種や民族的な背景、パーソナリティなどの要因によって影響を受けるため、すべての人が同じ経過をたどるわけではなく、ある段階にとどまる人も、各段階を進んだり後退したりする人もいる。

●**家族への援助**　患者が亡くなったあと、残された家族は悲しみにくれる。その死が突然であればあるほど、受け入れがたいものであり、患者の死後、深い悲しみと喪失感から、現実の生活に適応できない家族もいる。死別という危機からの回復過程は急性期の危機モデルと同様にとらえることができ、患者の家族にも各局面に合ったケアが必要となる[6]。

Ⅲ ライフサイクルからみる患者の心理

　ライフサイクルとは生まれてから死ぬまでの過程を指している。第 2 章でも紹介したが、心理学者エリク・H・エリクソンは、人の一生を「ライフサイクル」とよび、発達段階を 8 段階に区分した（本編図 2-2 参照）。また、エリクソンは各段階で解決しなければならない発達課題を示した。この発達課題は一方で心理社会的危機を招く場合もある。発達課題を達成に向けて努力することは望ましいことではあるが、達成することだけが重要なのではない。不成功も経験しながら自分自身の中で統合していくことにより成長することが重要だといわれている。

　本節では、看護師がかかわる機会が多い、小児期と成人期、妊娠、老年期を取り上げて説明する。その際、エリクソンの発達課題の理論に基づいて説明する。小児期については乳児期、幼児期初期、幼児期後期の発達段階を取り上げ、成人期については成人初期、中年期、壮年期、向老期を取り上げ説明する。

第1編

1 看護のとらえ方

2 対象の理解

3 患者心理の理解とその必要性

4 健康の概念

5 看護活動

1．小児期の患者の心理

●**乳児期の発達課題**　乳児期に直面する心理社会的危機は，「**基本的信頼対基本的不信**」である。乳児は無力で，一人では生きていくことができない。そこで，泣くことで助けを求め，母親をはじめとする周囲の人から世話をされることで育まれる。このとき，周囲の人から適切なケアを受けられれば，自分は価値ある人間だという確信を得ることができ，世界に対する「信頼感」が生まれ，うまくいけば，「希望」という力を得ることができる。しかし，泣いても誰も来てくれず，世話をしてもらえないとしたら，乳児は世界に対する「不信感」を抱き，「誰も自分を助けてくれない」と思うようになる。また，乳児に対し適切なケアが行われないと，反応が乏しい傾向が認められたり，情緒の発達が遅れたり，社会性が不足することがある。

●**愛着（アタッチメント）の形成**　ボウルビィ（Bowlby）は，愛着について，乳幼児と特定の養育者との情緒的な相互作用をとおして形成される，確固たる情緒的な結びつき（絆）であると説明している。また，愛着行動とは，ストレスのある状況で特定の養育者に対して，親密さを求めて行っている行動をいう。愛着行動には，「発信行動：泣き，笑い，みつめる」「接近行動：接近」「定位行動：目で追いかける，後追い」「能動的身体行動：よじのぼり，抱きつき」などがある。

　生後2～3か月までは，子どもは誰に対しても愛着行動を示すが，生後3～6か月頃になると，日常生活のなかで多くのかかわりのあった特定の人物（おもに養育者）に対して，愛着行動を示す。生後8か月～3歳頃になると，養育者に対して積極的な愛着行動を示すとともに，養育者が目の前からいなくなると不安を感じる「分離不安」や知らない人を恐れたり泣いたりする人見知りがみられる。子どもは養育者を安全の基地として，自分の周囲を探索しつつ不安を感じたら養育者の元に戻って愛着行動を示すことを繰り返しながら，世界を広げていく。3歳以降では，養育者がたとえ離れていても何かあったら，助けてくれるという主観的確信を得るようになるため，積極的な愛着行動が減少していく。

●**幼児期初期の発達課題**　「幼児期初期」はおよそ1～3歳にあたる。直面する心理社会的危機は「**自律感対恥・疑惑**」である。この時期の子どもは，歩いたりしゃべったりすることができるようになり，排泄（排泄を我慢する）や着替えなども一人でできるようになる。自信をつけた子どもは，やってみようという気持ちが強まり，時には親の手を振りほどいて走り出したり，何に対しても「イヤ」と言ったりして，いろいろなことに挑戦しようとする自律心が芽生える。その結果，「意思（意欲）」という力を獲得する。しかし，親が子どもに先回りして何でもしてあげたり，挑戦して失敗した子どもを過度に叱ったりすれば，子どもの自主性は育たず，むしろ羞恥心を覚えてしまい，新しい物事に挑戦しようという意欲は生まれづらくなる。

●**第一次反抗期**　1歳頃から，運動機能や知的機能の発達に伴い自主性が芽生えはじめる。さらに2歳頃から，愛着関係の成立に伴い，独立・自立の欲求が高まる。しかし，自分の能力を把握し，欲求をコントロールすることができないため，十分

にできないことを自力で行うことに固執したり，養育者の命令や禁止に逆らって衝動的な自己主張をすることが多くみられる。このような行動は養育者からみると反抗として映ることから「**第一次反抗期**」とよばれている。この第一次反抗期は養育者にとっては悩ましいが，自己意識の形成を反映したものであり，さらに養育者からの独立の契機となる。

●**幼児期後期の発達課題**　3〜6歳頃では，「主導性（積極性）対罪悪感」が心理社会的危機である。保育所や幼稚園で，友だちと活発に遊ぶ時期である。世界に対して強い興味をもち，「どうして○○なの？」という質問を連発したり，ごっこ遊びをしたりする。とにかくエネルギーがあり余っている状態で活発に活動する時期である。子どもは，知的好奇心を満たしたり，活発に遊ぶことをとおして，目的をもつことの意味を見出す。公共の場所で他者に迷惑をかける行為については適度なしつけが必要であるが，親がうっとうしがる態度を見せたり，過度に厳しいしつけを施すと，子どもは罪悪感を覚えてしまう。

2．成人期の患者の心理

●**成人初期の発達課題**　成人初期（20〜40歳頃）の心理社会的危機は「**親密性対孤立**」である。生まれた家庭や学校を離れ，多くの人との関係を築く時期である。恋愛を経て結婚に至る人も多く新たな家族や友人との長期的・安定的な関係をとおして「愛情」「幸福感」を獲得する。しかし，他者に積極的にかかわることをためらったり，長期的な人間関係を築くことを怠ったりすると，人間は孤独を感じやすくなり，家庭をもつことが難しくなってしまう。

●**成人初期の特徴**　養育者から心理的・社会的そして経済的にも自立していくために自己の責任において職業を選択し，経済的に自立を始める。「働くこと」はパートナーと新たな家庭を築くためにも重要な意味をもつ。成人初期は，保護される側から保護する側へと役割の交代が期待され，社会の一員としての役割を果たしていけるようになる時期である。

●**中年期の特徴**　40〜45歳頃から始まる中年期は仕事の面でも家庭の面でも安定し，充実した時期だと考えられている。その一方で，年を重ねるごとに職業上の地位が上がり，それに伴い責任も重くなり，生活は多忙になる。ユングは40歳前後の中年期を「**人生の正午**」とよび，人生の転換期であると論じている。成人初期は「働くこと」「愛すること」にエネルギーを向けていくのに対して，中年期は自分の内面や自己の本来の姿を直視して，成長させていく時期である。

●**壮年期の特徴**　40〜64歳までを壮年期とよび，この時期の発達課題は「**生殖性対停滞**」である。生殖性とは子どもや社会の後輩など次世代を育てていくことに関心をもつということである。壮年期の問題としては，子どもの自立によって子育てという生きがいを失うことによって生じる「**空の巣症候群**」，夫婦間のパートナーシップが崩壊する熟年離婚，職場不適応によって生じる中高年のうつや自殺などがある。

第1編

1　看護のとらえ方

2　対象の理解

3　患者心理の理解とその必要性

4　健康の概念

5　看護活動

●**向老期の特徴**　向老期（60〜64歳）は，家庭や社会の第一線から退く時期となり，ライフサイクルにおける役割の変化を強いられる。定年や社会的引退，あるいは配偶者との死別など様々な危機を迎えることとなる。この時期をどう乗り越えて，老年期を迎えるかが，この時期の発達課題である。変わりゆく人生の境遇にうまく適応できず失敗すると，自己否定，自己嫌悪，絶望さらには向老期うつ病の引き金にもなる。平均寿命が延長し，身体的にも健康だと感じる人は本格的な老いにはまだまだ時間がある。これまでやり残したこと，あるいは新しい自己を発見し挑戦しようとする者もいる。自分の存在を見直し，また自信を得ることで最後の老年期へと向かうことができる。

3．妊婦・産婦・褥婦の心理

●**周産期の女性の心理**　妊娠出産は成人期にある女性が経験するライフイベントであり，新しい役割の獲得が求められる出来事である。周産期とは出産前後の期間（妊娠22週から出生後7日間）を指す。新しい命を宿し，産み育てることは喜ばしいことであるが，周産期の女性は妊娠・出産という急激な身体的・心理的変化を経験し，それらへの心理的適応といった課題に直面する時期でもある。周産期はこれらに対処していく過程で，不安を生じたりうつなどになりやすい。

　妊娠初期は，母親という新しいアイデンティティの獲得を迫られる時期である。同時にキャリアの中断，経済的不安など複雑な感情を抱きやすい時期でもある。妊娠末期，分娩予定日が近づいてくると，長時間にわたる陣痛に耐えられるか，無事に出産できるかなど不安を感じやすくなる。

●**メンタルヘルスの問題**　褥婦（じょくふ）に生じやすいメンタルヘルスの問題としてマタニティブルーズや産後うつがある。マタニティブルーズは，出産直後から数日以内に，急激な内分泌変動が起こることによって生じている。涙もろさ，抑うつ気分，不安，緊張，焦燥感（しょうそうかん）といった精神症状や頭痛，悲壮感，食欲不振などの症状が出ることもある。産後うつは，必ずしも出産後に発症するとは限らず，流産，中絶の後に始まることもある。この場合は専門家の治療が必要になる。死産や流産を経験した褥婦へのグリーフケアや不妊で悩む女性の心理も理解する必要がある。

4．老年期の患者の心理

●**老年期の発達課題**　老年期（およそ65歳以上）の心理社会的危機は「**自己統合対絶望**」である。多くの人が仕事を定年退職し，老後の生き方を模索しはじめる。寿命を前にして，これまでの人生を振り返ることもある。満足のいく人生だったか，自分の死後に残るものはあるかなど自問自答し，納得できる答えが見つかれば「英知」を得られる。しかし，自分の人生に満足がいかず多くの後悔を抱えていた場合は，絶望的な気分となり，穏やかに余生を送るということが難しくなる。

Ⅳ　治療を受ける患者の心理　**47**

第1編
1　看護のとらえ方
2　対象の理解
3　患者心理の理解とその必要性
4　健康の概念
5　看護活動

Ⅳ 治療を受ける患者の心理

1．手術を受ける患者の心理

●**手術を受ける患者の身体的特徴**　手術療法は，生体に直接メスを入れて，病巣を切除したり，機能回復のために組織や臓器の再建を行う治療法である。手術操作は正常な組織や臓器への侵襲を避けることができない。手術による侵襲は術式や手術時間，出血量などによっても異なるが，麻酔や出血，脱水などによる影響も大きい。術後は様々な侵襲によって，組織の損傷・変性・出血・自律神経への刺激，輸血，低体温，サードスペース（体内の細胞内でも血管内でもない場所の意味）への体液移動や不感蒸泄の増加に対して生体のホメオスタシスを維持するために，様々な反応が起きる（表3-6）。

●**手術を受ける患者の心理的特徴**　術前の患者は，予定された手術であっても，麻酔や手術操作などの大きな身体侵襲が加えられること，術後の疼痛に対する恐怖などの様々な不安を抱える。さらに，がんなどの悪性疾患の診断を受けた患者は「がん＝死」というイメージがもたらす死の恐怖や手術により，がんが取りきれるかといった不安も同時に抱えることになる。突然の発症・受傷により，手術を受けることになった患者の場合は，自身の健康状態の変化を受け止めきれず，激しい動揺や混乱から心理的危機に陥ることがある。

　術後は回復に伴い，心理面も徐々に回復する。また，手術侵襲からの回復により心理的苦痛も解決する場合がある。しかし，術後に身体の構造や機能が術前の状態まで回復しない場合は，手術により変化した身体構造や機能に適応していけるか，術前の社会的役割を果たせるのかといった不安を抱えることがある。

表3-6 ● 手術侵襲に対する生体反応と回復過程

	相	時期	生体反応
異化相	第1相	術後2〜3日頃	発熱，頻脈，疼痛，腸蠕動減弱または消失，たんぱく異化亢進，糖新生，高血糖，尿量減少，尿中 Na イオン・K イオンの上昇，尿中 Na イオンの低下，周囲への関心の低下
	第2相	術後3〜5日頃	体温・脈拍正常，創部痛の軽減，腸蠕動の回復，排ガス，尿中 Na イオンの正常化，尿中 K イオンの低下，尿中 Na イオンの低下，尿量の増加，たんぱく合成，周囲への関心・活動量の回復，体力の回復は不十分
同化相	第3相	術後1週間〜数週間	バイタルサインの安定，体動時の苦痛の消失，便通の正常化，食欲回復，体力は徐々に回復
	第4相	術後数週間〜数か月	日常生活に戻る，体力の回復，性機能の回復，脂肪の合成，体重増加，社会復帰

2．化学療法を受ける患者の心理

　がん化学療法は，抗がん剤を用いてがん細胞を抑制的にする治療法である。現在使用されている薬剤は正常細胞への侵襲を避けることができない。そのため多彩な症状が出現する。特に骨髄抑制や皮膚・粘膜障害，消化器障害の悪心・嘔吐は発生頻度が高い。

　化学療法が適応される患者は，根治手術が不可能な患者や再発，転移のある患者であることが多い。化学療法を受ける患者はがんの進行によって健康状態がすでに低下している場合が多く，化学療法による侵襲が大きくなる可能性が高い。

3．透析療法を受ける患者の心理

　透析療法には，腹膜透析と血液浄化療法（血液透析，濾過透析）があり，わが国では血液透析療法が主流である。血液透析療法は，慢性腎不全状態における尿毒症患者の血液を体外に循環させ，半透膜を介して正常組成に近い電解質液との間で，物質の交換を行い，血液を正常化する方法である。慢性腎不全状態の患者は透析療法や腎移植をしない限り，生命を維持することはできない。

4．リハビリテーションを受ける患者の心理

　その人らしく日常生活を送るためには，感覚知覚，認知，活動，意思の疎通ができることが重要となるが，これらをつかさどる機能になんらかの障害が生じた場合，リハビリテーションが必要になる。リハビリテーションを必要とする患者が直面する課題は，次の4つである。①心身の機能や構造が変化したことによって，これまでのやり方とは異なる新たな方法で，環境との相互作用の仕方を学習しなければならない，②物理的環境の改善を必要とする場合には経済的負担がかかる，③心理的葛藤を体験しつつ他者の援助を受け入れていく，④残存能力，潜在能力を最大限に生かして活用する。

　リハビリテーションを受ける患者は，機能回復に向けたリハビリテーションで苦痛を伴ったり，苦労の割に期待どおりの結果が得られなかったりして，学習の困難さ，無力感から意欲が減退してしまうこともある。

Ⅴ　療養の場からみた患者の心理

1．入院患者の心理

●**入院という環境の変化がもたらす影響**　入院という心理社会的環境の変化は，患者に社会から隔絶され取り残された心境や頼りなさからネガティブな感情を喚起させ

ることが多い。健康状態や発達段階さらには治療によって差はあるものの，比較的
多くの入院患者に認められる心理は健康や治療に対する不安だけでなく，日常生活
や社会生活に対する不安である。

●**入院患者の心理**
　・死の恐怖・病気や予後に対する不安
　・心身の機能・能力（特に仕事や性的能力）の低下への不安
　・変形・醜貌への不安，身体的なハンディキャップをもつ不安
　・家族における役割低下，未解決問題の顕在化，家庭破綻の不安
　・職場での役割・地位低下（お荷物になる不安，屈辱感，見捨てられる不安）
　・学校生活への不適応（学習の遅れ，仲間からの孤立）
　・社会的役割・評価・名声の低下，自己評価，自己像の低下
　・経済的な問題（医療費の増大，収入の低下，医療を続けられなくなる不安，家計
　　破綻の不安）
　・食事・たばこ・酒・運動・仕事などのストレスコーピングの制限
　・プライバシー，弱点，秘密を知られる不安
　・将来計画の挫折，生きがい喪失
　・医療スタッフとの関係（受容されない不安，孤独の不安）
　・手術や検査への不安，医療機械への依存

●**入院患児の心理**　子どもにとって入院や治療は大きなストレスとなる。治療場面に
よっては養育者と引き離されることがあり，不安・恐怖はさらに増大する。発達段
階にある子どもがこれらの強烈なストレス状況に一定期間おかれることは，その後
の発達や社会適応に影響を及ぼす可能性がある。
　　一方，看病する家族も同様にストレスや不安が大きい。病気や治療に対するもの
だけでなく，医療者への不満や怒り，看病疲れなどからくる抑うつもみられる。家
族の不安やストレスは患児に与える影響大きいので，家族へのサポートも重要であ
る。

●**長期入院患児の心理社会的問題**　乳幼児の早期からの医療ケアにより，早期性分離，
乳幼児期心的外傷体験，生活リズムの形成困難などが生じやすい。また，治療の長
期化により，発達上の課題達成が後回しになり，年齢相応のしつけが形成されにく
い。社会からの切り離された入院生活により，社会性の未成熟や母子分離体験の弊
害などが生じやすい。さらに，過保護・過干渉による自立心の弱さ，同期関係の違
和感が生じることがあり，学校生活，社会生活が制約されるために，友人関係がう
まくつくれず，劣等感などが生じやすい。

2．在宅療養中の患者の心理

●**在宅医療の特徴**　わが国は少子化高齢化が進むなかで，国の政策方針として「可能
な限り，住み慣れた地域において必要な医療・介護が受けられ，安心して自分らし
い生活を実現できる社会を目指す」という目標のもと在宅医療体制の整備が推進さ

第1編

1　看護のとらえ方

2　対象の理解

3　患者心理の理解とその必要性

4　健康の概念

5　看護活動

表 3-7 ● 家族介護者の負担感

身体的負担感	「介護が体力的につらい」「睡眠時間が足りない」「持病が再発したり悪化したりする」「体調不良である」
精神的負担感	「外出ができない」「自分の時間がもてない」「やりたいことができない」「先の見通しがつかない」「介護する自分を理解してくれる人がいない」「介護の協力者がいない」「世話をしてくれる本人からの感謝の言葉がない」
経済的負担感	「仕事を辞めてしまった」「仕事に就けない」「医療費や利用しようとするサービス利用料の負担が大きい」

れてきている。在宅看護は地域や在宅で疾病や障害をもちながら在宅療養生活を送る人々やその家族を対象として，生活支援や QOL の維持・向上を目指すことを主な目的としている。

●**在宅療養中の利用者の特徴**　在宅医療の対象は小児から高齢者まで幅広い。疾患も循環器疾患や脳血管疾患，がん，認知症および精神障害まで多岐にわたる。在宅療法の利用者は疾病や障害をもちながらどのように生活を送るかが課題となる。在宅療養には，末期がん患者の心理的援助や看取り後の遺族のグリーフケアのニードにも対応しなければならない。利用者の生活や生き方を把握して利用者の自己決定権を尊重し，利用者の臨む生き方や暮らし方を支えていくことが大切である。

●**在宅療養中の家族介護者の心理**　家族介護者の状況をみると，介護度が重くなるにしたがって，介護時間が長くなり，家族介護者の負担やストレスが増える傾向がある（表 3-7）。これらの負担感は家族介護者の消化器症状や睡眠障害に現れる場合がある。これにより否定的感情や疲労感が大きくなり，望ましくない状況をもたらす。その一つが虐待である。介護者による虐待の発生要因は介護疲れや介護ストレスが最も多い。在宅療養では利用者のみに注目するのではなく，家族も援助の対象としてとらえ，家族のストレスや実施可能な介護をともに考えていく必要がある。

文献
1）森本美智子，他：病気や生活に関する不安認知が入院患者の精神的健康に及ぼす影響，日本看護研究学会雑誌，(28) 2：51-58，2005.
2）宮脇美保子編，八木彌生，他著：臨床看護総論〈新体系看護学全書／基礎看護学④〉，メヂカルフレンド社，2012，p.59-70.
3）前掲書 2），p.71-77.
4）前掲書 2），p.77-93.
5）P・ウグ編，黒江ゆり子，他訳：慢性疾患の病みの軌跡，医学書院，1995，p.47.
6）前掲書 2），p.93-106.

第1編

1 看護のとらえ方

2 対象の理解

3 患者心理の理解とその必要性

4 健康の概念

5 看護活動

学習の手引き

1. 患者の健康状態に応じた心理を経過ごとにまとめてみよう。
2. ライフサイクルに応じた患者の特徴を復習しよう。
3. 治療を受ける患者の心理を話し合ってみよう。

第3章のふりかえりチェック

次の文章の空欄を埋めましょう。

1 病気行動

病気行動とは，自分が ___1___ ではないかと疑い始めた人がとる行動である。

2 病気対処行動

病気対処行動とは，人が病気を ___2___ するようになり，それに対処するための ___3___ をとるようになることである。

第4章 健康の概念

▶学習の目標
●日本国憲法および WHO 憲章にみる健康の定義を理解する。
●各健康レベルにおけるニーズと看護について理解する。

Ⅰ 健康という考え方

1. 健康という言葉

　今では当たり前に使われている「健康」という日本語は，江戸時代末期に高野長英（医師・蘭学者）や緒方洪庵（医師・蘭学者）が，西洋医学の解剖学や生理学などの専門用語として用いたのが始まりである。その後，福澤諭吉が英語の Health を「健康」と訳し，これが広く用いられるようになった。

　『広辞苑（第6版）』では，健康を「身体に悪いところがなく心身がすこやかなこと。達者。丈夫。壮健。また，病気の有無に関する，体の状態。」と定義している。

　もともと日本で使われてきた「健やか」「元気」「丈夫」と「健康」は今では同じように用いられ，生活のなかに溶け込んだ言葉になっている。「元気」「丈夫」「まめ」という言葉は，身体的によい状態で活力があり，よく働くことを表している。これらの言葉は，健康的な人の状態を生き生きと描き出しているように感じられる。一方，健康は心身ともに調和がとれ，病気がないということを示している。

　健康は，もともと専門用語として誕生したということや明治時代に国の政策と結びついて用いられてきたという違いがある。

2. 健康と病気

　古来より，人々は「無病息災」を願って暮らしてきた。しかし，女性の平均寿命が80歳を超えた1985（昭和60）年版の厚生白書[1]では，"新しい時代における健康のとらえ方として，体に具合の良くないところがあれば健康ではないと考えず，日常生活を前向きな姿勢で送ることができるならば健康というように，「無病息災」のみではなく，「一病息災」も健康という考え方が必要である"と提言されている。

そこから30年を経て少子高齢社会となった現在，高血圧などの治療を受け，減塩などの日常生活に気を配りながら，仕事や趣味に生きがいを見いだしている高齢者は多い。もはや「一病息災」は当たり前の時代になったといっても過言ではない。病気をもつからこそ，日頃から無理をしないように，健康に注意することが結果的に長生きにつながっていると考えられる。また，病気があっても，おいしく食事ができ，ぐっすり眠れて活力が満ちていれば，その人は自分を健康ととらえるかもしれない。このように考えると，健康とは，病気ではない状態であるととらえることはできない。

3．健康と幸福の関係

　健康は人々の生活に深く根ざし，生きていくうえで基本的なことである。健康であることは幸福につながると考えられ，健康で長生きすることは，古くから人々の共通の願いであった。

　2014（平成26）年の「健康意識に関する調査」[2]によれば，ふだんの健康状態について「非常に健康だと思う」「健康なほうだと思う」と答えた人は全体の73.7％であり，多くの人が自分は健康だと考えていることがわかった。そして，健康感を判断する際に重視した項目として，「病気がないこと」63.8％，「美味しく飲食できること」40.6％，「身体が丈夫なこと」40.3％，そして「ぐっすりと眠れること」27.6％と，多くの人が身体が丈夫で病気がないことだけでなく，食事や睡眠が充実していることを健康の重要な要素ととらえていることがわかる（図4-1）。また，同じ調査で現在自分がどの程度幸せであるかを10点満点で聞いたところ，その平均は6.38点であった。そして，幸福感を判断する際に重視した項目

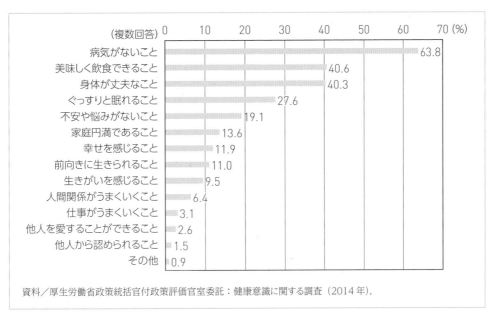

資料／厚生労働省政策統括官付政策評価官室委託：健康意識に関する調査（2014年）.

図 4-1 ● 健康観を判断するにあたって重視した事項

第1編

1　看護のとらえ方

2　対象の理解

3　患者心理の理解とその必要性

4　健康の概念

5　看護活動

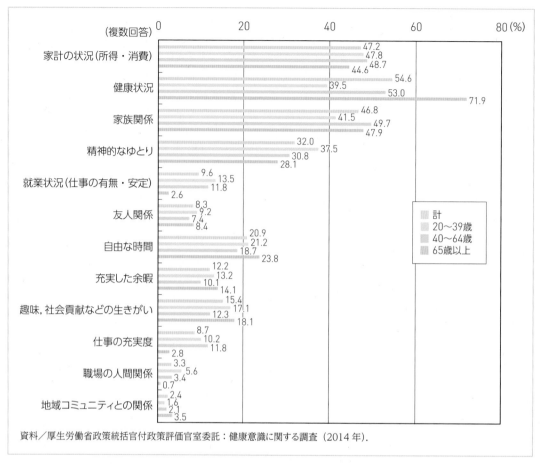

資料／厚生労働省政策統括官付政策評価官室委託：健康意識に関する調査（2014年）．

図 4-2 ● 幸福感を判断するのに重視した事項（世代別）

について，3つ選んでもらったところ，「健康状況」を選んだ人が54.6％と最も多く，65歳以上では71.9％にものぼった。多くの人にとって，健康であることが幸福であることと密接に関係していることがわかる（図4-2）。また，30歳以上89歳以下の全国の男女800名を対象とした調査[3] でも，幸福を判断するのに重視した項目を3つまで選択してもらったところ，「健康」（65.6％），「経済的ゆとり」（60.5％），「家族関係」（59.0％）の回答率が高かったことが報告されている。この調査では，経済的ゆとりがあることが必ずしも幸福感につながらないことが明らかになっている。これらのことから，健康であることと，身近な人との良い人間関係が幸福につながっていると考えられる。

4．健康の価値

　健康であることは幸福につながり，価値のあることと考えられている。健康であることは人生の目的ではなく，あくまで，一人ひとりが自分の望む人生を実現したり，自分らしく，生きがいをもって生活するための資源とみなすべきだろう。しかし，あたかも健康が人生の目的であるかのように様々な健康法を試したり，自分を

厳しく律して健康を維持しようとする,いわゆる「健康おたく」という人々もいる。このような人たちは,健康的な生活を送ることが生きがいと密接に関係している。価値観が多様化している現代,個人が健康をどのように価値づけているかも多様化しているといえる。

　一方で,自分のキャリアを形成したり,一家の稼ぎ頭として経済的責任を負い,自分の健康を顧みる余裕もないまま仕事に明け暮れたりする人もいる。無理を重ねることで健康が破綻し,そこでようやく健康であることのありがたさを実感したり,病気になったときの周囲の人への影響や迷惑をかけることを申し訳なく思う気持ちを体験したりすることによって,健康への動機づけが高まることも,よくあることである。

　健康であることは,個人にとって価値あることというだけでなく,その個人が所属する組織,国にとっても価値あることである。国民一人ひとりが健康で活発に活動することは国の経済的な活動に連動している。一方で,国民医療費の伸びは,国民所得の伸びを上回っており,特に老人医療費の増大は顕著なものとなっている。国民の健康づくりを推進することは,個人の健康的で質の高い生活を実現するとともに,国としての活力を維持することにつながっている。

Ⅱ　健康の定義

A　健康の定義

1．WHOの定義

　世界保健機関(World Health Organization；WHO)による健康の定義が広く知られている。WHO憲章の前文で,健康は以下のように定義されている。

　「Health is a state of complete physical, mental and social well-being and not merely the absence of disease or infirmity.」

　わが国においては,1951(昭和26)年官報に「健康とは完全な肉体的,精神的および社会的福祉の状態であり,単に疾病または病弱が存在しないことではない」という訳が掲載されている。今日では「健康とは,肉体的,精神的および社会的に完全に良好な状態であり,単に疾病または病弱の存在しないことではない」のように表されることが多い。また,「到達し得る最高基準の健康を享受することは,人種,宗教,政治的信条,経済的又は社会的条件のいかんにかかわらず,すべての人々が有する基本的権利の一つである」とも述べられている。

第1編

1　看護のとらえ方

2　対象の理解

3　患者心理の理解とその必要性

4　健康の概念

5　看護活動

2．日本国憲法

　1946（昭和21）年に公布された日本国憲法において，第3章「国民の権利及び義務」の第25条第1項に「すべて国民は，健康で文化的な最低限度の生活を営む権利を有する」とあり，第2項には「国は，すべての生活部面について，社会福祉，社会保障及び公衆衛生の向上及び増進に努めなければならない」とある。健康は国民にとっての権利であり，国は健康的な環境を国民に提供する義務を有することが明記されている。

B　健康観の変遷

1．アルマ・アタ宣言

　1978年9月にWHOとユニセフ（United Nations Children's Fund；UNICEF）の主催で旧ソビエト連邦アルマ・アタにおいて開催された「プライマリヘルスに関する国際会議」で採択された宣言で，"Health for all by the Year 2000"（西暦2000年までに地球上のすべての人々に健康を）というスローガンを掲げている。

●**宣言の趣旨**　会議ではWHOの健康の定義を再確認し，健康は基本的人権であること，先進国と開発途上国との医療格差が拡大していること，健康増進にかかわる活動に当事者が参加することは権利であり，義務であること，十分な健康と社会保障を提供する国家の役割が強調された。そして，第1条で「本会議では，健康について以下のように強く再認識する。健康とは身体的・精神的・社会的に完全に良好な状態であり，単に疾病のない状態や病弱でないことではない。健康は基本的人権の一つであり，可能な限り高度な健康水準を達成することは最も重要な世界全体の社会目標である。その実現には保健分野のみならず，ほかの多くの社会的・経済的分野からの働きかけが必要である」と宣言している。さらに，プライマリヘルスケア（primary health care；PHC）の定義とその要件について述べられ，地域社会における健康問題について，住民が参加した健康増進，予防，治療，社会復帰のサービスを展開することを説いている。そして，その活動は保健システムだけでなく，社会経済的な活動でもあると説いていることが特徴である。

　医療技術を発展させ，病気を治すという医療中心の考え方から，健康の保持増進，病気の予防に重点を置く転換となった宣言である。

2．オタワ憲章

●**ヘルスプロモーション**　オタワ憲章は1986年にWHOが作成した健康づくりについての憲章である。カナダのオタワで開催された第1回健康づくり国際会議において採択された。"Health for all"を達成するための行動指針として示し，「ヘル

スプロモーション（health promotion）とは，人々が自らの健康とその決定要因をコントロールし，改善することができるようにするプロセスである」と定義している。そして，健康づくり戦略の目標として「すべての人びとがあらゆる生活舞台－労働・学習・余暇そして愛の場－で健康を享受することのできる公正な社会の創造」を掲げている。その活動は，5つの戦略（健康的な公共政策づくり，健康支援の環境づくり，地域活動の強化，個人技術の開発，ヘルスサービスの方向転換）と3つのプロセス（唱道，能力付与，調停）を基本として展開されている。

●**疾病対策から健康づくりへ**　オタワ憲章では，これまで疾病対策に重点を置いてきたヘルスサービスを，あらゆる場での健康づくりに方向転換することが宣言された。また，健康づくりにおける個人の主体性と人生における健康の意義，その恩恵を受けるためには公正な社会環境が必要であることなどが述べられている。健康のための前提条件として，「平和，住居，教育，食料，収入，安定した環境，持続可能な資源，社会的公正と公平」があげられ，健康は個人の能力だけでなく，社会・政治的な活動も影響することが強調されている。

3．WHOの健康の定義改正への提案

　1998年に開催されたWHO執行理事会において，健康の定義が改めて議論され，従来の定義にdynamicとspiritualが加えられた以下のような定義が提案されたが，いまだ改正には至っていない[4]。

　「Health is a dynamic state of complete physical, mental, spiritual and social well-being and not merely the absence of disease or infirmity.」

　「健康とは完全な肉体的，精神的，霊的および社会的福祉の流動的な状態であり，単に疾病または病弱の存在しないことではない。」

　dynamicは"動的な"という意味をもち，健康と疾病は個別のものではなく連続した状態として存在し，健康状態はその連続線上で絶えず変化するものであるととらえている。また，spiritualは"宗教的，霊的"という意味をもつが，人間の尊厳の確保やquality of lifeを考えるために必要な，本質的なものであるという意見があった[5]と報告されている。

4．障害分類から生活機能分類へのモデル転換

●**ICIDHからICFへ**　WHOは1980年に制定された国際障害分類（International Classification of Impairments, Disabilities and Handicaps；ICIDH）を改め，2001年に国際生活機能分類（International Classification of Functioning, Disability and Health；ICF）を採択した。国際障害分類は，疾病→機能障害→能力障害→社会的不利という一方向のモデルであった（図4-3）。たとえば，脳卒中による半身麻痺は移動や食事などの日常生活に必要な活動を自立して行うことができない能力障害をもたらし，ひいては社会的不利をもたらすというものである。そのため，能力障害や社会的不利をもたらす疾病の予防や治療に重点が置かれてい

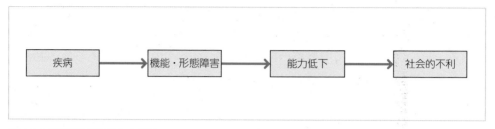

図 4-3 ● 国際障害分類のモデル

たともいえる。一方，新たなモデルは，「心身機能・構造」「活動」「参加」という
生活機能が相互に関係して「健康状態」に関連していること，さらにその生活機能
には「環境因子」と「個人因子」という背景因子が関連していることを示している
（図 4-4）。

　つまりICFは，疾病や障害をもつか否かにかかわらず，心の問題やストレスが
健康状態に影響すること，周囲の人々のサポートがあるかどうかや個人のライフス
タイルや価値観が健康状態に影響を及ぼすことがあることなど，健康状態をとらえ
るうえでの様々な要因を説明できるモデルになっている。また，個人の年齢や性別，
ライフスタイルや価値観が健康状態に影響をもたらすことを示した意義も大きい。
重度の障害をもっていても，積極的に社会参加し，活動的な人もいれば，加齢に伴
う身体機能の低下を気にして，引き込もりがちになり，そのために健康状態が悪化
することもある。このように，健康をとらえる際に，個人の主観を抜きにしては語
れない。看護活動を展開するうえでも，対象が置かれている環境や物事に対する考

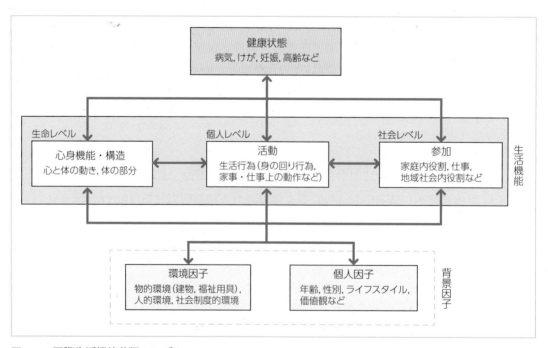

図 4-4 ● 国際生活機能分類のモデル

え方を理解することは重要である。

5．QOL を重視した健康観

● **QOL の概念**　医療技術の発展や疾病構造の変化に伴い，長期療養を必要とするがんや神経難病の患者，糖尿病などの慢性疾患や変性疾患をもつ高齢者が増え，生存率や治癒率だけではなく生活に対する満足度や幸福感といった主観的な評価が重要視されるようになってきた。これが Quality of Life；QOL（生活の質，人生の質）という概念である。患者が望ましいとする生き方や社会的に人間らしい生活ができないことを"QOL の低下"という。これに対して，日々の生活に満足し，幸福な人生を歩んでいると考える QOL の高い人は，医学的診断や検査が示す数値よりも，将来の健康度や寿命に影響することが様々な研究から明らかにされてきた。そのために，保健医療関係者にとっては，QOL の維持，向上を図る働きかけが重要なのである。

● **健康寿命の延伸**　日本の平均寿命は世界的にも上位に位置するほど高く，特に女性は世界一の長寿を誇っている[6]。長寿国であり，超高齢社会である日本においても，単に長生きをするのではなく，"健康で長生き"をすることの重要性が問われるようになってきた。2001（平成 13）年の「医療制度改革大綱」において，保健医療システムの改革として，「健康寿命の延伸，生活の質の向上を実現するため，健康づくりや疾病予防を積極的に推進する」との提言がなされた。"日常的・継続的な医療・介護に依存しないで，自分の心身で生命維持し，自立した生活ができる生存期間"である健康寿命と平均寿命の差は，2019（令和元）年のデータでは男性で8.73 年，女性で 12.06 年となっている[7]。

Ⅲ　健康のレベルとニーズ

A　健康の段階（レベル）

1．健康と不健康

　これまで見てきたように，健康を，病気や障害があっても毎日の生活に支障がなくいきいきと前向きに充実した時間を過ごすことができる状態，と考えるならば，不健康とはどのような状態なのだろうか。アーサー・クライマン（Kleinman, A.）は，病あるいは病気（illness）を「病者や家族あるいは周囲の人々がどのように症状や能力低下を意識し，それらに対応するかを意味している」と定義したのに対し，疾患（disease）は「治療者の観点から見たもので，生物学的な変化として記述さ

れるものである」としている。この定義から病気は主観的であり，疾患は客観的な概念であることがわかる。

　疾患は医学用語であり，症状や検査の結果によって診断され，病名がつけられる。そのため，疾患をもつ人は，疾患に特有な症状をもち，共通の反応がみられる。したがって症状を観察することによって，その重症度や治療効果を判定することができる。一方，病気は身体や精神の変調や症状に対する本人あるいは周囲の人々の反応であるため，健康に対する価値観や信念，どのような知識をもっているかによってその反応は一様ではない。そのため，病気であること，病気をもっている人を理解するためには，その人がどのように感じ，考えているのかを聞き取っていくことが必要である。また，心と身体はつながっているため，心配事を抱えると身体症状として現れることがある。たとえば，「膀胱はこころの鏡」といわれるように，心配事があったり強いストレスを感じたりすることによって，頻尿になってしまうことがある。この場合，心配事が解決されたり，状況に適応できたりすることによっていつのまにか頻尿が改善していることがある。

　病気であることと疾患をもつことは厳密に区別されて用いられているわけではない。1980 年，アメリカ看護師協会（American Nurses Association；ANA）は Social Policy Statement の中で，「看護は健康問題に対する人間の反応を診断し対処すること」と定義した。私たち看護師は健康問題に対する人の反応にアプローチしていく。その意味で疾患をもつことを含め，病んでいる人，病気をもつ人に対して全人的にかかわる必要がある。

2．健康の連続性

　健康であること，不健康なことは一義的ではなく，多様な側面をもっている。そして，健康と不健康の両極だけが存在するのではなく，その間に多様な状態が存在すると考えられる。

　ジュディス・A・スミス（Smith, J.A.）は健康─不健康を連続体としてとらえ，4つのモデルを示した[8]（図 4-5）。

　WHO の従来の健康の定義に "dynamic" を加えるという提案がなされたことからもわかるように，健康状態は絶えず変化する "動的な" ものである。ある人の健康は，身体的，精神的，社会的により良い状態（well-being）から「死」までの連続線上で変化している。

　日本におけるがん，糖尿病，心血管疾患，慢性呼吸器疾患などの主な非感染性疾患は，突然発症するのではなく，身体のなかで病的な状態が徐々に進行している。人が "病気" を自覚するのは，明らかな症状の出現や医師による診断を受けたときであることが多い。また，健康診断の血液検査で LDL コレステロールや中性脂肪の値が高いことを指摘され，保健指導を受けたとしても「脂質異常症（高脂血症）」の治療を受けない限りにおいては "病気" と自覚しない人もいるであろう。しかし，この状態を放置すると動脈硬化が進行し，心筋梗塞や脳卒中を突然発症することに

Ⅲ　健康のレベルとニーズ　**61**

第1編

1 看護のとらえ方

2 対象の理解

3 患者心理の理解とその必要性

4 健康の概念

5 看護活動

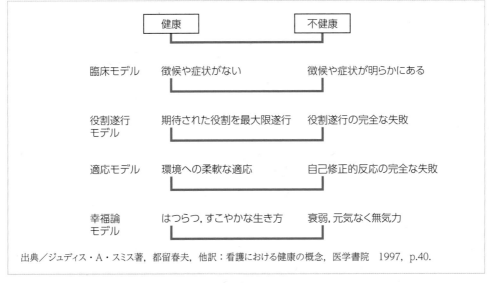

出典／ジュディス・A・スミス著，都留春夫，他訳：看護における健康の概念，医学書院　1997, p.40.

図 4-5 ● 健康ー不健康の連続性（スミス，1997）

なる。

●**ウェルネスの考え方**　ハルバート・ダン（Dunn, H）は，WHO（世界保健機関）憲章前文における健康の定義「健康とは，肉体的，精神的，及び社会的に完全に良好な状態であって，単に疾病又は病弱の存在しないことではない。」の「良好な状態（Well-being）」を，さらに積極的に解釈して，個人の高いレベルの健康状態を「ウェルネス（Wellness）」と定義づけた。ウェルネスの状態は生活環境のなかで自己の可能性を最大限に発揮して，「輝くように生き生きしている状態」であるという[9]。また，たとえ病気や障害があっても，またどのような健康段階にある人でも「人としての可能性の個性的実現」を目指すことが可能であり，その実現に向かって行動することをウェルネス行動という[10]。

　ウェルネスを求める人は，自らの生活行動を評価し，実現可能な改善方法を選択し，自己の責任において実践する。ウェルネス行動は栄養摂取や運動，仕事と余暇などの様々な活動をとおして，自己実現という目的を志向する行動であることに特徴がある。

B 各健康レベルにおけるニーズ

1．1次予防

　1次予防は健康者を対象に健康状態を保持・増進し病気を予防することを目的としている。健康は生活習慣と密接な関係にあり，健康の保持・増進を図るためにはまず，生活習慣の見直しが必要である。健康と関連する生活習慣としては，適切な食生活，運動・活動の励行，睡眠と休息，適正な飲酒，禁煙などがある。また，生

活環境や職場環境も健康状態に影響を及ぼす。

●**健康日本 21**　生活習慣の改善によって健康を保持・増進することを目的とした政策が「健康日本 21」である。基本的な考えは，生涯を通じた健康づくりの推進（「1次予防」の重視と健康寿命の延伸，生活の質の向上），国民の健康医療水準の指標となる具体的目標の設定および評価に基づく健康増進事業の推進，個人の健康づくりを支援する社会環境づくり，である。具体的な数値目標は，多数の専門家が継続的に測定された健康指標を分析し，検討を重ねて作成されている。目標値は全国水準だけでなく，都道府県などの地方公共団体は地域の実情に基づいた目標を独自に設定し，医療機関や保健福祉関連施設，地域のマスメディアなどの関係諸機関が協力して運動に取り組んだ。

●**健康日本 21（第二次）**　10 年間の活動評価を行い，全面改訂をして新たに発足したのが，「健康日本 21（第二次）」（2013［平成 25］年）である。

　日本は，平均寿命・健康寿命共に世界トップクラスの数値を維持している。しかし急速な高齢化と人口の減少，単身世帯の増加などにより家族形態が変化し，2013（平成 25）年時，国民医療費は 40 兆円に達した。このような社会背景から，「健康日本 21」では，10 年後を見据えた「目指す姿」を明らかにし，「すべての国民が共に支え合い，健康で幸せに暮らせる社会」という全体的な目標が設定された。基本的な方向は，①健康寿命の延伸と健康格差の縮小，②主要な生活習慣病の発症予防と重症化予防，③社会生活を営むために必要な機能の維持および向上，④健康を支え，守るための社会環境の整備，⑤栄養・食生活，身体活動・運動，休養，飲酒，喫煙および歯・口腔の健康に関する生活習慣および社会環境の改善であった。

　健康日本 21 は個人の生活習慣に着目して作られたため，社会環境の観点が希薄であった。しかし，第二次では個人の健康と社会環境は車の両輪のような関係であるととらえ，社会環境に関する課題を明確にし，整備に取り組むことが明記されたことは重要である。

●**健康日本 21（第三次）**　健康日本 21（第二次）の最終評価の結果も踏まえて，次期国民健康づくり運動プランの検討が行われ，21 世紀における第三次国民健康づくり運動「健康日本 21（第三次）」が公表された。期間は 2024（令和 6）～2035（令和 17）年度である。健康日本 21（第三次）においては，すべての国民が健やかで心豊かに生活できる持続可能な社会の実現に向け，誰一人取り残さない健康づくりの展開（Inclusion）と，より実効性を持つ取り組みの推進（Implementation）に重点をおいて取り組みを行うこととしている。

　健康日本 21（第三次）においては，①健康寿命の延伸と健康格差の縮小，②個人の行動と健康状態の改善，③社会環境の質の向上，④ライフコースアプローチを踏まえた健康づくり，を基本的な方向として，これらに沿った具体的な目標を設定し，取り組みを進めることとしている（図 4-6，表 4-1）。

　健康日本 21（第三次）は 2024（令和 6）年度までの最新値をベースライン値として，計画開始 6 年を目途に中間評価を，計画開始 10 年を目途に最終評価を行う

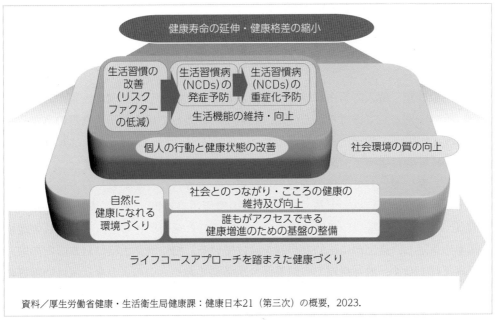

資料／厚生労働省健康・生活衛生局健康課：健康日本21（第三次）の概要，2023.

図 4-6 ● 健康日本 21（第三次）の概念図

表 4-1 ● 健康日本 21（第三次）の主な目標

目標	指標	目標値
●健康寿命の延伸と健康格差の縮小		
健康寿命の延伸	日常生活に制限のない期間の平均	平均寿命の増加分を上回る健康寿命の増加
●個人の行動と健康状態の改善		
適正体重を維持している者の増加（肥満，若年女性のやせ，低栄養傾向の高齢者の減少）	BMI 18.5 以上 25 未満（65 歳以上は BMI 20 を超え 25 未満）の者の割合	66%
野菜摂取量の増加	野菜摂取量の平均値	350 g
運動習慣者の増加	運動習慣者の割合	40%
睡眠時間が十分に確保できている者の増加	睡眠時間が 6〜9 時間（60 歳以上については，6〜8 時間）の者の割合	60%
生活習慣病（NCDs）のリスクを高める量を飲酒している者の減少	1 日当たりの純アルコール摂取量が男性 40g 以上，女性 20g 以上の者の割合	10%
喫煙率の減少（喫煙をやめたい者がやめる）	20 歳以上の者の喫煙率	12%
糖尿病有病者の増加の抑制	糖尿病有病者数（糖尿病が強く疑われる者）の推計値	1350 万人
COPD（慢性閉塞性肺疾患）の死亡率の減少	COPD の死亡率（人口 10 万人当たり）	10.0
●社会環境の質の向上		
「健康的で持続可能な食環境づくりのための戦略的イニシアチブ」の推進	「健康的で持続可能な食環境づくりのための戦略的イニシアチブ」に登録されている都道府県数	47 都道府県
健康経営の推進	保険者とともに健康経営に取り組む企業数	10 万社
●ライフコースアプローチを踏まえた健康づくり（女性の健康関係）		
若年女性のやせの減少	BMI 18.5 未満の 20 歳〜30 歳代女性の割合	15%
生活習慣病（NCDs）のリスクを高める量を飲酒している女性の減少	1 日当たりの純アルコール摂取量が 20g 以上の女性の割合	6.4%
骨粗鬆症検診受診率の向上	骨粗鬆症検診受診率	15%

資料／厚生労働省健康・生活衛生局健康課：健康日本21（第三次）の概要，2023.

ことで，目標を達成するための諸活動の成果を評価し，その後の取り組みに反映することとされている。また今後，健康日本 21（第三次）推進専門委員会において，目標達成のために自治体等で行う具体的な取り組みを検討し，順次公表していく予定としている。

● **環境汚染問題**　個人の努力だけでは改善されない問題として，環境汚染があげられる。その一例としてあげられるのが，大気中に浮遊している粒子状物質のうち，粒径 2.5μm 以下の粒子，微小粒子状物質（PM2.5）である。PM2.5 は非常に小さいために呼吸によって，肺の奥深くまで入り込み，呼吸器疾患を引き起こすおそれがある。発生源として工場の排煙や自動車の排気ガスなどがあり，日本においては排出規制を設けている。大気・水質・土壌の環境汚染対策は環境基本法（1993［平成 5］年）などに基づいて生活環境を保全することを目的として，それぞれの環境基準を策定し，排出源に法的な規制を設けている。特に大気汚染は日本国内の取り組みだけでなく，地球規模での環境保全が必要である。このような状況は地球温暖化についても同様で，世界各国が協力して取り組まなければならない課題である。

● **職場環境の問題**　また，労働者にとっては多くの時間を過ごす職場環境が健康に与える影響が大きい。作業環境や作業条件によっては，少量の曝露や負荷を長期的に受けることで健康障害をきたすことがあるからである。事業者は安全衛生体制を整備し，過重労働対策やメンタルヘルス対策を講じなければならないとされている[11]。

2．2次予防

2次予防は，疾病を早期に発見し，早期に治療を開始することを目的としている。疾病の早期発見のために，健康診査や健康診断として診察，身体計測，血液検査や尿検査，胸部X線検査などを実施し，健康状態を評価する取り組みである。

● **特定健康診査・特定保健指導**　「高齢者の医療の確保に関する法律」（1982［昭和 57］年「老人保健法」として制定，2008［平成 20］年 4 月に現在の題名に改正・施行）では，特定健康診査の結果において健康の保持に努める必要がある者に対し，毎年，「特定保健指導」を実施することが医療保険者に義務づけられている。

● **事業主の行う健康診断**　労働安全衛生法（1972［昭和 47］年制定）では，労働者が健康な状態で働くことができるように，事業主が健康診断を実施し，健康状態を把握することを義務づけている。この健診には一般健康診断と特殊健康診断があり，特殊健康診断は有機溶剤を取り扱うなどの一定の有害業務に従事する労働者を対象としている。一般健康診断のうちの定期健康診断の有所見率は 2022（令和 4）年では 58.3％であり，年々増加傾向にある。項目別有所見率で高いのは，血中脂質検査 31.6％，血圧 18.2％，肝機能検査 15.8％，血糖検査 12.7％であり[12]，生活習慣に関連する項目である。脂質異常症や高血圧，糖尿病は心疾患や脳血管疾患を引き起こすことが知られており，生活習慣を見直し，病気の予防に努めることが重要である。

3．3次予防

　3次予防は治療の過程における保健指導や社会復帰を目指したリハビリテーションによる機能維持や機能回復を目的としている。

●**地域と病院の連携**　がんや心疾患，脳血管疾患の患者には退院後も外来での化学療法に通院したり，セルフケアが必要とされたりする場合が多い。入院期間の短縮化に伴い，セルフケアの獲得が不十分だったり，療養生活へのサポートが不十分だったりすると健康の再構築に失敗し，再入院が必要となる事態も考えられる。超高齢社会下にあり核家族世帯や単身世帯が増えている現在の日本においては，患者が帰っていく地域と病院との連携や，医療職だけでなく医療・福祉専門職が連携し適切なケアを提供することが求められている。

4．健康レベル（病期）と看護

　健康レベルとは，健康と疾病の連続性を踏まえ，あらゆる疾病に共通する経過を，急性期，回復期，慢性期，終末期の4期でとらえるものである。

●**急性期**　身体機能の急激な低下により生命の危機的状態に陥ることがある状態で，外傷や手術侵襲によってもたらされる。生命の危機的状態は心理的にも強いストレスとなる。

●**回復期（リハビリテーション期）**　運動機能や呼吸・循環機能などの機能を回復するためのリハビリテーションを必要とする状態である。機能回復への不安をおぼえたり，障害受容に困難をきたしたりすることもある。

●**慢性期**　長期にわたって身体機能の増悪と寛解を繰り返す状態である。この経過中に急激に身体機能が悪化する急性増悪をきたすことがある。長期にわたる疾患の管理は生活に与える影響も大きく，心理的なストレスとなる。

●**終末期**　あらゆる疾患が進行しており，身体機能の悪化から死が避けられない状態である。終末期は身体的な苦痛のみならず，精神的，社会的，スピリチュアルな苦痛（トータルペインとよばれる）をもたらす。死は最良の健康状態の対極にあたる状態であるが，看護の役割は死を迎える人と家族に対して苦痛を緩和し人生の最期のときを安らかに過ごせるように援助することである。

　健康レベルは，急性期から終末期へ単純に進行するとは限らない。それぞれの期の状態に必要とされる適切な治療，看護を提供するために共有しやすい健康レベルを表現したものといえる。

第1編

1　看護のとらえ方

2　対象の理解

3　患者心理の理解とその必要性

4　健康の概念

5　看護活動

C　医療圏

1．医療提供体制の変化

　第2次世界大戦後，わが国の医療技術はめざましく発展し，国民皆保険制度と相まって，高水準の医療をだれもが享受することができる医療体制が築かれてきた。しかし，超高齢社会を迎え，がんや生活習慣病が増加していることから医療費は年々増え続けており，大きな社会問題となっている。医療を効果的，効率的に提供するために，急性期・回復期・慢性期・終末期といった病期ごとの病院機能の分化や在宅医療，地域連携の推進，在院日数の短縮などが進められてきた。また，都道府県が地域の実情に応じて医療提供体制を整備するよう，医療計画（1985［昭和60]年）を定めている。

2．医療計画

　医療計画は医療法（1948［昭和23]年）第30条において，日常生活圏で通常必要とされる医療の確保のために，都道府県に医療整備計画の策定を義務づけた制度である。この制度では各都道府県が地域の実情に応じて医療提供体制の確保を図ることを目指し，医療提供の量（病床数）を管理するとともに，質（医療連携・医療安全）を評価すること，医療機能の分化・連携により，急性期から回復期，在宅医療に至るまで地域全体で切れ目なく必要な医療が提供される「地域完結型医療」を推進することを趣旨としている。

● **5疾病5事業**　2013（平成25）年の医療計画では，従来の4疾病5事業に加え，新たに精神疾患を加えた5疾病5事業および在宅医療にかかわる目標，医療連携体制および住民への情報提供推進策を定めている。5つの疾病とはがん，脳卒中，心筋梗塞等の心血管疾患，糖尿病，精神疾患であり，5事業は救急医療，災害時における医療，へき地の医療，周産期医療，小児医療（小児救急医療を含む）をいう。

　医療計画に掲げられているのは，患者数が多く死亡率が高い疾病であり，医療体制整備の順位が高い疾病である。そこに精神疾患が加えられた背景には，高齢化の進行に伴う認知症の急増，うつ病の増加など患者数の増加や自殺の問題がある。

● **在宅医療・在宅介護**　同じく医療計画に在宅医療が加えられた理由としては，団塊の世代が75歳以上となる2025（令和7）年には，国民の3人に1人が65歳以上となる社会に対応する医療体制の整備が急務であることがあげられる。このような超・超高齢社会ともいうべき時代を迎えるにあたって，国民の医療ニーズに応えるためには，在宅医療の推進とともに在宅介護を充実させていく必要がある。

● **医療計画策定指針**　医療計画は制度開始から年代を経るにつれ，疾病構造の変化を反映して，疾病ごと・分野ごとのより具体的な計画となっている。医療計画でどのような事項を策定するかについては，医療法で定められているほかに厚生労働省が

提示する「医療計画策定指針」がある。これらに基づき，都道府県はそれぞれの地域の特性に合わせた目標設定と計画を立案し，6年ごと（在宅医療その他必要な事項は3年ごと）に評価・見直しをしている。2011（平成23）年に発生した東日本大震災の経緯を踏まえて，現在は災害時における医療を見直すことが盛り込まれている。これらの取り組みには疾病・事業ごとに PDCA サイクル*を推進することが求められている。

　将来の医療ニーズを予測し，提供体制を整備していくためには，詳細なデータを用いた分析による実現可能性，そして何よりもどのような医療を受けたいと望むのか，国民一人ひとりの思いが政策に反映される必要がある。

3. 医療圏

　医療計画のなかで，都道府県は病院および診療所の病床の整備を図るべき地域的単位として，医療圏を定めることとされている（表4-2）。医療圏は一次から三次までの3段階に分けられ，2021（令和3）年10月現在，二次医療圏は335医療圏，三次医療圏は都府県ごとに1つずつ，北海道に6つで52医療圏である。

●**一次医療圏**　医療法では規定されていないが，主として市町村を単位として，かかりつけ医などによる一般的な疾病や外傷などに対する外来診療，休日（夜間）の初期救急医療などの身近な医療を提供する。

●**二次医療圏**　一般の入院にかかわる医療を提供する医療圏で，地理的条件などの自然的条件，日常生活の需要の充足状況，交通事情などを考慮して複数の市町村を一つの単位として認定する。

表4-2 ● 医療圏の種類

医療圏	医療圏の機能	一般的な圏域の範囲
一次医療圏	住民が医師などに最初に接し，診療や保健指導を受ける圏域。日常生活に密着した保健医療サービスが提供され，完結することを目指す。	多くの場合，市町村単位
二次医療圏	病院における一般的な入院医療の提供体制を整備することが相当と認められる地域単位。医療法第30条の4第2項第10号に基づく。	多くの場合，複数の市町村を束ねた範囲
三次医療圏	専門的かつ特殊な保健医療サービスを提供する地域単位。最も広域的な対応が必要とされる。医療法第30条の4第2項第11号に基づく。	都府県単位 例外：北海道（6圏域），長野県（県全域または4圏域）

出典／全国健康保険協会：医療計画と地域医療構想に関する基礎的ハンドブック（第48回全国健康保険協会山梨支部評議会資料），2015, p.14.

＊ **PDCA サイクル**：Plan（計画）→ Do（実行）→ Check（評価）→ Act（改善）の4段階を繰り返すことによって，業務を継続的に改善する取り組みである。

第1編

1 看護のとらえ方

2 対象の理解

3 患者心理の理解とその必要性

4 健康の概念

5 看護活動

●**三次医療圏**　最先端，高度な技術による特殊な医療を提供する医療圏で，都道府県の区域を単位として設定している。特殊な医療とは，臓器移植などの先進的技術を必要とする医療や高圧酸素療法など特殊な医療機器の使用を必要とする医療，先天性胆道閉鎖症などの発生頻度が低い疾病（しっぺい）に関する医療，広範囲の熱傷，四肢（しし）切断，急性中毒などの特に専門性が高い救急医療などである。

●**保健医療資源の適正かつ効果的な提供**　医療圏は，各都道府県が地域における患者の受療動向や日常の生活行動などを踏まえて，限りがある保健医療資源を適正かつ効率的に提供するために設定されている。この制度が効果的に運用されるためには，それぞれの医療機関が機能を分担し相互に連携していくことが必要である。

　平成26年度診療報酬改定では外来医療の機能分化・連携を進めるため，主治医機能や地域の拠点となるような大病院の外来機能の縮小が図られた。中小病院や診療所の主治医からの大病院への紹介，大病院から主治医への逆紹介について診療報酬が加算された。一方，紹介状なしの大病院への受診については，患者の自己負担が加算されるしくみになっている。

　このように，現代日本社会においては，必要とされる保健医療サービスの質を低下させることなく，増大し続ける医療費をどのように削減していくかが大きな課題となっている。

文献
1）厚生省：厚生白書（昭和60年版）（第1編第4章補論，1 国民健康会議及び人生80年型社会懇談会），1985.
2）厚生労働省：平成26年版厚生労働白書，2014，p.50.
3）第一生命：30〜89歳の男女800人に聞いた『幸福度調査』；どんな人が幸福なのか？，2012.
4）厚生省大臣官房厚生科学課：WHO憲章における「健康」の定義の改正案について，第14回厚生科学審議会研究企画部会議事録，1999.
5）前掲書4）.
6）総務省統計局：世界の統計2021，男女別平均寿命，2019.
7）厚生労働統計協会編：国民衛生の動向2024/2025，厚生労働統計協会，2024，p.87.
8）ジュディス・A・スミス著，都留春夫，他訳：看護における健康の概念，医学書院，1997，p.39-41.
9）宗像恒次：最新　行動科学からみた健康と病気，メヂカルフレンド社，1996.
10）前掲書9）.
11）厚生労働省：労働者の心の健康の保持増進のための指針，2006.
12）厚生労働省：令和4年定期健康診断結果報告，2023.

学習の手引き
1. 看護を行ううえで，なぜ健康観が大切かを考えてみよう。
2. 健康の定義についてまとめておこう。
3. 健康と不健康が連続的であるとはどういうことか説明してみよう。

第4章のふりかえりチェック

次の文章の空欄を埋めましょう。

1 世界保健機関（WHO）による健康の定義

　世界保健機関（WHO）による健康の定義の一般的には，「健康とは，肉体的， 1 および社会的に完全に 2 な状態であり，単に疾病または病弱の存在しないことではない」と訳される。

2 WHO の健康の定義の改正案

　1998 年に開催された WHO 執行理事会において，健康の定義が改めて議論され，「健康とは完全な肉体的，精神的， 3 および 4 の流動的な状態であり，単に疾病または病弱の存在しないことではない。」という提案がされた。

3 ウェルネス

　ハルバート・ダンは，WHO の健康の定義を「 5 (Well-being)」として，積極的に解釈して，個人の高いレベルの健康状態を「 6 」と定義づけた。

第1編

1 看護のとらえ方

2 対象の理解

3 患者心理の理解とその必要性

4 健康の概念

5 看護活動

第 5 章　看護活動

▶学習の目標
- ●看護活動の概要を理解する。
- ●地域での看護活動の必要性と方法を理解する。
- ●病院や看護部などの組織体系，看護体制・看護方式，各レベルにおいての看護管理などについて理解する。

Ⅰ　病院における看護活動

　看護は対象の健康レベルに応じて健康の保持増進，疾病の予防，健康の回復，苦痛の緩和といった介入を行う。看護師の役割は，傷病者もしくは褥婦に対する療養上の世話と診療の補助に大別されるが，傷病者は健康問題を抱えた状態であるので健康回復と苦痛の緩和が主な介入となる。ここでは傷病者に対する具体的な看護活動について説明する。

A　病院における看護活動の実際

　まずは看護職が最も多く従事している病院内の看護を中心に述べる。

1．入院中の看護

　入院は，病院・診療所に一定期間（何泊か）滞在して，検査，治療を受けることである。ちなみに日帰り入院は，入院した日と同じ日に退院し，入院料を支払う必要がある場合を指す。いずれにせよ入院患者は多床室か個室に収容され，病棟という単位ごとに看護が提供される。医療従事者の立場からすると，入院は医師の管理下にあり設備もそろっているため，集中的な診療が行える貴重な時間となる。一方，患者の立場からすると，大人であろうと子どもであろうと家族から切り離され，生活の場を自宅から病院・診療所に移すため，診療に伴う制約・制限に加え，かなりの不安と不自由を抱えながら生活することになる。入院患者への看護では，まさに診療の補助と療養上の世話が求められる。

　診療の補助には，①観察，②検査・治療処置の介助，③与薬，④救急処置などが

ある。このなかには手術介助も含まれる。

1　観察

　観察とは，患者に関する主観的情報と客観的情報の収集を行うことである。主観的情報は患者の話から得る言葉による情報である。客観的情報は見ること（視覚，触覚，嗅覚，聴覚等），器具を使用して計測すること，および記録類から得る情報である。これらの情報は集めるだけではなく，患者のなかで何が起こっているか，なぜ起こっているかを分析，解釈し，患者の状態を判断してこそ意義がある。さらに判断は，正常・異常の判別にとどまることなく，生活上の問題の抽出につなげてこそ，根拠に裏づけられた看護援助の提供に役立つ。看護援助の効果を判定するには介入前後の様子を知り比較する必要があるため，看護は観察に始まり観察に終わるといわれるほど重要である。

2　検査・治療処置の介助

　検査・処置の介助として次のことが含まれる。身体と医療に関する知識と技術を有しているからこそ看護師に期待される役割といえる。

● **検査・処置の事前準備**　患者が適切に検査・処置を受けられるように準備を整えることである。患者への検査・処置の説明，検査・処置前後の飲食の管理，浣腸，当該部位の保清，薬の投与など身体的な準備をはじめ，不安の軽減など精神的に支えることなどが含まれる。

● **検査・処置の直接介助**　検査・処置に立ち会い，患者の観察を行いながら，医師の手技を援助することである。たとえば針を穿刺する際に，適切な体位を取らせ保持することは患者の安全を守るためにも大切な役割である。手術の場合は滅菌野で医師に器械・器具を渡す**直接介助**と，患者の状態管理や精神的援助を行う**間接介助**に役割が分かれている。検査・処置の後は創傷管理としてガーゼ交換の介助を行う場合がある。

● **検査・処置時の検体管理**　検査・処置時に得た検体の管理を適切に行うことである。検体は適切に保管しなければデータの信憑性を欠き，患者の苦労は水の泡となる。検体を速やかに検査室に搬入する場合もある。

● **検査・処置後の管理**　検査・処置が終了した後は，患者の労をねぎらい，反応を観察する必要がある。看護師には検査・処置時の患者の反応を記録する役割もある。麻酔薬や造影剤を使用した場合の副作用の出現や検査・処置の手技による合併症発生のおそれがあるため，異常の早期発見は重要である。

3　与薬

　治療や検査の目的で薬剤を与えることを与薬という。薬剤は医師・歯科医師が処方し，薬剤師が調剤した医療用医薬品である。看護師は医師の指示によって患者に実際に薬剤を投与する，あるいは与薬の介助をする。

　具体的には治療・処置において内服，注射，注入，吸入，挿入，点眼・点鼻・点耳，塗布・塗擦など様々な方法で患者の体内に薬剤を与えることを意味する。看護師が直接投与する場合もあれば，自動輸液ポンプや微量注入装置など器械・器具を

第1編

1　看護のとらえ方

2　対象の理解

3　患者心理の理解とその必要性

4　健康の概念

5　看護活動

使って投与を管理する場合もある。検査・処置の際に集中的に投与する場合もあれ
ば，入院生活中であれば１日何回かに分けて投与する場合もある。

　　与薬は，看護師に依頼される場合が多い。そのため薬剤の適切な投与方法，投与
のための器械・器具の操作方法，効果・副作用（有害事象），禁忌などに関する知
識をもっていないと，適切に投与できないどころか，効果の判定，異常の早期発見
ができない。実際には患者自身で薬を管理し服薬するまでを自立（セルフケア）で
きる場合もあるが，適時適切に体内に入っているか確認することは，専門知識と技
術を生かし診療の補助を担う看護師の役割であるといえる。

4　救急処置

　　救急処置とは，傷病者を救助し，医師または救急隊員に引き継ぐまでの救命処置
および応急手当をいう。なお，救命手当とは一般市民の行う救急蘇生法のことであ
り，心肺蘇生法および止血，近年では自動体外式除細動器（AED）の使用も含ま
れる。また，応急手当とは救急蘇生法を除いた一般市民が行う手当てであり，主に
骨折，脱臼，捻挫，熱傷などの処置を指す。応急手当・救命手当はあくまでも，負
傷者や急病人を医師などに引き渡すまでの間に症状を悪化させないための一時的な
措置である。応急手当・救命手当は，だれもが知っておかなければならない基本的
な知識・技術といえる。

　　病院内で行われる検査・処置は薬剤や器械・器具を使用する行為であり，身体侵
襲*を伴っていることから，状態が急変する危険性が少なからずある。看護師は医
療従事者として，状態の急変へのさしあたっての手当てをすることが期待され，そ
の後に続く救急看護にも携わる。

　　具体的には，意識レベルをはじめ体温，脈拍，呼吸，血圧などのバイタルサイン
の観察を行う。気道を確保し呼吸を促す。出血があれば止血のための応急処置を行
い，失血が多い場合はショック体位をとらせ循環を促す。心停止をきたした場合は，
直ちに１次救命処置（CPR*とAED）を始め，確実に行いながら医師・看護師を
集め，２次救命処置（除細動器の装着，血管確保と薬剤投与，気管挿管，心停止の
原因への対処など）に移る。

5　健康状態に応じた看護活動

　　病院内では対象の健康状態に応じた看護（経過別看護），つまり急性期看護，回
復期看護，慢性期看護，終末期看護が行われている（本編-第３章-Ⅱ「健康状態に
応じた患者心理」参照）。

● **急性期の看護活動とは**　侵襲によりホメオスタシスの保持が困難になり，医療措置
なしでは健康破綻をきたし生命の危機に陥る状態を急性状態とよび，この状態にあ

---

*侵襲：生体のホメオスタシス（恒常性）を揺るがす外的刺激のことであり，ストレッサーとしてストレス反応を引き
　起こす。侵襲には，手術，外傷，感染など外から生体に直接影響を与える要因，出血，脱水，血糖値など体液変化に
　よる生理的要因，緊張，不安，恐怖などの精神的要因，さらに飢餓，寒冷などの環境要因といった幅広い因子が含ま
　れる。
* CPR：cardiopulmonary resuscitation。心肺蘇生のこと。広義には，心肺停止などの生命の危機的状況にある患
　者に対し，速やかに呼吸および循環を補助し，救命するために行われる手当て，処置，治療をいう。

る時期を急性期という。手術をはじめとした身体侵襲を伴う治療・処置，検査への対処のほか慢性疾患の急性増悪や事故による外傷，窒息なども含まれる。急性期看護は，急性期にある人と家族に対する看護である。急性期看護では生体反応の特徴を熟知し，タイミングを逸することなく適切な援助をほどこすことが求められる。

●**回復期の看護活動とは**　回復期は生命の危機状態から抜け出し，病気からの心身の回復とともに，依存状態から自立状態へ，病院から在宅へ向かう時期である。また，この時期は治療上の活動制限の多い時期でもあるため，2次障害を発生させないよう注意しながら，日常生活自立への移行を図るよう働きかけることが重要である。特に，この時期からはリハビリテーション看護との関係が大きくなる。

●**慢性期の看護活動とは**　生活習慣病や難病，悪性腫瘍の慢性化などによって，健康障害が慢性的な経過をたどる場合がある。生涯にわたって疾病（しっぺい）と付き合う人に対して，その人らしい生活の実現に向けて，病気のマネジメントを促す看護を慢性期看護という。ここでは疾病と共生するという価値観が大切である。その人のそれまでの生活や人生を踏まえながら，患者自身が生活を変え，セルフケアできるように支援することが重要であり，看護師と患者の間にパートナーシップを形成することが援助の基盤となる。

●**終末期の看護活動とは**　人生の最期を迎える人と家族が安らかな死を迎えられるように援助する看護であり，不安や悲嘆に暮れる人に安心を与えることが重要である。キュブラー＝ロスは死を受容する過程には5段階あるとしている（表3-5参照）。第1段階：否認（と孤立），第2段階：怒り，第3段階：取り引き，第4段階：抑うつ（準備的悲嘆），第5段階：受容であるが，できれば受容した状況で最期を迎えることが望ましい。終末期のあり方として，延命治療をせずに苦痛の緩和を中心に行う緩和ケアがある。最近ではグリーフケア（悲嘆のケア）やデスエデュケーション（死の準備教育）など専門家による積極的な介入が行われている。一方で，超高齢社会となって市民の意識も高まり，終活*，エンディングノート*などが話題になるようになった。さらに，アドバンス・ケア・プランニング（Advance Care Planning，以後 ACP）も始まっている。ACP とは，最期を迎える本人と家族が医療従事者などと一緒に，今後の治療・療養の方針，本人に代わって意思決定をする人などを決めておくといった自発的なプロセスを指す。

＊終活：「人生の終わりを迎えるための活動」の略で，自分が人生の最期を迎えるにあたって行う様々な準備や，人生の総括を意味する言葉である。わが国は少子高齢化によって，2025年にはいわゆる団塊（だんかい）の世代が後期高齢者となり，やがて介護を必要とし，その後多死社会を迎える。しかし，数少ない子どもに負担をかけたくないということで，周囲に迷惑をかけずに人生を終わるために準備しておこうという動きが高齢者を中心に広がっている。たとえば生前に自身の葬儀や墓などの手配，個人的な物品や情報の生前整理，残された者が財産の相続を円滑に進められるための計画を立てておくことなどがあげられる。

＊エンディングノート：自分にもしものことがあったときのために，伝えておきたいことをまとめておくノートのことである。残された家族が困らないように，「終活」の第一歩としてまとめる。たとえば，緊急時に必要なこと（既往症，終末期医療についての希望，貴重品や保険の情報，友人・知人の連絡先など）を最初に書いておくとよい。特に書き方に決まりがあるわけではなく，書き直し，書き足しも可能である。

第1編

1 看護のとらえ方

2 対象の理解

3 患者心理の理解とその必要性

4 健康の概念

5 看護活動

2．院内のチーム医療の取り組みと看護師の役割

　院内では関連する専門家が組織横断的にチームを組み，当該患者を回診し，チームカンファレンスで方針を検討する。たとえば，栄養サポートチーム（nutrition support team；NST）は医師，看護師，栄養士，薬剤師などで組織され，該当患者の栄養状態を把握し，栄養投与の方針などをカンファレンスで検討する。摂食・嚥下チームは医師，看護師，栄養士，言語聴覚士，歯科医師，歯科衛生士，臨床検査技師などで組織され，患者の栄養状態，食事の状態，口腔内の衛生状態，嚥下機能を評価し，治療・訓練することで，食べる機能の回復と肺炎の防止を目指す。褥瘡管理チームは医師，看護師，栄養士，薬剤師，医療ソーシャルワーカー，理学療法士，臨床検査技師などで組織され，褥瘡の予防・早期発見，および適切な褥瘡管理によって改善・治癒を目指す。

3．外来における看護

　わが国は，高齢化，慢性疾患患者の増加，在宅医療の推進，平均在院日数の短縮などにより外来医療・看護の重要性が増している。医療技術の進歩により，日帰り手術やがん化学療法など高度な治療が外来でも受けられるようになった。疾病をもちながら地域で生活する患者が増え，在宅と医療施設をつなぐ場として外来が重要な位置を占めるようになった。

　また，インターネットの普及により患者も多様な医療情報が簡単に入手できる環境が整い，患者が主体的に自己決定できるよう，情報の取捨選択を支えることも必要とされる。一方で，外来における看護師の業務は，事務的業務が最も多く，看護師が重要だと認識している療養相談・指導，直接ケアができない状態にある。つまり，外来患者のセルフケア獲得のためのニーズがあるにもかかわらず，外来の看護体制は事務業務に追われ，ニーズに対応できていない現状がある。

　しかも，1日当たりの外来患者数については，65歳以上の占める割合が増加傾向にある。2025年（団塊の世代が後期高齢者になる時期）には，1日当たりの外来患者総数が641万人に増加し，65歳以上はその6割を超えると推測されており，ますます外来における看護の需要は高まっている。

　そのような一般外来の看護師には，次のようなかなり高度な看護が実践できる能力が求められる。

・限られた時間内で大勢の対象者に対して，安全で安心・信頼される診療の補助および療養上の世話を行い，生活が円滑に送れるように調整する。
・外来の患者全体に目を向け，患者が外来での診療を円滑に受けることができるように，医師との間を調整する。

●**看護外来の設置**　最近，看護外来の設置という新たな動きがある。看護外来とは，「患者の生活が円滑に送れるように，個々の患者やその家族などに応じた特定の専門領

域においての診療の補助や療養上の世話を提供する外来をいう。看護外来では一定の時間と場を確保し，生活に伴う症状の改善や自己管理の支援などを医師や他種職と連携して看護職が主導して行う」（「外来における看護の専門性の発揮に向けた課題」日本看護協会，2010［平成22］年）とあるように看護師が外来に看板を出しているということになる。

　さらに，看護外来は，多くの外来患者のニーズを満たしていることに加え，多くの外来看護師の役割モデルになり，外来看護全体の看護の質の向上に向けての牽引役となっている。具体的には，ストーマ，皮膚・排泄ケア，フットケア，糖尿病，緩和ケア・がん看護などの看護外来が開設され，専門看護師や認定看護師というエキスパートが中心となって相談・支援を行っている。

　看護外来で支援を受けた患者は，不安やその思いを表出しやすく，疾患と向き合うことができるようになるなどの評価があり，医師からの評価も高い。今後は，一般的な外来看護の充実に加え，専門的な看護外来が発展していくことが望まれる。

4．退院支援・調整（在宅に向けた継続看護）

　地域で暮らしている人々にとっては，病気になったり，状態が悪化したりして病院に一時的に入院したとしても，また自分の生活の場に戻ってその人らしい生活を送り続けられることが望ましい。

●**地域包括ケアシステムの構築**　患者・家族は，病気が完全に治らない状態で，障害がありながら暮らすために，いろいろな困難を抱えることがある。病気とともに生きていかなければならないことに直面した場合や，療養生活での困難や介護負担が蓄積している場合には，退院に対する不安が大きくなり，病院への不満を抱くこともあるだろう。また，家族構成や社会・経済情勢の変化などにより，患者を支える家族の力が減少していることも指摘されている。こうした状況のなかで，患者が，病気や障害をもちながら，生活の場に帰って安心して暮らしていけるようにするためには，病院と地域の医療者・ケア提供者が協力して，患者の退院後の暮らしに向けたサポートを行っていくことが必要である。厚生労働省は2025年を目途に，要介護状態になっても住み慣れた地域で暮らし続けられるよう，地域包括ケアシステムを構築することを目指している。ここには身近な医療機関での日常の医療の確保，介護や生活支援の充実，およびそれらが住民の生活の場において互いに連携することが構想されている。なお，この地域包括ケアシステムは，地域特性に応じておのおのの地域が自主的に作り上げていくこととされている。

●**意思決定支援・方向性の共有**　病院の医療者・ケア提供者は，患者のこれまでの暮らしを知り，患者の病状とそれが患者の生活に与える影響をアセスメントしたうえで，今後の治療方針，今回の入院の目標および退院後の暮らしについて患者・家族と話し合う必要がある。さらに，地域でこれまで患者・家族を支えてきた医療者やケア提供者と情報を共有し，療養場所の円滑な移行に向けたチームをつくることも重要である。

●**療養環境の準備・調整**　地域のケア提供者との接点がなかった患者や，医療・ケアニーズが増加した患者の場合には，入院中に新たな関係性をつくることになる。そして，患者・家族も含めたチームで医療・ケア内容の調整を行いながら，退院に向けて準備を整えていく。

●**退院支援とチーム医療における役割**　退院支援を専門に行う部署を設置する病院，退院支援業務を行う看護師やソーシャルワーカーを配置する病院が増えているが，そのような病院においても，退院支援はあらゆるスタッフの共同作業である。特に，患者に長い時間接し，病状と生活の両面からサポートする力をもつ病棟看護師や，治療方針を提案し，検査や治療を行う医師の役割は大きい。また，患者の生活は入院前から継続し，退院後も続いていくことから，外来の医師・看護師の役割も重要である。外来の充実により外来における医師・看護師の重要性は増している。加えて，歯科医師，薬剤師，リハビリテーションスタッフ，栄養士のほか，院内横断的に活動する栄養サポートや緩和ケア，リエゾンなどの専門スタッフ・チームが，それぞれ専門的な役割を果たすことも重要である。

　生活と治療の両方を見ることができる看護職こそ，このような患者を取り巻く多職種をつなぎ，チームの要になることが期待されている。

B　看護活動の基盤にあるもの

●**根拠に裏づけられた看護のための看護過程**　看護実践は科学的根拠に基づき提供されるべきであり，看護過程は論理的に展開される必要がある。看護過程とは，健康上の援助を必要とする対象に対して，看護援助を提供する基盤となる道筋であり，問題解決的アプローチにより看護を展開していく一連の過程である（看護学入門「基

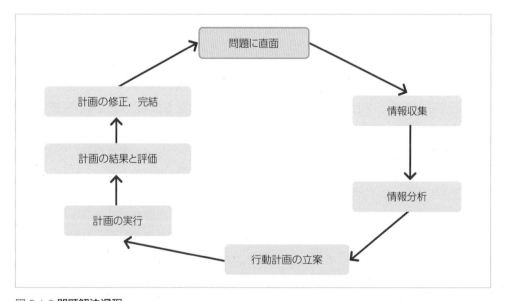

図 5-1 ● 問題解決過程

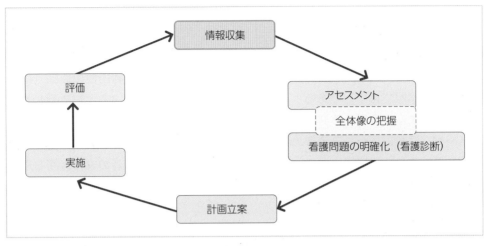

図 5-2 ● 看護過程

第1編

1
看護のとらえ方

2
対象の理解

3
患者心理の理解とその必要性

4
健康の概念

5
看護活動

礎看護Ⅱ」第 1 編–第 1 章–Ⅵ「看護過程」参照)。

　図 5-1 は一般社会で用いられている問題解決思考のステップを示す。また，図 5-2 は看護過程のステップを示す。

　このように，看護過程は一般社会で行われている問題解決思考を患者に適用したものといえる。問題解決思考それ自体は特別な思考ではないが，扱う情報が患者情報であり，人体と疾病治療に関することであるため難しく感じられる。しかし，論理的に一貫性のある思考過程を踏めば裏づけを伴い説得力が増す。思いつきではなく，だれもが納得するように科学的根拠に裏づけられた看護実践をするために必要なステップであるといえる。なお，看護過程は一種の情報処理過程ともいえるため，所定の記録用紙が必要である。

C　看護活動をつなぐもの

　看護職と看護職，看護職と他職種との間で報告・記録のやり取りが行われる。それは情報を確実に伝達し，看護活動の継続性を維持するために必要である。

1．報告・記録の原則

　口述による情報伝達すなわち話し言葉で情報を伝えることを報告といい，記述的情報伝達すなわち書き留めて情報を文字で伝えることを記録という。報告・記録の原則として，①事実に基づいた情報であること，②情報伝達が正確であること，③簡潔明瞭な伝達であること，④論理的な伝達であること，の 4 点がいわれている（看護学入門「基礎看護Ⅱ」第 1 編 – 第 1 章–Ⅴ「記録と報告」参照）。

2．医療情報の開示

　最近ではこれら医療情報*の開示が求められることがある。医療従事者は医療行

為について適切に説明する義務があり，要求があれば応える必要がある。ただし情報を開示して共有する際には，次のことに留意する必要がある。①責任性と真正性の保証（責任をもって正しく書く），②完全性の保証（改ざんなどの形跡がない），③守秘性の保証（その人が不利益をこうむらない），④常時利用性の保証（速やかに情報を参照できる）である[1]。医療情報は公的な記録であることを意識して，適切に記載するよう努める必要がある。

　一方，健康にまつわる患者の情報は究極の個人情報といえる。看護職者は業務上知り得たこれらの情報を漏らしてはならない。これは看護職者の守秘義務を遵守する観点と個人情報保護の観点から求められることである。

3. 電子カルテ

　診療録に多岐にわたる患者情報をコンピュータに記録・保存し，管理したものを電子カルテ（electric medical record）という（看護学入門「基礎看護Ⅱ」第1編 – 第1章-V-A-9「電子カルテ」参照）。

　電子カルテの利点は，同時に複数の関係者が閲覧できることのほか，医療機関相互で情報を共有できること，医療機関と患者間で情報を共有できることがある。くせのある手書きの字の判別に苦しまなくてよいのは間違いが減ることにもつながり，利点といえる。**電子カルテ使用上の注意事項**としては，患者情報すなわち個人情報の保護に尽きる。パスワードをかけてアクセスを制限していても，パスワードの管理を怠ると個人情報の漏えいにつながる。たとえば，パスワードを他人に教えてしまう，またはログインしたまま退席した後に，他者がそのまま操作すると，ログインした人になりすまして操作することが可能になる。パスワードはこまめに変更すること，他人に知られないように管理すること，ログアウトしてからパソコンから退席することは鉄則である。

4. 看護実践と記録

　看護記録は看護実践と連動している。やっていないことは書かない，書いていないことはやっていないとみなされる。いわば看護師の判断と実施の過程を証明するものといえる。そのため，看護記録には，看護過程に沿った「看護に必要な個人情報」「看護計画」「経過記録」「看護サマリー」の4種類が含まれる。これらの記録様式には，叙述的経過記録，SOAP形式での記録，フォーカスチャーティングなどがある。また，クリニカルパス（クリティカルパス）は治療経過の目安が記載されているものである。実施内容にチェックや署名をすることで，実施・評価を記録したものとみなされることがある（看護学入門「基礎看護Ⅱ」第1編 – 第1章-V「記録と報告」参照）。

＊**医療情報**：医療に関する患者情報（個人識別情報）を含む情報のことである。診療録（医師及び歯科医師が患者を診療した経過を記録したもの），診療記録（検査結果，手術所見，医用画像［X線写真等］，看護記録等）などに記載された情報を指す[2]。

Ⅱ 地域・在宅における看護活動

　超高齢社会を迎え，看護活動の場は広がっている。ここでは今後，地域で生活する高齢者を支えるしくみとして地域住民，関係機関，行政が進めていく「地域包括ケアシステム」に触れつつ，在宅における看護活動を述べる。

A 地域包括ケアシステム

1. 地域包括ケアシステムの構築と推進

1 地域包括ケアシステムとは

　地域包括ケアシステムとは，「ニーズに応じた住宅が提供されることを基本としたうえで，生活上の安全・安心・健康を確保するために，医療や介護のみならず，福祉サービスを含めた様々な生活支援サービスが**日常生活の場（日常生活圏域）**で適切に提供できるような地域での体制」（地域包括ケア研究会報告書，2009）である。つまり，「**住み慣れた場で，最期まで自分らしい生活を送る**」ことを支えるしくみということができる。この地域包括ケアシステムは，2025年までに体制を構築し，その後は，その体制を着実に推進していくこととなっている（図5-3）。

　また，この地域包括ケアシステムは，専門職による専門的な支援（フォーマルサービス）のみではなく，近隣の人々，知人などの助け合いや支え合いによる支援（インフォーマルサポート）により構成されることが不可欠である。このシステムを構築していくことができるかが，地域包括ケアの推進にあたって極めて重要となる。

　さらに，介護保険法によっても，以下のように定められている。

> （介護保険法第5条第3項）
> 国及び地方公共団体は，被保険者が可能な限り，住み慣れた地域でその有する能力に応じ自立した日常生活を営むことができるよう，保険給付に係る保健医療サービス及び福祉サービスに関する施策，要介護状態等となることの予防又は要介護状態等の軽減若しくは悪化の防止のための施策並びに地域における自立した日常生活の支援のための施策を，医療及び居住に関する施策との有機的な連携を図りつつ包括的に推進するよう努めなければならない。（下線は著者による）

　このように，地域包括ケアシステムを推進するための国，地方公共団体の責務が位置づけられている。

2 地域包括ケアシステムを推進する背景

　なぜ，わが国では2025年までに地域包括ケアシステムを構築し，その体制を推進していく必要があるのだろうか。改めて，日本の人口構成，高齢化率の推移を思い出してみよう。団塊の世代が，75歳に達する年が2025年であり，わが国はさ

第1編

1 看護のとらえ方

2 対象の理解

3 患者心理の理解とその必要性

4 健康の概念

5 看護活動

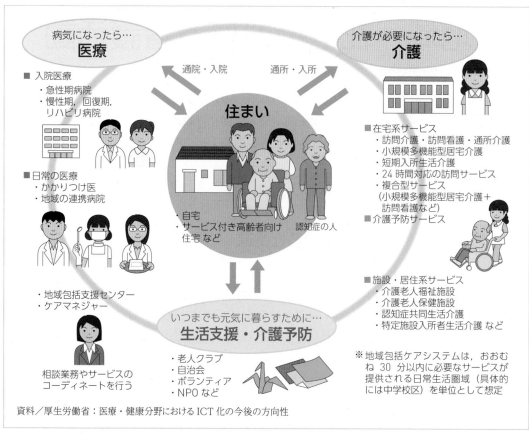

資料／厚生労働省：医療・健康分野における ICT 化の今後の方向性

図 5-3 ● 地域包括ケアシステムの姿

　らなる高齢社会となり，医療や介護などのニーズが増大することが予想される。そのため，介護保険法の理念である，高齢者の尊厳を保持することと，自立を支援することを目的として「**住み慣れた場で，最期まで自分らしい生活を送る**」ことを支える地域包括ケアシステムを構築し，推進している。

2. 地域包括ケアシステムの機能

1 地域包括ケアシステムの構築のイメージ

　2009（平成 21）年に示された地域包括ケアシステムのイメージを図 5-4 左側に示す。本人や家族の選択や自己決定を尊重し，安心して生活をしていくために，5つの構成要素である，「すまい」を基本に置いて，「生活支援・福祉」，「医療・看護」，「介護・リハビリテーション」，「保健・予防」が，**日常生活の場（日常生活圏域）**で相互に連携しながら，一体的に提供するということである。

　図 5-4 右側は，2015（平成 27）年に示されたものであり，地域包括ケアシステムを構築し，推進していくイメージを示していると考えられる。2009（平成 21）年当時から，5 つの構成要素をもとに，さらに「介護予防・生活支援」ということを強化していることがうかがえる。

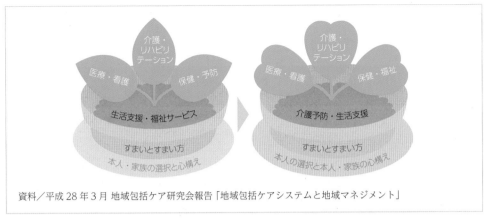

資料／平成 28 年 3 月 地域包括ケア研究会報告「地域包括ケアシステムと地域マネジメント」

図 5-4 ● 地域包括ケアシステムのイメージ変化

3. 地域包括ケアシステムづくりのプロセス

1 地域包括ケアシステム構築のための PDCA サイクル

　地域包括ケアシステムを構築していくためには,「地域の課題の把握と社会資源の発掘」をして,「地域の関係者による対応策の検討」によって,「対応策の決定をし, 実行」し, その結果を踏まえて, また「地域の課題を把握・検討」していくというプロセスがある。このプロセスは, PDCA サイクル（計画 Plan／実行 Do／評価 Check／改善 Action）により進められていく（図 5-5）。

　「地域の課題を把握」のためには, 地域で生活する高齢者（療養者, 家族など）がどのようなニーズをもっているのかを適切にとらえ, そのニーズを関係機関と共有し, 検討の場で議論をして対応策を導き出すことが必要である。地域で生活する高齢者の一番身近な存在である看護職は, 高齢者たちのニーズを適切なタイミングで, 的確に把握し, 関係機関と連携していくことが求められている。

2 地域ケア会議

　図 5-5 に示したプロセスの重要な特徴になるのが,「地域ケア会議」である。これは, 住み慣れた地域で, できるだけ長く安心して暮らし続けるために, **住民自らが, 関係する専門職とともに「地域包括ケアシステム」をつくる**ための会議である。すなわち, その地域の人々が地域の課題を見つけ, 地域で解決方法を考え, その解決のために地域で取り組みを行う。これにより**地域の地域包括ケアシステム**をつくりあげ, 推進していくことにつながる。

　地域包括ケアシステムを推進していくための要になるのが地域包括支援センター*であり, **地域ケア会議**を効果的に企画・運営していく役割を担っている。

＊**地域包括支援センター**：社会福祉士, 保健師（あるいは, 地域看護の経験のある看護師）, 主任介護支援専門員が配置され, 地域の高齢者の総合相談, 権利擁護や地域の支援体制づくり, 介護予防に必要な援助などを行い, 高齢者の保健医療の向上および福祉の増進を包括的に支援することを目的とする。地域包括ケアの実現に向けた中核的な機関として市町村が設置しており, 中学校区に 1 つを目安として設置されている。

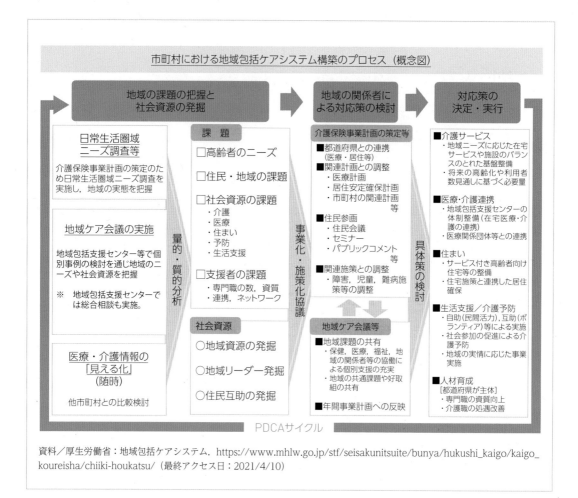

資料／厚生労働省：地域包括ケアシステム. https://www.mhlw.go.jp/stf/seisakunitsuite/bunya/hukushi_kaigo/kaigo_koureisha/chiiki-houkatsu/（最終アクセス日：2021/4/10）

図 5-5 ● **市町村における地域包括ケアシステム構築のプロセス（概念図）**

　地域ケア会議は，個別事例と地域課題の検討の双方を行う。個別事例の検討の結果を踏まえて，その地域に共通する課題や解決すべき課題を検討していくということが特徴である。また，地域ケア会議の5つの機能として，「個別課題解決機能」，「ネットワーク構築機能」，「地域課題発見機能」，「地域づくり・社会資源開発機能」，そして，「政策形成機能」がある（図 5-6）。

B　在宅看護における看護活動

　在宅看護とは，住み慣れた自宅で療養する対象への看護を指す。在宅看護の場合，訪問看護ステーションや医療機関に所属する訪問看護師が対象者の自宅を訪問し，看護を提供する。自宅での療養は，家族と一緒に過ごせる時間が長く，日常生活活動も本人のペースで決められるなどメリットが多い。一方，病院に比べると医療機器やスタッフなどのサポート体制は十分とはいえないため，この不足する部分は，

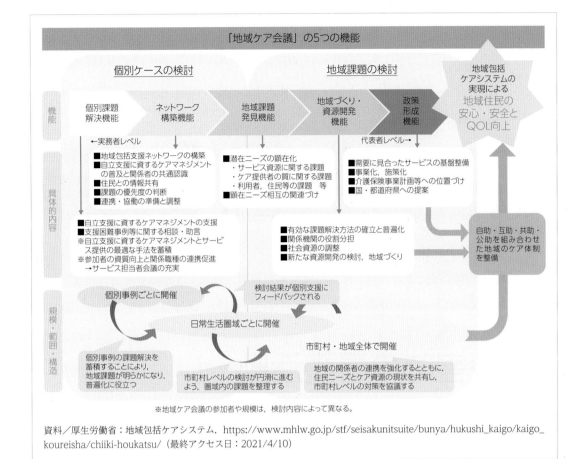

図 5-6 ● 地域ケア会議の 5 つの機能

医療・介護従事者の訪問サービスや，福祉用具の購入・レンタルサービスで補うことになる。訪問看護師による在宅看護は，在宅療養を支える医療従事者のサービスの一つである（表 5-1）。

　また，在宅看護の内容は対象者の状態により異なるが，代表的な看護を表 5-2 に示す。

表 5-1 ● 在宅療養に対するサポート

サポートの種類	サポート内容
在宅療養を支える医療・介護従事者の訪問サービス	在宅医，訪問看護師，ホームヘルパー，理学療法士，作業療法士などによる専門的介入
在宅療養を支える福祉用具サービス	手すりや滑り止めなどのバリアフリー用品，介護ベッド，車椅子，介護タクシーなどの紹介と調整
在宅看護を提供する訪問看護師のサービス	基本的な看護技術はもちろん，「医師がいない場面の判断力」「家族とのコミュニケーション力」「在宅医などの関係者との関係調整力」など，施設内の看護とは異なる技術を生かして在宅での看護を提供する

表 5-2 ● 在宅看護における主なサービス内容

主なサービス	サービス内容
療養環境のアドバイス	家庭内の安全確保に関するアドバイス，車椅子や介護ベッドなどの福祉用具の利用に関するアドバイス　など
状態観察	血圧・体温・呼吸・脈拍の確認，全身状態の確認　など
医療処置	痰の吸引，酸素療法の管理，経管栄養（鼻や胃に通した管から栄養を注入する医療処置）の管理　など
療養上の世話	食事の介助，口腔内の清潔ケア，洗面・洗髪・入浴などの介助　など
リハビリテーション	運動機能の回復・維持・低下予防，呼吸や飲み込み機能の回復・維持・低下予防　など
家族への支援	看護の知識・技術指導，療養上の悩み相談　など

　現在では，患者の意志や生活の質（quality of life；QOL）の尊重の気運の高まり，医療政策による入院治療後の速やかな退院の促進，在宅療養支援診療所・訪問看護ステーションの増加が在宅看護を推進している。

Ⅲ　災害時の看護活動

A　災害医療と災害看護

　災害には，地震，津波，火山の噴火などの「自然災害」，航空機の墜落，列車の脱線などの「人為災害」，テロリズムや放射能の流出などの「特殊災害」がある。近年，被災者の生命や暮らしを脅かす災害が国内外で頻繁に発生している。
　災害医療は，被災者が自立できるまで継続的に保健・医療・福祉を補完するために提供される。災害時の医療対応には，CSCATTT という7つの基本原則がある。特に，CSCA は医療管理，TTT は医療支援と呼ばれる。災害時には，この7つの要素を確立して対応することが重要である。

① C（Command）：災害現場での統制の取れた指揮命令系統
② S（Safety）：人員と現場の安全確保
③ C（Communication）：情報の収集と共有化
④ A（Assessment）：現場の状況判断
⑤ T（Triage）：傷病者のトリアージ
⑥ T（Treatment）：応急処置
⑦ T（Transportation）：安全な場所・治療が可能な場所への搬送

　災害看護は，看護の対象となるコミュニティや社会を含む人々に対して，災害が

及ぼす生命や健康生活への被害を極力少なくし，生活する力を整えられるようにする活動である。その活動は刻々と変化する災害現場の変化やその時に生じる地域のニーズに応えるものである。

B 災害サイクルと看護師の役割

　災害はその発生からの時間経過により，超急性期，急性期，亜急性期，慢性期，復興期，静穏期，準備期，前兆期に分けられ，災害サイクルと呼ばれる。たとえば，超急性期は人命救助と初動体制確立の時期であり，警察，消防，自衛隊，災害派遣医療チーム（Disaster Medical Assistance Team；DMAT）などの活動が求められる。また，亜急性期の後期では心的外傷後ストレス障害（Post-Traumatic Stress Disorder；PTSD）の発症が多くなる時期である。この災害サイクルは，それぞれの時期に応じた看護を提供するための目安となる。災害サイクルと看護師

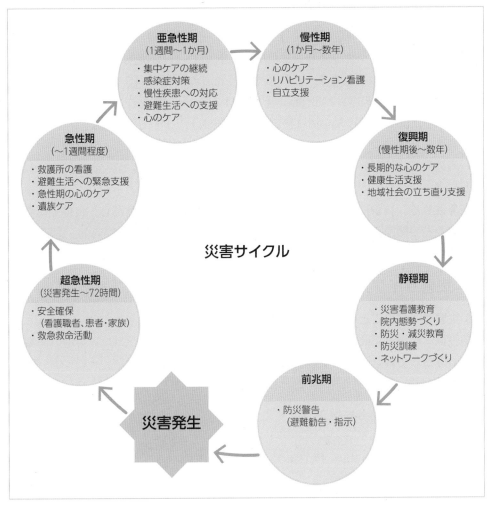

図 5-7 ● 災害サイクルと看護の役割

の役割を図 5-7 に示す。

　看護師はこれらの変化に合わせて，被災者に救命救急看護を提供し，遺族ケアとご遺体の処置（整体）や心のケアを行い，感染症対策，リハビリテーション看護，そして被災者の生活や地域の復興に向けて支援をしていく必要がある。また，災害発生前の静穏期では，所属する保健・医療・福祉機関，教育機関，地域などにおいて防災・減災教育活動を行うことも求められる。

C 災害看護の実際

1．トリアージ

　トリアージ（Triage）とは，災害などにより多数の傷病者が同時に発生した場合に，限りある医療資源を最大限に活用し最大多数の傷病者に最善の医療を提供するために，傷病者の緊急度や重症度を評価し，治療や搬送の優先順位を決定することである。

●**トリアージの判定**　原則として 1 人のトリアージ責任者（トリアージオフィサー）が行う。トリアージオフィサーは傷病者にトリアージを実施し，緊急度・重症度により治療・搬送の順位を表 5-3 に示すように 4 つの区分（Ⅰ，Ⅱ，Ⅲ，0）に分類する。傷病者を迅速かつ正確に振り分けるための簡便な方法として，START（Simple Triage And Rapid Treatment）方式トリアージがある。

　図 5-8 に示すように START 方式は，傷病者を①歩行の可否，②気道の異常，③呼吸の異常，④循環の異常，⑤意識の異常について 30 秒程度で評価する方法である。

●**トリアージタグ**　トリアージが実施された傷病者にはトリアージタグ（識別票）が装着される。装着位置は原則として右手関節部とされる。ただし，負傷や切断などにより右手関節部に装着できない場合には，左手関節部，右足関節部，左足関節部，首の順で装着することとされている。

2．災害サイクルにみる看護活動

■1 災害サイクルごとの看護活動

●**急性期**　現場や応急救護所における CSCATTT の活動を行い，被災地の医療機関における救命救急活動，避難生活上の緊急支援を行う。

表 5-3 ● トリアージ区分および識別色

区分	緊急度	重症度	識別色
0	救命困難群もしくは死亡群	救命困難群もしくは死亡群	黒
Ⅰ	最優先治療群	重症群	赤
Ⅱ	待機的治療群	中等症群	黄
Ⅲ	保留群	軽症群	緑

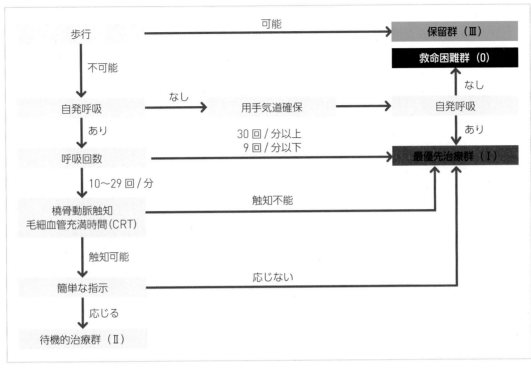

図 5-8 ● START 方式トリアージ

第1編

1 看護のとらえ方

2 対象の理解

3 患者心理の理解と その必要性

4 健康の概念

5 看護活動

column

災害時のトイレ

　災害時に問題となることの1つがトイレである。災害時には，水や電気の供給の停止，配管の破損，汚水処理施設の被災などにより，水洗トイレが使用できなくなる可能性がある。そして，多くの被災者が生活する避難所においては水洗トイレが使用できなくなることで，様々なリスクが生じることが考えられる。たとえば，水の流れないトイレを使用してしまうことで便器から排泄物があふれて害虫が発生する。仮設トイレが設置されたとしても，トイレを使用後に手を洗う水がなく，手指衛生が徹底されないことでノロウイルスなどの感染症がまん延したりする可能性がある。さらに，避難者がトイレの使用を控えるために水分の摂取を制限することで，深部静脈血栓症や肺血管塞栓症などの発症リスクを高めることも考えられる。

　これらのリスクに対して医療従事者には，避難者やボランティアと協力してトイレ掃除などの環境を整備すること，手洗い用の水・石けん・ペーパータオルや手指消毒用アルコールを確保して設置すること，ポスターを掲示して手洗いや手指衛生を徹底するといった活動が求められる。特に高齢者や障害者に対しては，水分の摂取を制限しないようかかわり，脱水や便秘，深部静脈血栓症などの徴候がないか確認することや，トイレまでの動線を確保し，要介助者にはトイレの介助を行うことも必要となる。

● **亜急性期**　医療機関での看護活動が中心となるが，避難所や自宅で避難生活を送る被災者への支援を，他職種との連携をもとに行う。
● **慢性期・復興期**　被災者が健康的な生活を立て直すための支援，被災者への組織的・長期的な心のケアを継続する。地域社会が復興できるような支援も行う。
● **静穏期**　看護教育機関などにおける災害看護教育・救護訓練をとおした人材育成，救護資機材や設備などの整備点検，災害発生時の緊急対応ネットワークづくり，地域住民への防災・減災教育を行う。

2　要配慮者への対応

　　災害サイクルに共通して重要となるのが要配慮者への対応である。要配慮者とは，災害対策基本法において「高齢者，障害者，乳幼児その他の特に配慮を要する者」と定義されている。災害時には，災害関連死（災害が間接的な原因となっている死亡）を防ぐために，要配慮者への「生命と身体」と「暮らし」を守る避難生活への支援が必要となる。そのためには避難環境の改善，病院機能の維持，移動の回避，移動時の疲労軽減といった支援が重要といわれている。

Ⅳ　国際看護活動

A　国際看護とは

　　私たちが住む日本は，地震や集中豪雨などの自然災害は多いが，秩序ある安定した社会構造において公的医療保険制度の充実などによって国民の健康レベルは高く，世界有数の長寿国である。一方，世界の各国では，自然災害のほかに，紛争，飢餓などの様々なことが絶え間なく起き，これらによって人々の健康や生活に脅威がもたらされている。現代国際社会は，交通網やインターネットによる情報通信技術の発達によって，人，物，情報は国境を越えて容易に交流できるようになり，政治・経済・文化だけでなく健康にも相互に影響を及ぼし合うようになった。たとえば，2019年12月に中国湖北省武漢市で発生した新型コロナウイルス感染症が，短期間で全世界に拡大し，世界を震撼させたことは誰もが知るところである。2022年時においても，世界で感染の拡大が続いた。このように地球規模で様々な変化を引き起こす現象をグローバル化（globalization，グローバリゼーション）という。

　　国際看護とは，グローバル化した国際社会において，国家・地域の文化や宗教，生活習慣の違いを考慮して人々の健康の向上を目指すものである。

1．国際看護の対象

　　国際看護というと，災害発生により支援を求める国や開発途上国における医療・

表 5-4 ● 国際看護の対象

場＼対象	日本人	外国人
国内	海外から帰国した日本人	在日外国人 訪日外国人
海外	在外邦人 海外旅行者	途上国の人々 国際協力の対象者

看護支援のようなイメージをもつかもしれない。しかし，国際看護は国内外の場を問わずすべての人々を対象としている（表 5-4）。特に，国家間，民族間などの健康格差に着目して看護上の課題に取り組む。以前は海外の外国人を対象とする途上国への支援や国際協力が中心であった。法務省のデータでは，日本国内において留学や技能実習などの資格を持って在留する外国人は 2003（平成 15）年からの 20年間で約 150 万人増加し，2023（令和 5）年には 341 万人を超え，日本の人口の約 2.7％を占めるようになった。少子高齢化の進む日本において外国人労働者の受け入れは避けられず，国内の外国人を対象とした国際看護の質向上が今後ますます求められる。

2. 国際看護に必要な能力

　人はそれぞれ様々な背景をもつ。育ってきた自然環境や国家の法制度，生活習慣や文化，宗教，言語，経済状況などによって価値観が異なる。近年はジェンダーやセクシュアリティに関連した健康問題も注目されるようになった。国際看護では他者との違いを理解し，人間としての尊厳を守るとともに，時には看護上必要なこと

表 5-5 ● 国際看護に必要な能力

1. コミュニケーション能力	医療や生活に関する英語のほか，対象者の言語を可能な限り理解しようとする。 表情，視線，しぐさ，声のトーン，ジェスチャー等を用いて対象者に安心感を持ってもらおうとする。
2. 看護実践能力	看護の本質を理解し，医療環境が整わない場においても，安全な医療・看護の提供ができる。感染予防のための最新の知識・技術をもっている。
3. 異文化適応能力	気候や文化，宗教，価値観の多様性を学び，人々の苦痛や苦悩に寄り添い，その人が望むあり方を理解して尊重する。 自分自身がもつ文化や価値観を客観的に理解している。
4. 高い倫理観	対等な関係性を保ち，個人のプライバシー保護や諸問題に対し，倫理観をもって対応できる。
5. 自己管理能力	不慣れな気候や十分でない衛生環境下において活動する際は，自身の健康管理をして体調を崩さない。提供したケアや看護を振り返り，向上のための努力をする。自己のストレス対処が適切にできる。

第1編

1 看護のとらえ方

2 対象の理解

3 患者心理の理解とその必要性

4 健康の概念

5 看護活動

に関して理解を求めて働きかける。そのためには表5-5のような能力が求められる。

3．国際看護活動

　海外での国際活動は様々な形で行われる。代表的な例として，政府が行う資金や技術の協力であるODA（Official Development Assistance，政府開発援助）である。また，二国間援助として行われるJICA(Japan International Cooperation Agency，国際協力機構）では，技術協力支援として①ボランティア事業（青年海外協力隊，シニア海外ボランティア），②技術協力専門家派遣，③国際緊急援助隊医療チームがある。このほか，国際赤十字による戦争・紛争地の犠牲者や災害被災者の救援，NGO（Non Govermental Organization，非政府組織）としてのセーブ・ザ・チルドレン，ワールド・ビジョン，国境なき医師団等がある。

B 国内における国際看護

　看護の対象は日本人に限られるわけではなく，すべての人である。グローバル化に伴い日本で生活する外国人は年々増加している。少子高齢社会の日本において，外国人は20〜40歳代の生産年齢人口に多く，日本社会を構成する一員としての生活者である。

1．日本に在留する外国人の健康

　日本には200か国近くの外国人が在留しており，その生活背景も多様である。日本では，中国，韓国・朝鮮が多く，長期間にわたり在住していることから近年は高齢化に伴う健康問題がある。続いてベトナム，フィリピン，ブラジルが多く，日本で結婚をして出産する場合，周産期の健康問題がある。

　国によって出産に対する考え方や妊娠期・産褥期の過ごし方も異なるため，各自治体は日本語以外の母子健康手帳を交付して対応している。さらに外国人労働者は，労働衛生の不備や慣れない日本で生活することによる精神的ストレス等の健康問題が課題となっている。なかでも，非正規雇用者としての滞在では，法的制度が整わない条件下で，適切な保健・医療サービスが受けられないばかりか，必要時に病院や診療所等に受診しにくいという課題がある。

2．日本に在留する外国人の看護

　在日外国人に対する看護において，いくつかの壁が存在している。

●こころの壁　まず一つ目が「こころの壁」である。日本人は日本人だけに囲まれて暮らしてきた歴史的背景があり，外国人を特別視したり偏見をもったりすることがある。看護者側がこころの壁を作ってしまうと対象者もまたそれを感じてしまうため，日本人と同様に対応し，かつ個別性も考慮して看護にあたる。

●言葉の壁　二つ目は「言葉の壁」である。言葉はコミュニケーションの一部である

が，医療情報を伝達する際には重要な手段である。専門的医療通訳を介したり多言語の会話カードを用いたりする場合もあるが，そうでない場合は，やさしくわかりやすい日本語を用いてゆっくりと伝える。お互いにあいまいさが残りながら看護を行うと医療事故につながることがあるため，ていねいに確認しながら進めることが重要である。そういった看護師の言動は対象者に安心をもたらすことにもつながる。

●**文化の壁**　三つ目は「文化の壁」である。文化はその人の生活に大きくかかわっており，食事，清潔，衣服等について看護者側がもつ日本の常識を押し付けることがないように十分配慮する。ただ，病院という公共の場においては一定のルールが守られ，すべての対象者の安全や安心が確保されるよう，伝えるべきことを伝え理解と協力を得られるよう努めることも重要である。

文献
1）　高橋照子編：看護学原論〈看護学テキスト NiCE〉改訂第 2 版，南江堂，2016，p.170.
2）　経済産業省：医療情報を受託管理する情報処理事業者向けガイドライン：2008（平成 20）年 7 月 24 日

参考文献
・森野一真：災害時トリアージレベル判定の方法を学ぼう！，Emergency Care，28(2)：138-143，2015.
・日本災害看護学会：災害看護関連用語（案）．http://words.jsdn.gr.jp/
・小原真理子：災害看護学・国際看護学；基本知識と現場の情報（放送大学教材），放送大学教育振興会，2014，p.95.
・小原真理子，酒井明子：災害看護；心得ておきたい基本的な知識，第 3 版，南山堂，2019.
・篠原拓也：災害時のトリアージの現状；救急医療の現状と課題（後編），ニッセイ基礎研レポート，2016.
・高野博士：総論〈もしもに備える！お役立ちマニュアル　すぐに動ける災害医療のこれだけは！〉Emergency care，31(3)：206-213，2018.
・法務省：在留外国人統計，2023.
・総務省統計局：人口推計，2023.
・JICA：JICA について．https://www.jica.go.jp/about/index.html（最終アクセス日：2020/6/12）
・厚生労働省：地域包括ケアシステム．https://www.mhlw.go.jp/stf/seisakunitsuite/bunya/hukushi_kaigo/kaigo_koureisha/chiiki-houkatsu/（最終アクセス日：2021/03/15）
・広島県地域包括ケア推進センター監：「地域ケア会議とは？」．http://chiikihoukatsucare.net/03gyoumu/movie.html（最終アクセス日：2021/03/15）

第1編

1　看護のとらえ方

2　対象の理解

3　患者心理の理解とその必要性

4　健康の概念

5　看護活動

第5章のふりかえりチェック

次の文章の空欄を埋めましょう。

1　在宅看護

在宅看護とは，住み慣れた自宅で療養する対象への看護を指す。在宅看護の場合，　①　や医療機関に所属する　②　が対象者の自宅を訪問し，看護を提供する。

2　災害時の医療対応の7つの基本原則

災害医療は，被災者が自立できるまで継続的に保健・医療・福祉を補完するために提供される。災害時の医療対応には，　③　という7つの基本原則がある。

3　トリアージ

トリアージ（Triage）とは，災害などにより多数の傷病者が同時に発生した場合に，限りある　④　を最大限に活用し最大多数の傷病者に最善の医療を提供するために，傷病者の緊急度や　⑤　を評価し，治療や搬送の　⑥　を決定することである。

4　国際看護

国際看護とは，グローバル化した　⑦　において，国家・地域の文化や　⑧　，生活習慣の違いを考慮して人々の健康の向上を目指すものである。

■ 看護概論：第2編　看護提供をとりまく環境・システム

第1章 病院組織と看護体制

▶**学習の目標**
●看護料のしくみと改定の経緯を理解する。
●病院・看護部の組織体系を理解する。
●看護体制・看護方式，各レベルにおける看護管理について理解する。

本章では，病院組織における看護管理と看護体制を中心に述べる。

Ⅰ 看護提供システム（病院や看護部などの組織体系）

1. 医療保険制度と看護料

わが国ではすべての国民が，医療保険制度のもとで医療を受けられるしくみになっている。この医療保険制度のもとで医療を提供する医療機関を保険医療機関という。日本のほとんどすべての医療機関はこれにあたる。

保険医療機関である病院は，診療を行ううえで，様々な基準に従うことが求められる。また，配置する看護師数などにより，看護から得られる収入（入院基本料）に差がつくしくみになっている。

●**看護料のしくみと改定の経緯**　かつて入院サービスの三基準といわれたのは基準看護，基準給食，基準寝具設備であった。これらのサービスは1958（昭和33）年から実施され，第2次世界大戦後の医療サービスを大きく進歩させた。給食と寝具は，ほぼすべての病院で基準に合ったサービスが提供されるようになった。ところが，看護については基準看護未実施の病院が存在し，そこでは付き添いによる看護・介護が行われていた。その状態の解消を目指して基準看護制度の見直しがなされ，「新看護体系」が1994（平成6）年10月から導入された。

この新たな体系には，従来の基準看護料の見直しによる新しい料金体系の創設（新看護料），付き添いの全面解消，訪問看護ステーションの対象拡大など，看護部門にとって重要な変更が含まれていた。2000（平成12）年の改定では新たに入院基

本料が設けられ，それまでの基準看護および新看護体系の両制度は廃止された。さらに 2006（平成 18）年の改定では，入院基本料における看護職員配置基準が，入院患者数に対する看護職員の雇用数の比率による区分の採用から，入院患者に対し実際に勤務している看護職員の平均の数の比率による区分の採用へと変更された。入院基本料の算定は，病棟種別ごとに看護職員実質配置，看護師比率（看護師＋准看護師），平均在院日数などの基準により区分されている。

たとえば，患者対看護師が 7 対 1，10 対 1，13 対 1，15 対 1，18 対 1，20 対 1 の割合となるよう看護師を配置する。これに重症度，医療・看護必要度などが加算されていく。この背景には，診療報酬の算定自体が以前の診療行為一つひとつを加算する方式から，病名をもとに診療の内容に応じて 1 日当たりの費用があらかじめ設定されている方式（包括支払い方式，DPC）に変更されたことがある。

その後も診療報酬の改定とともに看護に関する部分も見直しが図られている。

2016（平成 28）年には，2025（令和 7）年に向けて医療・介護が一体的に整備されていくなかで，地域包括ケアシステムの構築と医療提供体制の改革を推進するよう改定された。たとえば，「重症度，医療・看護必要度」，在宅復帰率の見直しなどによって，7 対 1 病床を含むあらゆる入院病床において，機能分化の促進と在宅への誘導を図っている[1]。

さらに，2020 年には人生 100 年時代に向けた「全世代型社会保障」の実現などを目指し，医師等の働き方改革，医療の機能分化・連携や地域包括ケアシステムの推進を図っている。たとえばタスク・シェアリング／タスク・シフティングのために，看護職員の夜間配置や看護補助者の配置に係る評価の充実が促進された。

2．病院の組織

病院を新設する場合には都道府県知事の許可が必要であり，そのためには医療法に規定されている基準を満たさなくてはならない。病院はその診療機能に応じて，地域医療支援病院，特定機能病院などに分類されるが，どの病院も一定の基準によって組織化されている。

3．看護部の組織

看護部は，診療部門と並び病院機能の両輪の 1 つと位置づけられ，大きな役割を果たしている（図 1-1）。一例を示すと，看護部長（総看護師長）を中心に図 1-2 のように組織されている。最近では看護部長が副院長を兼務する組織が増加している。

4．看護管理

管理とは，限られた条件のもとで目的達成に向けて最大の効果を導き出す行動といえる。病院は患者に医療，保健，看護サービスを提供しなければならない。看護師は看護部という組織に属し，その管理を受けながらほかの医療従事者，あるいは

Ⅰ　看護提供システム（病院や看護部などの組織体系）　　**95**

第2編

1 病院組織と看護体制

2 医療安全と看護

3 職業と看護

4 健康を守る保健医療福祉のしくみと看護

介護分野の職員と連携し，看護活動を行う。より適切な看護業務を遂行するためには，個々の看護職員の能力開発，看護への意欲向上，人間関係の調整などに努め，必要な物資を用意しなければならない。このような活動を統括していく一連の作業過程が看護管理である。看護管理は看護管理職のみの役割ではない。スタッフナースにも管理的役割がある。ナイチンゲールは『看護覚え書』の「小管理」の項で以

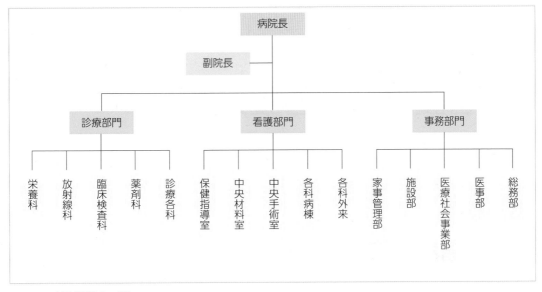

図 1-1 ● 病院組織の一例

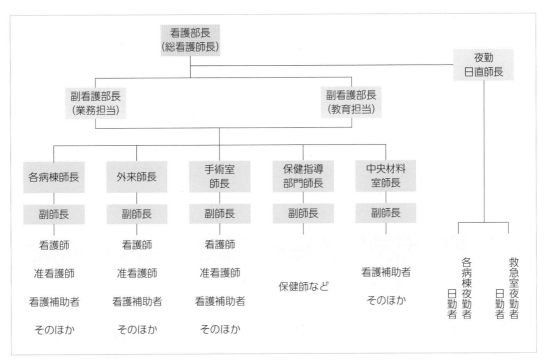

図 1-2 ● 看護部組織の一例

下のように述べている。

> 「責任をもっている」ということは，単に自分自身が適切な処置を行うだけでなく，ほかの誰もがそうするように手筈（てはず）を整えるという意味である。

　これは，看護職として看護の対象に直接看護を提供するとともに，ほかの看護職とも同じ看護の質を継続させる必要があるということと読みとれる。そのためにすべての看護師が記録，連絡，報告，調整，提案などを行って連携する必要があると考えられる。

Ⅱ　看護体制と看護方式

　病院における看護機能の効率的活動組織を看護体制という。看護体制を構成する看護単位（ナーシングユニット）の考え方については，図 1-2 に看護部の組織の一例を示した。

A　看護単位（病棟）

　1 病棟当たりの病床数にかかわる取り扱いについては，「基本診療料の施設基準等」によれば以下のとおりである。

　1 病棟当たりの病床数については，①効率的な看護管理，②夜間における適正な看護の確保，③該当病棟にかかわる建物などの構造，の観点から総合的に判断したうえで決定する。原則として 60 床以下を標準とする。精神病棟については「70 床まではやむを得ないものとする」とあるが，上記の①②③を勘案した望ましい病床数にすることが必要である。また，特定治療を要するハイケアユニット（HCU）・脳卒中ケアユニット（SCU）の病床数は 30 床以下であることとされている。

　入院基本料の届出区分には，前述のとおり患者対看護師の数について 7 対 1，10 対 1，15 対 1 などという基準が定められている。この算定基準を踏まえて実現可能な病床数に調整することもある。

B　病棟運営方式

1．診療科別病棟運営

　診療科別に病棟が構成される。たとえば，呼吸器内科病棟，循環器外科病棟，整形外科病棟，婦人科病棟などである。これは医師の診療科に準ずるものであり，専門性を追求でき医師との連携も図りやすい反面，病床数や業務量が一定しないとい

う欠点がある。

2．段階的看護ケア方式（PPC）

　アメリカで取り入れられた患者ケアの方式で，PPC はプログレッシブ・ペイシェント・ケア（progressive patient care）の略である。患者の疾病の程度，必要とするケアの程度，医療の必要度に応じて分類し，集中ケア病棟，一般ケア，長期ケア，ホームケア，外来ケアという単位（病棟）を編成して看護を行うものである。しかし，ケアの必要度の算定基準の策定，設備の改修，医療従事者の意識改革を伴うため，全体的な導入はかなり困難であり，わが国では ICU などに部分的に導入された。

C　看護方式

　病院で行われている看護業務の方式には次のものがある。

1．機能別看護

　看護業務別に看護師の分担を決めて行う方法である。検温係，与薬係，処置係，保清係など，その業務を行う担当係を決めておく。1 人の患者に対し，看護師がそのつど入れ替わり，複数かかわることになる。看護業務に主眼を置いた方式であるため効率的で時間の短縮が図られるが，責任の所在がわかりにくく，一貫した看護を継続しにくい性質がある。

2．受持ち看護

　1 勤務時間内において，1 人の看護師が 1 人または数人の患者を受け持ち，その患者に関する看護のすべてを行う方式である。この方式は患者にとって看護師は 1 人であるため安心でき，覚えやすく信頼関係が築きやすい。反面，療養上の世話から診療の補助まであらゆる看護技術の提供が望まれるため，看護師には高い看護実践能力が必要となる。

3．チームナーシング

　数人の患者に対して，数人の看護師チームを組んでケアする方式である。看護師チームは看護師，准看護師，看護助手などで構成され，経験豊富な看護師がチームリーダーとなり，チームメンバーが各自分担された役割を果たし，チームワークで担当患者たちのケアにあたる。情報共有と意思の疎通を図るためにカンファレンスを行い，看護計画の立案，実施，評価といった看護過程をチームで展開する。

4．混合型看護

　効率的であるが患者と深くかかわることができない機能別看護と，患者を総合的

に把握できるが非効率である受持ち看護の長所を組み合わせた方法である。たとえば，療養上の世話を受持ち制で行ううえで，与薬や処置などの診療の補助業務は機能別に係をあてる。ケアが多く看護師も多く勤務している日勤帯は受持ち制で，ケアも少なく看護師の人数の少ない夜勤帯は機能別というように，状況に合わせて変えることができる。ただし，機能別の部分に依存しすぎると，受持ち制の良さが出ないことになる。

5．プライマリーナーシング

　1人ないし数人の患者を24時間とおして，基本的に入院から退院まで1人の看護師が責任をもってケアする方式である。担当看護師は看護計画の立案から実施，評価まで主体的に行う。この担当看護師はプライマリーナースとよばれる。

　現実的には24時間勤務しつづけることは不可能なので，実際にはプライマリーナースの不在時はセカンダリーナースに一任する。この方式において，患者は1人の看護師に安心してケアを任せることができる。一方，看護師には，看護過程を展開する判断力と実践能力が求められる。さらに，状況によっては医師をはじめ医療従事者と直接連絡をとり調整を図る必要があり，コミュニケーション能力と調整能力が求められる。

　看護師は患者を中心としたチーム医療の調整役として重要な位置にあることを自覚し，専門職として他職種と対等に役割を果たせるよう心がけることが望ましい。

6．モジュールナーシング

　プライマリーナーシングとチームナーシングを合わせた日本独自の看護方式である。モジュール型看護方式ともいう。1つの病棟内を2つ以上のチームに編成し，チームの看護師をさらに数名ずつのモジュール（単位）に分ける。このモジュール単位で一定期間，担当患者の入院から退院までの一貫した看護を行う方法である。アメリカの看護師の人数と比べて，日本の病院に配置されている看護師数が圧倒的に少ないという背景から考えられた。患者からすると顔見知りの看護師が複数できることになって安心である。

7．パートナーシップナーシングシステム（PNS）

　2人の看護師がよきパートナーとして，安全で質の高い看護を共に提供することを目的とした，複数の患者を受け持つ看護提供方式である。単なる2人組ではなく，上下関係でもなく，あくまでも対等な立場で，互いの特性を生かし，相互に補完し，協力し合う点が特徴である。このシステムをうまく機能させるためには，2人の間で打ち合わせや情報交換などの綿密なコミュニケーションを図る必要がある。

文献
1）日本看護協会：平成 28 年度診療報酬改定に関する日本看護協会の見解，2016.

┌─────────────────────────────────┐
学 習 の 手 引 き
1. 病院や看護部などの組織体系，看護体制・看護方式，各レベルにおいての看護管理などについて話し合ってみよう。
2. 病院で行われている看護方式についてまとめてみよう。
└─────────────────────────────────┘

第1章のふりかえりチェック

次の文章の空欄を埋めましょう。

1 医療保険のしくみ

　保険医療機関では，診療を行ううえで様々な基準に従うことが求められ，配置する看護師数などにより，看護から得られる収入（　1　）に差がつくしくみになっている。

2 看護方式

　　2　とは，看護業務別に看護師の分担を決めて行う方法である。

　　3　とは，1 勤務時間内において，1 人の看護師が 1 人または数人の患者を受け持ち，その患者に関する看護のすべてを行う方式である。

　　4　とは，数人の患者に対して，数人の看護師チームを組んでケアする方式である。

　　5　とは，効率的であるが患者と深くかかわることができない　2　と，患者を総合的に把握できるが非効率である　3　の長所を組み合わせた方法である。

　　6　とは，1 人ないし数人の患者を 24 時間とおして，基本的に入院から退院まで 1 人の看護師が責任をもってケアする方式である。

　モジュールナーシングとは，　6　と　4　を合わせた日本独自の看護方式をいう。

　　7　（PNS）とは，看護師が安全で質の高い看護を共に提供することを目的とし，2 人の看護師がよきパートナーとして，複数の患者を受け持つ看護提供方式である。

第2章 医療安全と看護

▶ **学習の目標**
- ●医療安全の動向について学習する。
- ●医療安全に関する基礎知識について理解する。
- ●事故発生のメカニズムとその対策について学習する。
- ●医療安全における感染対策について理解する。

Ⅰ なぜ医療安全を学ぶのか

　　今日の医療現場では，日々高度化する医療技術・医療機器・各種機材，医薬品を駆使して，高齢化・重症化が進む患者に医療を提供している。このように複雑な環境下では，医療従事者間や患者－医療者間，あるいは医療チーム内におけるコミュニケーションの行き違いや機器類の操作ミス，医薬品の誤用など，本来あるべき姿からはずれた事態が起こりやすい。

●**有害事象の発生**　日本の病院のなかでどの程度の有害事象が発生しているのかを調査した報告書によると，入院中の有害事象の発生率は6.0%であり，このうち予防できた可能性が高い事象は23.2%であった[1]。この発生率は諸外国の調査結果とほぼ同様の値である。なお，ここでいう有害事象とは，一般的にいわれる医療者の過失による医療事故に限らず，診療の過程で生じる，本来の治療の意図と異なる医学的に好ましくない出来事をいい，薬物療法において生じる副作用や院内感染なども含まれている。

●**医療安全のために**　医療行為自体が人のからだに侵襲を加える行為であることから，望まない副作用や合併症などがある程度の頻度で発生することは避けられない。しかし，医療者の過失による事故に対しては，予防を徹底し，人々の医療への期待と信頼を裏切らないようにしなければならない。幸いにして，今日の医療では，医療安全を守るための知識や技術が集積され，システムも整備されつつある。しかし，特に看護師は，医療行為の最終実行者となることが多いため，医療事故の当事者になる可能性が高い。このことから看護師は，医療安全に関する最新の知識・技術を学び，研鑽を積みながら主体的に安全を守る術を身につけ，適切な予防を図りつつ，万一の際に迅速な対応が行えるよう，常に備えていなければならない。

Ⅱ　医療安全の動向

A　医療安全に対するとらえ方の変化

　1999（平成11）年1月に大学附属病院で起きた手術患者取り違え事故と，同年2月に起きた都立病院の消毒薬誤点滴事故以降，医療事故は社会問題として，マスメディアに大きく取り上げられるようになった。これらの事故以前は，医療事故は医療者の注意不足に起因するものと考えられていたため，事故の全責任は個人に負わされていた。しかし，個人の責任をいくら追及しても似たような医療事故が続いたため，事故の根本的原因の追求に関して発想の転換が求められるようになった。

　同じ年，アメリカ医学研究所（Institute of Medicine；IOM）から，「To Err is Human（人は誰でも間違える）」という報告書[2]が出され，世界に衝撃を与えた。なぜなら，コロラド州およびユタ州で行われた調査で，入院患者の2.9%が医療事故に遭遇し，そのうち8.8%が死亡しているというデータや，ニューヨーク州で行った同様の調査で，入院患者の3.7%が医療事故に遭遇し，そのうち13.6%が死亡しているというデータが示されたためである。あまりにも多い医療事故の実態に世界は驚き，医療安全を急務の課題としてとらえ，医療事故の防止と安全管理は，世界規模で広がり，国家をあげての取り組みになったのである。

B　わが国の医療安全対策

1．厚生労働省の取り組み

　わが国における医療安全対策の取り組みは，前述の事故を契機として，2001（平成13）年4月に厚生労働省医政局総務課内に医療安全推進室が，また医薬食品局内に安全対策課安全使用推進室が設置された。その後，厚生労働省が中心となって複数の検討会による報告書がまとめられ，ついに2006（平成18）年，医療法の改正に至った（表2-1）[3]。

　2001（平成13）年の「医療安全推進総合対策」報告書では，4つの取り組むべき課題が示された。

①医療機関の安全管理体制の整備
②医薬品・医療機器などにかかわる安全性の向上
③医療安全に関する教育研修
④医療安全を推進するための環境整備

表 2-1 ● 厚生労働省による医療安全対策の経緯

2001（平成 13）年	医療安全対策検討会議が発足し，「医療安全推進総合対策」（報告書）が示された。
	報告書を受けて，患者の安全を守るために全医療者，医療関係団体が共同行動をとる PSA（patient safety action）が開始され，毎年 11 月に医療安全推進週間が設けられた。
2002（平成 14）年	医療安全推進総合対策が策定された。
	医療法施行規則に，医療機関における医療安全管理体制の整備に関する義務が規定された。
2003（平成 15）年	厚生労働大臣医療事故対策緊急アピールが出された。
2005（平成 17）年	医療安全対策検討会議ワーキンググループから「今後の医療安全対策について」（報告書）が示された。
2006（平成 18）年	第 5 次医療法改正により，医療安全の確保にかかわる医療機関の管理者の義務が規定された。

　この課題解決に向けて，厚生労働省が中心となって国単位で進められた対策は，2005（平成 17）年の「今後の医療安全対策について」報告書に示された医療安全の視点に反映された。この報告書では，以下のとおり医療安全の視点が明確に示された。

①医療の質と安全性の向上
②医療事故等事例の原因究明・分析に基づく再発防止対策の徹底
③患者・国民との情報共有と患者・国民の主体的参加の促進

2．職能団体の取り組み

　日本看護協会は 1999（平成 11）年に，相次ぐ医療事故を受けてリスクマネジメント検討委員会を発足させ，①実態調査，②リスクマネジメントガイドラインの作成と配布，③リスクマネジャー養成研修の立案を手がけた。2001（平成 13）年には「医療・看護安全対策室」を設置し，医療安全情報の提供と医療事故に関与した会員の支援などを開始した。
　日本看護協会の取り組みや主な事業を以下に示す[4]。

● 日本看護協会の取り組み

①実態調査
②リスクマネジメントガイドラインの作成と配布
③リスクマネジャー養成研修の立案

●日本看護協会の医療・看護安全推進の主な事業

①医療安全のための体制整備の強化
②医療安全にかかわる看護の職場環境の検討
③「医療安全推進週間」をとおして医療・看護安全の啓発活動
④看護職賠償責任保険制度の適正な運営

C　チーム医療と医療安全

　医療の高度化に伴い，業務は細分化され，様々な専門職が医療現場で活躍するようになった。年々その必要性が高まっているチーム医療について，厚生労働省は，「チーム医療とは，医療に従事する多種多様な医療スタッフが，各々の高い専門性を前提に，目的と情報を共有し，業務を分担しつつも互いに連携・補完し合い，患者の状況に的確に対応した医療を提供すること」（厚生労働省，2010）と定義している。

●**チーム医療による事故の危険性**　1人の患者に多くの人間がかかわるチーム医療は，うまく機能すれば高い効果が得られるが，患者取り違え事故の例でも示されるように，かかわる人間が増えれば増えるほど，事故の危険性は高まることになる。事故の要因としては，分業による役割分担の不明確さ，責任の所在の曖昧さ，方針の不統一，思い違いや伝達の誤り，事故検出機能の低下（自分の誤りに自分で気づけなくなる）などが指摘されている。

●**多職種合同トレーニング**　これらの事故の要因を減らすためには，各専門職が，その職務を遂行するうえで必要となる専門的な知識や技術を習得することだけでは不十分だということもわかっている。そこで近年では，職種を超えてチームワークを高め，医療の質と安全性の向上を目指す方法として，多職種合同のトレーニングが病院などで行われている。

D　医療者の安全

　医療の現場で働く医療者もまた，医療安全の対象となる。医療者の就労環境には，健康を脅かす様々なリスクがあり，それらへの対処を誤った場合，医療者自身が健康を害することになる。なかでも，看護師の就労環境に潜むリスクは，感染症の危険を伴う病原体への曝露，抗がん剤などの医薬品への曝露，電磁放射線や殺菌紫外線による被曝，夜勤・交代勤務による心身や社会生活への負担，無理な姿勢による腰痛，患者・同僚などからの暴力やハラスメントなど，群を抜いて多い。

　看護師が健康で安全に働くことができて初めて，患者の安全を守ることができる。自分自身が働く現場に潜むこれらのリスクを知って適切に対処すれば，健康障害を減らすことができ，また患者の安全にもつながるだろう。

Ⅲ 医療安全に関する基礎知識

　医療安全に関する基本的な知識を押さえようとすると，紛らわしい言葉にとまどうことがある。誤解が生じやすいいくつかの言葉についてここで確認しておく。

1．医療事故，医療過誤

●**医療事故とは**　医療事故とは，医療にかかわる場所で，医療の全過程において発生する人身事故一切を包含し，医療従事者が被害者である場合や患者が廊下で転倒した場合なども含まれる。医療行為そのものは患者の健康や生命を守るために実施されるが，治療が身体に対する侵襲を伴う場合，副作用や合併症により重度の健康障害を生じる危険性があり，これも医療事故の一例といえる。よって，特に健康状態の優れない患者に治療を実施する場合，それによって発生した医療事故のなかには，医療従事者の不注意のみに原因を求められないものが多く含まれている[5]。

　医療過誤とは，医療事故の発生原因として，医療機関または医療従事者の過失がある場合をいう。

2．過失

●**過失とは**　ある事実を認識・予見することができたにもかかわらず，注意を怠って認識・予見しなかった場合（結果予見義務違反）や，結果の回避が可能だったにもかかわらず，回避するための行為を怠った場合（結果回避義務違反）のことをいう。裁判で医療従事者の過失によって事故が発生したと判断されると，当該の医療従事者とその使用者は法的責任（刑事上の責任・民事上の責任・行政上の責任）を問われることになる[6]（表2-2）。

表2-2 ●医療事故に伴う責任

法的責任の種類	内容
刑事上の責任	・刑罰法規に規定されている犯罪を行ったため，刑罰を課せられる責任のことをいう。医療過誤では，よほど悪質でない限り，刑事裁判になることはない。仮にその罪が適用されたとしても，罰金刑か執行猶予が言い渡される場合がほとんどである。
民事上の責任	・法的罰則にかかわる刑事裁判ではなく，当事者間で話し合いの場をもち処理することをいう。医療施設側が患者に対して，診療契約に基づく責務を履行しなかった（約束を守らなかった）場合，病院の責任が問われる。また，過失によって違法な行為を行い，他人に損害を発生させた場合，病院や医療者個人がその責任を負う。医療者側の過失が認められた場合，原則として，金銭による損害賠償の義務が発生する。
行政上の責任	・犯罪や不正を行い，専門職としての品位を害した場合に，医療施設や医療者個人に対し，免許のはく奪や一時的な資格停止などの処分が厚生労働大臣の命で行われる。過去の例では，殺人，わいせつ行為，交通事故，麻薬の不当な使用，診療報酬の不正請求などで行政処分を受けた医療関係者がいる。

3．医療過誤と裁判

● **注意義務違反，結果予見義務違反，結果回避義務違反**　医療過誤の裁判で争われることは，医療従事者が注意すべきこと（注意義務）を怠り，患者に不利益な結果をきたした場合に過失があったと判断されるか否かや，人の生命にかかわる医療の専門職としての知見から事故発生の可能性を予測（結果予見義務）し，それを回避する行為（結果回避義務）が取れていたかどうかである。要求される医療や看護の水準は状況によって異なるが，注意義務に違反しているかどうかの判断基準には，その時代に即した医療・看護の水準が適用される。

4．インシデントとヒヤリ・ハット

● **インシデント**　わが国では，患者に実施される前に発見され医療事故が未然に防げた事象，または行為が患者に実施されたが障害を及ぼすに至らなかった事象などをいう。国際的には，障害が発生したり過失が認められたりしたケースまで含まれる。

● **ヒヤリ・ハット**　わが国ではヒヤリとしたこと，ハッとした体験などをとらえて表現し，インシデントと同義語として使用される。ハインリッヒの法則では1件の重大事故の裏に29件の軽傷事故，300件の無傷事故があるとされる[7]。

5．医療事故の報告制度

現在，わが国で医療事故情報収集事業を行っているのは，公益財団法人である日本医療機能評価機構医療事故防止事業部である。ここではヒヤリ・ハット事例および医療事故情報の収集と分析ならびに講評を行い，インターネットで公開している[8]。医療事故情報収集事業の目的は，責任追及ではなく，医療機関同士の医療安全対策に有用な情報の共有と国民への情報の提供である。

● **報告制度による医療事故の概要**　日本医療機能評価機構が示した2023年年報（2023年1～12月に報告された6070件が分析対象）によれば，入院が5346件，外来が724件と圧倒的に入院中の事故が多い。医療事故の概要をみると「治療・処置」が最も多く1937件（31.9％），次いで「療養上の世話」が1890件（31.1％），これに「ドレーン・チューブ」「薬剤」が続いている。このうち療養上の世話につ

表 2-3 ● 医師・看護師・准看護師の職種経験年数別の医療事故件数

職種経験（年）	医師	看護師	准看護師
全体	3944	3549	16
1年未満	933	789	1
2年未満	490	618	0
3年未満	340	507	2
4年未満	291	381	2
1年未満～4年未満合計(%)	2054（52.1%）	2295（64.7%）	16（31.3%）

出典／日本医療機能評価機構：医療事故情報収集等事業集計表（2023年）を基に作成.

出典／日本医療機能評価機構：医療事故情報収集等事業医療安全情報集，2019, p.17. を基に作成.

表 2-4 ● 過去に発生した事故事例

No.1	インスリン含量の誤認	No.11	誤った患者への輸血
No.2	抗リウマチ薬（メトトレキサート）の過剰投与に伴う骨髄抑制	No.12	患者搬送中の接触
No.3	グリセリン浣腸実施に伴う直腸穿孔	No.13	輸液ポンプなどの流量の確認忘れ
No.4	薬剤の取り違え	No.14	間違ったカテーテル・ドレーンへの接続
No.5	入浴介助時の熱傷	No.15	注射器に準備された薬剤の取り違え
No.6	インスリン単位の誤解	No.17	湯たんぽ使用時の熱傷
No.7	小児の輸液の血管外漏出	No.18	処方表記の解釈の違いによる薬剤量間違い
No.8	手術部位の左右の取り違え	No.19	未滅菌の医療材料の使用
No.9	製剤の総量と有効成分の量の間違い	No.20	伝達されなかった指示変更
No.10	MRI検査室への磁性体（金属製品など）の持ち込み	No.21	血糖測定器の使用上の注意

　いてみると，まず事故の内容では「転倒」が1055件と最も多く，療養上の世話全体に占める割合は53.3％であった。事故発生の要因では「観察を怠った」が831件で，療養上の世話全体に占める割合は44.0％であった。

　また医師・看護師・准看護師の職種経験年数別の医療事故件数をみると，1年未満から4年未満で全体に占める割合が31〜65％であった（表2-3）。

　日本医療機能評価機構は，警鐘事例の分析から安全情報を整理してインターネットで公表している。表2-4は，そうした医療安全情報の一部である。2024（令和6）年8月現在，こうした医療安全情報は200件以上に及んでいる。

IV　事故発生のメカニズムとその対策

　医療事故には，医療者の知識や経験不足といった個人的要因によるもののほかに，チームや組織のしくみの不備といった組織的要因から生じたものもある。加えて，医療者だれしもが起こし得る思い込みや注意力の欠如など，いわゆるヒューマンエラーに起因する事故もある。

A　ヒューマンエラー

　ヒューマンエラーとは，人為的過誤や失敗（ミス）のことをいい，JISでは「意図しない結果を生じる人間の行為」と定められている。表2-5のように，日常生活のあらゆる場面で私たちはたくさんのヒューマンエラーを犯しているが，その多くは生活に支障をきたさず何事もなく忘れられているのである。

表 2-5 ● ヒューマンエラーの種類

種類		内容	例
計画段階での思い込み	ミステイク	・動作以前の間違った認識に基づいて行動してしまう。	・ホテルのロビーは1階だと思い込んで,確認もせずエレベーターで1階のボタン押す。
実行段階での物忘れ	ラプス	・動作の段階で何をすべきか忘れてしまう。	・2階に上がってきたのに何をしにきたのか忘れてしまう。
実行段階での失敗	スリップ	・行動時,するつもりのなかった習慣的動作を行ってしまう。	・休日に下り電車に乗るつもりが,通勤時いつも利用している上り電車に乗ってしまった。
違反		・理由をつけて,本来するべきでない行動をとってしまう。 ①日常的な違反 ②楽観的な違反 ③状況に流されて犯してしまう違反	①これまでも同じ違反をしても問題なかったからつい…… ②めんどうくさくてつい…… ③忙しかったからつい……

　人間の注意力には限界があり，人間の行動は己を取り巻く環境に強く影響されやすいため，人の手で医療が行われる以上，医療におけるヒューマンエラー（人間がする間違い）をゼロにすることはできない。本章 - Ⅱ-A「医療安全に対するとらえ方の変化」で述べたとおり，「To Err is Human（人は誰でも間違える）」ということを前提に，ヒューマンエラーは人間の行動にはかならず起こり得ることを認識する必要がある。医療の現場では，ヒューマンエラーを防ぎ，安全な医療を実現するために6つの思考法を徹底している。

①記憶に頼らない
②情報を可視化する
③プロセスを検討して単純化する（手順を見直し二度手間を減らす,動線を短くする）
④共通プロセスを標準化する（同じ手順に統一する）
⑤チェックリストを活用する
⑥警戒心を忘れない

B　分析方法

1.　SHEL モデル

　SHEL モデルは過失事故の分析方法である。S（software），H（hardware），E（environment），L（liveware）の各項目について事故原因を分析し，事故の当事者のみならず，周囲の事象も含め，原因を探り，予防・対策の検討に役立てている[9]（表 2-6）。

表 2-6 ● SHEL モデル

項目名	項目の意味	事故にかかわる例
Software（ソフトウェア）	業務上のマニュアルなど	・医療機器のマニュアルがわかりにくかったり見えにくかったりしたことによって，うまく活用されなかった例
Hardware（ハードウェア）	道具・機器など	・使い慣れていない道具や操作が複雑な機器で誤った操作をして事故につながった例
Environment（エンヴァイロメント）	当事者・現場を取り巻く環境	・極端に狭い環境や，いろいろな道具や機材が煩雑に置かれている環境，棚からはみ出している書類などが原因でとり間違えてしまった例
Liveware（ライブウェア）	当事者の個人的要素	・時間に追われていたり，複数の用事を頼まれていたり，プレッシャーをかけられて焦ってミスをしてしまった例

表 2-7 ● 医療安全対策

指示出し・指示受けの標準化	指示出しおよび指示受けは，各医療機関で手順を決め，それに沿って正しく実施する。ただし，緊急時などやむを得ない場合に限り，院内の手順に従って口頭による指示を受ける。不明確な点は，必ず指示を出した医師に確認し，曖昧なまま実施してはならない。
患者誤認防止	①フルネームによる患者確認 医療現場では，同姓患者が存在するため，患者自身にフルネームを名乗ってもらうことが原則である。
	②リストバンドの活用 患者が自身の氏名を名乗れない場合は，氏名が記載されているリストバンドやバーコードなどを利用して，患者確認を行う。
誤薬の防止	与薬に関する事故は，医療事故のなかでも頻度が高い。また与薬には，処方をする医師，調剤する薬剤師，与薬を実施する看護職など多職種がかかわっているので，ダブルチェックなど，誤薬防止のための取り組みが重要である。誤薬防止のための具体的な確認事項として「6R」が推奨されている。
転倒・転落の防止	①より安全な療養環境の整備 段差の除去や手すりの設置，滑りにくい床素材の採用，落下しにくいベッドの整備など，より安全な療養環境を整える必要がある。
	②転倒・転落を防止する器材の導入 転倒・転落を防止するための器材は，医療機関全体で購入，運用，評価していくことが望ましい。
	③患者の転倒・転落に関するリスクアセスメント 患者は，治療や状態などにより転倒・転落のリスクが変化する。そのため，転倒・転落のリスクをアセスメントするツールとして，転倒・転落アセスメントスコアシートなどを活用し，状況に合わせて適宜アセスメントを繰り返し看護計画に反映していくことが望まれる。
医薬品・医療機器の安全使用	危険薬や持参薬，救急カート内の薬品の管理方法の標準化が推奨されている。最近では，ヒューマンエラー予防策を施した医薬品も多い。名称類似薬に関しては，名称が変更されたり，オーダリングシステム上で注意を促したりする工夫が可能となっている。

資料／日本看護協会：医療安全推進のための標準テキスト，日本看護協会，2014, p.20-22. を参考に作成.

2．RCA（根本原因分析）

　　RCA（根本原因分析）はインシデント（ヒヤリ・ハット）やアクシデントの原因を追求する手法である。

　　RCA とは，Root-Cause-Analysis の頭文字をとった略語である。根本の原因を分析することから，根本原因分析とも呼ばれている。分析にあたっては多職種によるデータ収集と解析が望ましい。

●**データ収集**　関係者へのインタビューや報告書，現場観察からデータを収集する。事故に至るプロセスを順番に抽出し，タイムテーブルに起こす。

●**データ解析**　作成されたタイムテーブルの出来事が，なぜどのようにして起こったのか，「なぜ」「なぜ」を問い続けることで本質的な問題を明らかにする。

C　医療安全対策

　　ヒューマンエラーによって発生する医療事故を予防するための安全対策として次のようなものがある（表 2-7）。

Ⅴ　医療安全における感染対策

A　感染対策が必要な理由

　　医療施設では，社会の高齢化や医療の高度化に伴い，重症な高齢者や超低出生体重児など，もともと免疫力の低下した患者も多く医療サービスを受けるようになった。これらの患者に，カテーテル挿入や手術などの侵襲的な処置や広域抗菌薬の投与といった感染症の危険性を高める医療行為が行われ，さらに，多忙な医療現場で働く医療従事者の不足や感染予防に関する知識の不足から，適切な感染予防策が実施されないことがある。こうした理由を考慮し，医療施設では感染予防策が組織的に行われるようになった。

　　エボラ出血熱がアフリカを中心に爆発的に広がった際に，状況がわからぬまま患者を受け入れた医療施設や治療・看護にあたった医療者の間で2次感染が拡大したことは記憶に新しい。検査結果などで感染が明らかとなった患者は治療や隔離の対象となったが，発症しているものの検査や治療を受けていない患者や潜伏期にある患者は放置された。その結果，感染は急速に広がり，多くの患者と医療者が命を落とした。感染症において，検査結果が陽性の患者はあくまで氷山の一角であり，水面下には多くの感染源となり得る患者が潜んでいると考えて対応すべきなのであ

る。

B　標準予防策

　アメリカの公衆衛生に寄与する研究活動を行う連邦政府機関疾病予防管理センター（Center for Disease Control and Prevention；CDC）は，院内感染対策の公的ガイドラインとして「標準予防策（スタンダードプリコーション）」を提唱し，日本の医療施設もこのガイドラインに従っている[10]。

　スタンダードプリコーションとは，「すべての患者の血液，体液（唾液，胸水，腹水などすべての体液），分泌物（汗を除く），排泄物，創傷皮膚，粘膜などを感染する危険性があるものとして取り扱う」という考え方を基本とした標準感染予防策である。

　スタンダードプリコーションでは，「感染源の排除」「感染経路の遮断」を基本としている。具体的な感染源としては，①嘔吐物・排泄物，②血液・体液・分泌物，③使用済みの器械・器具などをターゲットとし，具体的な感染経路としては，①接触感染，②飛沫感染，③空気感染，④針刺しなどを想定して対応している。したがって，感染を防ぐためには，①感染源を素手で触らず，手袋・マスク・ゴーグル，必要に応じてフェイスシールドや防水ガウンなどを着用して防護することや，②鋭利な器材などの適切な取り扱い，③使用したリネンや器材の適切な処理，④環境の整備を徹底し，⑤必要な場合は患者の隔離などを行うことが求められる。これらを職員に教育し実施を徹底することで，感染予防について一定の効果を得ることができるとされている。

1．標準予防策のポイント

・手指衛生（患者に直接接触する前，無菌操作をする前，患者の体液に触れた後，患者に直接接触した後，患者の環境に触れた後，個人防護具をつける前，個人防

表 2-8 ● 感染経路別予防策

感染の経路	感染の要因	感染対策
血液・体液を介する感染	HBV・HCV・HIV（針刺し・切創），目・鼻・口腔内への飛散	個人防護具：手袋・ゴーグル・マスク・ガウン，使用器材の適切な廃棄処理
接触感染	ノロウイルス，ロタウイルス，O157	ディスポーザブル手袋，標準予防策の徹底
飛沫感染	インフルエンザ，マイコプラズマ肺炎，流行性耳下腺炎，風疹	患者の個室隔離・同じ感染症患者は同室管理，サージカルマスク，予防接種
空気感染	麻疹，結核，水痘	患者の個室隔離，病室の空調独立換気，N95 マスク，ツベルクリン反応検査，BCG の接種

　　護具をはずした後)
　・個人防護具（マスク，手袋，ガウン，エプロン，ゴーグル）
　・咳エチケット
　・患者に使用した物品の取り扱い
　・環境整備
　・針刺しインシデント

2.　感染経路別予防策

　　感染経路によっては，その対策が異なる場合がある。表 2-8 に示したとおり，伝染性が強い疾病の場合は，特殊な感染予防策が必要な場合があることを理解しておかなくてはならない。

文献
1）境秀人代表：医療事故の全国発生頻度に関する研究，平成 17 年厚生労働省科学研究費補助金総合研究報告書，2006，p.1-14.
2）L・コーン，他編，米国医療の質委員会，医学研究所著，医学ジャーナリスト協会訳：人は誰でも間違える；より安全な医療システムを目指して，日本評論社，2000，p.35-38.
3）厚生労働省：主な医療安全関連の経緯．http://www.mhlw.go.jp/stf/seisakunitsuite/bunya/kenkou_iryou/iryou/i-anzen/keii/index.html
4）医療安全に関する日本看護協会の取り組み．http://partners.kyodokodo.jp/info/action/organization/131122_03.pdf
5）飯田修平，他監，医療の質用語事典編集委員会編著：医療の質用語事典，日本規格協会，2005，p.244.
6）看護法務研究会編：看護業務をめぐる法律相談，新日本法規出版，2016，p.437.
7）日本看護管理学会学術活動推進委員会：看護管理用語集，日本看護管理学会，2013，p.40.
8）日本医療機能評価機構：医療安全情報．http://www.med-safe.jp/contents/info/index.html
9）松下由美子，他：医療安全〈ナーシング・グラフィカ 看護の統合と実践②〉，第 3 版，メディカ出版，2016，p.72-73.
10）向野賢治：特集／院内感染対策をめぐって；院内感染の標準的予防策，日医雑誌，127（3）：340-346，2002.

学習の手引き

1. なぜ医療安全を学ぶのか話し合ってみよう。
2. わが国の医療安全対策をまとめてみよう。
3. 医療安全に関する基礎知識についてまとめてみよう。
4. 感染対策が必要な理由と標準予防策をまとめてみよう。

第 2 章のふりかえりチェック

次の文章の空欄を埋めましょう。

1　「医療安全推進総合対策」報告書

　　2005（平成 17）年の「今後の医療安全対策について」報告書には，①□□ 1 □□と安全性の向上，②医療事故等事例の原因究明・分析に基づく□□ 2 □□の徹底，③患者・国民との情報共有と患者，国民の主体的参加の促進，の 3 つの医療安全の視点が示された。

2 医療事故

　医療事故とは，医療にかかわる場所で，医療の全過程において発生する[　3　]一切を包含し，医療従事者が[　4　]である場合や患者が廊下で転倒した場合なども含まれる。

3 医療過誤

　医療過誤とは，医療事故の発生原因として，医療機関または医療従事者の[　5　]がある場合をいう。

4 標準予防策（スタンダードプリコーション）

　標準予防策（スタンダードプリコーション）とは，「すべての患者の[　6　]，体液（唾液，胸水，腹水などすべての体液），[　7　]（汗を除く），[　8　]，創傷皮膚，粘膜などを感染する危険性があるものとして取り扱う」という考え方を基本とした[　9　]である。

第3章 職業と看護

▶学習の目標
- ●看護という職業の本質について理解する。
- ●看護職の役割と看護業務について学習する。
- ●専門職としての看護師を支える諸制度について学習する。
- ●看護職としての国際協力について学習する。

I 職業と看護職

A 職業とは何か

　人々は職業に就くことによって，一定の社会組織のなかに組み込まれる。そして，そこで特定の社会的な役割を果たすことによって，報酬を受け取り暮らしを立てていく。

　すなわち，「職業とは一定の社会的分担もしくは社会的役割の継続的遂行であり，それによって報酬を得ることを目指す活動である」といえる。

　職業に就くことには，ほかにも重要な意義がある。それは，仕事を通じて自分の能力を発揮し，なりたい自分になる（自己実現を図る）ことである。わが国では，日本国憲法第22条第1項において職業選択の自由が保障されている。自分の得意なことや目指す生き方をよく考え，職業を選択することにより，自己実現と社会への貢献が同時に達成される道が開かれるのである。

B 看護という職業の選択

1. 看護という職業の本質

　病気の家族や仲間の世話をすることは，太古の昔から人間，特に女性の役割として自然発生的に行われてきた。そうした行為の延長にある看護が職業として確立したのは，人類の長い歴史のなかでは比較的最近のことである。

　　職業としての看護の本質は，人々がより幸福な健康生活を営めるように援助し，社会全体の幸福度を高めることに貢献することである。したがって，この職業を選ぶ者には，人間を愛し大切にするという人道主義の精神や高い倫理観が要求される。

　　そして，看護職者が職業人としての役割を果たすためには，明確な役割規定とその役割にふさわしい賃金が保障されることが必要であることはいうまでもない。

2. 保健師助産師看護師法の規定

　　保健師助産師看護師法（以下，保助看法とする）は，保健師，助産師，看護師および准看護師（以下，看護師等とする）の身分や資格，業務や義務などについて規

表 3-1 ● 保健師助産師看護師法（抜粋）

第5条	この法律において「看護師」とは，厚生労働大臣の免許を受けて，傷病者若しくはじよく婦に対する療養上の世話又は診療の補助を行うことを業とする者をいう。
第6条	この法律において「准看護師」とは，都道府県知事の免許を受けて，医師，歯科医師又は看護師の指示を受けて，前条に規定することを行うことを業とする者をいう。
第9条	次の各号のいずれかに該当する者には，前二条の規定による免許（以下「免許」という。）を与えないことがある。 　一　罰金以上の刑に処せられた者 　二　前号に該当する者を除くほか，保健師，助産師，看護師又は准看護師の業務に関し犯罪又は不正の行為があつた者 　三　心身の障害により保健師，助産師，看護師又は准看護師の業務を適正に行うことができない者として厚生労働省令で定めるもの 　四　麻薬，大麻又はあへんの中毒者
第31条	看護師でない者は，第5条に規定する業をしてはならない。ただし，医師法又は歯科医師法の規定に基づいて行う場合は，この限りでない。 　2　保健師及び助産師は，前項の規定にかかわらず，第5条に規定する業を行うことができる。
第32条	准看護師でない者は，第6条に規定する業をしてはならない。ただし，医師法又は歯科医師法の規定に基づいて行う場合は，この限りでない。
第37条	保健師，助産師，看護師又は准看護師は，主治の医師又は歯科医師の指示があつた場合を除くほか，診療機械を使用し，医薬品を授与し，医薬品について指示をしその他医師又は歯科医師が行うのでなければ衛生上危害を生ずるおそれのある行為をしてはならない。ただし，臨時応急の手当をし，又は助産師がへその緒を切り，浣腸を施しその他助産師の業務に当然に付随する行為をする場合は，この限りでない。
第37条の二	特定行為を手順書により行う看護師は，指定研修機関において，当該特定行為の特定行為区分に係る特定行為研修を受けなければならない。 　2　この条，次条及び第42条の四において，次の各号に掲げる用語の意義は，当該各号に定めるところによる。 　一　特定行為　診療の補助であつて，看護師が手順書により行う場合には，実践的な理解力，思考力及び判断力並びに高度かつ専門的な知識及び技能が特に必要とされるものとして厚生労働省令で定めるものをいう。 　（以下，二〜五略）
第42条の三	保健師でない者は，保健師又はこれに紛らわしい名称を使用してはならない。 　2　助産師でない者は，助産師又はこれに紛らわしい名称を使用してはならない。 　3　看護師でない者は，看護師又はこれに紛らわしい名称を使用してはならない。 　4　准看護師でない者は，准看護師又はこれに紛らわしい名称を使用してはならない。

定した法律である。この法律は，看護師等の資質を向上し，質の高い業務を行うことによって医療および公衆衛生の普及および向上を図ることを目的につくられたものである。

　この法律によって，免許を有するもの以外が「看護師」「准看護師」などと名乗ってはいけない（名称独占）ことや，法律に規定する看護業務を行ってはいけない（業務独占）ことが定められ，現代のわが国において看護が職業として確立したといえる（表3-1）。

Ⅱ　看護職の役割と看護業務

A　看護職の役割

　看護師等には，医療チームのメンバーとして，個人あるいは集団の健康の保持・増進，疾病の予防，健康の回復，苦痛の緩和を援助する役割がある。具体的にいうと，看護とは，病気になった人々の援助だけでなく，健康な人々が病気に罹らないようにするための保健指導や，退院して元どおりの生活に戻るまでの援助，さらには妊婦の保健指導，分娩介助，育児指導などもその内容としている。つまり看護は，胎児期から乳幼児期・学童期・青年期・成人期・老年期を経て死に至るまで，人生の各時期にわたって実施される。そのため,看護師等が働く場所も病院だけでなく,

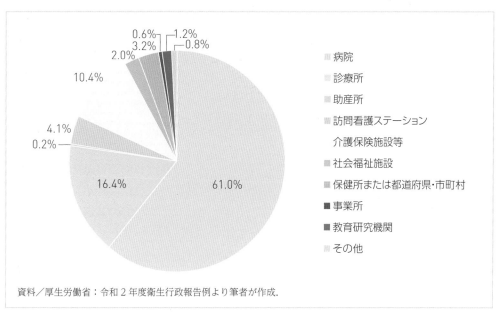

資料／厚生労働省：令和2年度衛生行政報告例より筆者が作成.

図 3-1 ● 看護職員の就業場所

保健所，老人介護施設，学校や企業の保健室，あるいは在宅など様々である。この幅広い分野を，看護師，准看護師，助産師，保健師が分担して受け持っている。

なお，全就業者の約4分の3は病院・診療所に勤務している（図3-1）。

B 看護師・准看護師の業務

1. 保助看法の規定

准看護師，看護師の業務については，第1編-第1章-V-2「法律からみた看護師・准看護師の役割」で触れたが，ここで「保健師助産師看護師法」の規定を改めて確認しよう（表3-1参照）。

● **准看護師の業務** 准看護師は，医師，歯科医師または看護師の指示を受けて，傷病者もしくは褥婦*に対する療養上の世話または診療の補助を行うことを業とする（保助看法第6条）。また，准看護師でなければ，前述の業務を業とすることはできない（保助看法第32条による准看護師の業務独占規定）。

● **看護師の業務** 看護師は，傷病者もしくは褥婦に対する療養上の世話または診療の補助を行うことを業とする（保助看法第5条）。また，看護師でなければ，前述の業務を業とすることはできない（保助看法第31条による看護師の業務独占規定）。

2. 療養上の世話と診療の補助

療養上の世話とは，療養中の患者または褥婦に対して，医学，看護学の専門的知識および技術を用いて，自らの判断で行いうる行為のことであり，診療の補助とは，医師または歯科医師が患者を診断・治療する際に行う補助行為のことをいう。

1 療養上の世話

「療養上の世話」について，法令上の具体的な規定はない。次に述べる「診療の補助」以外のすべての行為を指すものであり，また，診療の補助と同時に行われる場合も多い。

具体的な行為としては，清拭などの清潔保持やおむつ交換などの排泄への援助，食事の援助，睡眠を促す援助，安全・安楽を保持する援助，患者教育などにより，自立を促す援助などがあげられる。

診療の補助行為が医師や歯科医師の指示のもとでのみ行われるものであるのに対して，療養上の世話は医師などの指示を必ずしも必要としないことが，行政解釈で示されている。なお，准看護師は前項で述べたとおり，すべての業務を医師や歯科医師，看護師の指示を受けて行うことが法律で規定されているため，療養上の世話においても医師や看護師の指示を受ける必要がある。

「療養上の世話」は，家族などの無資格者にもできる行為だととらえられる場合

＊褥婦：分娩が終了し，妊娠前の状態に戻るまでの期間を産褥期といい，この期間にある女性を褥婦という。

がある。しかし，対象者の状態が変化しやすい時期などには，医学的知識に基づく判断が必要な行為もあり，どのような場合に医学的判断が必要なのかを見極めることは看護専門職にしかできない。加えて，対象者の個別性に沿って，多様な選択肢のなかから適切な行為を選択して実施することも看護専門職ならではの行為である。

2　診療の補助

　「診療の補助」の内容については保助看法第 37 条により，医師・歯科医師の指示において，診療機器を使用したり，薬を投与したり，衛生上危害を生ずるおそれのある行為を行うことと読み取ることができる（表 3-1 参照）。さらに，緊急時の手当てや助産師が助産業務に当然付随する行為をする場合は，医師・歯科医師の指示がなくてもできることとなっている。もちろん，医師の指示があればすべての医行為ができるわけではなく，医師・歯科医師にしか許されないと考えられている医行為（絶対的医行為）はある。

　診療の補助として行える医行為（相対的医行為）の幅は，医療の発達や看護教育

表 3-2 ● 特定行為

・経口用気管チューブ又は経鼻用気管チューブの位置の調整	・創傷に対する陰圧閉鎖療法
・侵襲的陽圧換気の設定の変更	・創部ドレーンの抜去
・非侵襲的陽圧換気の設定の変更	・直接動脈穿刺法による採血
・人工呼吸管理がなされている者に対する鎮静薬の投与量の調整	・橈骨動脈ラインの確保
・人工呼吸器からの離脱	・急性血液浄化療法における血液透析器又は血液透析濾過器の操作及び管理
・気管カニューレの交換	・持続点滴中の高カロリー輸液の投与量の調整
・一時的ペースメーカーの操作及び管理	・脱水症状に対する輸液による補正
・一時的ペースメーカーリードの抜去	・感染徴候がある者に対する薬剤の臨時の投与
・経皮的心肺補助装置の操作及び管理	・インスリンの投与量の調整
・大動脈内バルーンパンピングからの離脱を行うときの補助の頻度の調整	・硬膜外カテーテルによる鎮痛剤の投与及び投与量の調整
・心嚢ドレーンの抜去	・持続点滴中のカテコラミンの投与量の調整
・低圧胸腔内持続吸引器の吸引圧の設定及び設定の変更	・持続点滴中のナトリウム，カリウム又はクロールの投与量の調整
・胸腔ドレーンの抜去	・持続点滴中の降圧剤の投与量の調整
・腹腔ドレーンの抜去（腹腔内に留置された穿刺針の抜針を含む。）	・持続点滴中の糖質輸液又は電解質輸液の投与量の調整
・胃ろうカテーテルもしくは腸ろうカテーテル又は胃ろうボタンの交換	・持続点滴中の利尿剤の投与量の調整
・膀胱ろうカテーテルの交換	・抗けいれん剤の臨時の投与
・中心静脈カテーテルの抜去	・抗精神病薬の臨時の投与
・末梢留置型中心静脈注射用カテーテルの挿入	・抗不安薬の臨時の投与
・褥瘡又は慢性創傷の治療における血流のない壊死組織の除去	・抗癌薬その他の薬剤が血管外に漏出したときのステロイド薬の局所注射及び投与量の調整

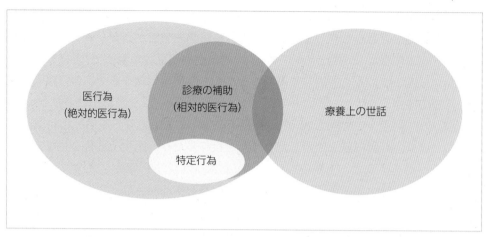

図 3-2 ● 医行為と看護業務の関係

の進歩，社会的要請などによって，変化してきた。たとえば，聴診器を使うことや静脈注射は，以前は絶対的医行為とみなされていたが，現在では相対的医行為として看護業務の一部となっている。

3 **特定行為**

　こうした診療の補助行為の規定を大きく変える制度が 2014（平成 26）年に成立した。それが保助看法第 37 条の二にある「特定行為」である。特定行為は診療の補助のなかでも，「実践的な理解力，思考力及び判断力並びに高度かつ専門的な知識及び技能が特に必要」（保助看法第 37 条の二の 2 の一）とされ，医師，歯科医師が事前に示した手順書に従って行われる行為であり，現在 38 行為が定められている（表 3-2）。特定行為を行うためには，看護師としての十分な経験に加え必要な法律に定める研修を受けることが必要である。

　　　　　　　　　＊　　＊　　＊

　これら，保助看法から見た看護師等の業務と医行為は図 3-2 のような関係にある。なお，医行為とは，医師または歯科医師の独占業務である。

Ⅲ　専門職としての看護師

　これまで見てきたように，看護師などは名称独占，業務独占を有し，免許が必要とされる職種ながら，医師や歯科医師の指示のもとに仕事が行われることなどから，準専門職とよばれることが多かった。

　従来，専門職とは，医師や法律家を指し，専門職以外ではもち得ない高度な知識と技術をもち，他者からの指示ではなく自分自身の判断と責任において仕事ができる職業であるとされた。そして，その自律的な仕事を支えるために，専門職独自の

倫理的規範と，互いを支援し監視し合える専門職団体があることが必要条件とされてきた。

　看護師については，大学における養成が増加し，また，療養上の世話における専門性の認知も進み，職能団体もあることなどから専門職としての認知が広がっている。准看護師はすべての行為を医師や歯科医師，看護師の指示のもとに行うという法的な規定上，準専門職とみなされる場合が多いが，専門的な知識・技術・経験に基づき，最善の看護を提供し，社会に貢献することが期待されている職種であることに変わりはない。その責務を果たすための自律的な自己研鑽が求められている。

A　専門職を支える諸制度

1．看護師等の養成のしくみ

　図 3-3 はわが国の准看護師，看護師資格取得過程と保健師，助産師資格取得への道筋を示している。准看護師の免許を取得するには，中学校卒業後，高校の衛生看護科や准看護師養成所を卒業し，都道府県知事試験に合格する必要がある。また，その後，看護師を目指す場合は，図 3-3 に示すような入学資格を満たして，看護師学校（短大）や養成所の 2 年課程（修業年限 2 年。定時制は 3 年）に進むことで看護師国家試験受験資格を得ることができる。また，実務経験 7 年以上を有する准看護師は通信制の 2 年課程を選択することもできる。

　保健師や助産師の国家試験受験資格は，大学においては看護師の受験資格と同時に取得できる課程があるが，看護師養成課程卒業後 1 年間の養成課程に進学して取得する者もある。この 1 年間の課程には養成所，短大・大学の専攻科・別科，さらに近年は大学院で学ぶ者もある。看護師では養成所や短大，大学，高校の 5 年一貫課程，そして准看護師からの進学課程がある。

　このように，看護師等の資格を得るためのコースは多彩である。編入学のしくみもあるため，新たな資格取得のための選択肢も多い。将来を展望し，自分に合ったコースを選択できるよう準備したい。

2．看護分野の多様化・専門化と資格認定制度

　医療技術の進歩に伴う医療内容の高度化は，多くの疾患の治療に貢献している。その一方で，細分化した専門性を担うために様々な職種が誕生し，その需要も増大している。現在，保健医療に従事している職種は極めて多様であり，いずれの職種も身分法によって業務内容，養成教育，免許が明確にされている。また，業務を行う者の技術水準も定められている。

　看護師などは保健医療関係者のなかで最も多様な役割を担っているが，複雑，高度化する医療への対応や保健医療福祉の連携において，専門領域に特化した能力を有する看護師が求められている。これら専門性の高い看護師に対し，日本看護協会

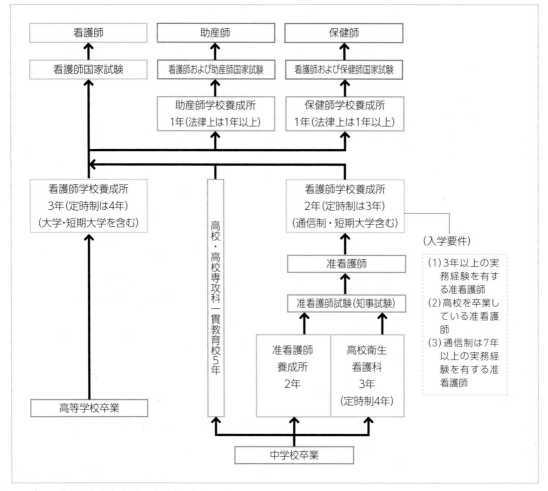

図 3-3 ● 看護従事者の免許取得方法

では，専門看護師の認定を1995（平成7）年度（認定看護師はその1年後）より開始した。表3-3は，専門看護師および認定看護師の分野と人数，そして資格の概要である。

　なお，2014（平成26）年の特定行為研修制度創設を受けて，専門看護師や認定看護師の教育内容が見直され，彼らが特定行為を実施できるように準備されたコースもできている。

3. 看護職と職能団体

　看護職が専門職として社会的に認識・評価されていく過程で，看護職は職能団体を設立し，倫理綱領や業務基準を作成し看護の質の向上を目指すとともに，保健医療福祉全般の諸課題に対して社会的にかかわってきた。日本における中心的な看護職能団体である日本看護協会では，「看護職の倫理綱領」において次のようにうたっている。

表 3-3 ● 専門看護師・認定看護師の分野と人数（2023 年 12 月現在）

専門看護師　分野名	人数	認定看護師　分野名 （A課程）	人数	認定看護師　分野名 （B課程）	人数
がん看護	1083	救急看護	1138	感染管理	548
精神看護	435	皮膚・排泄ケア	1966	がん放射線療法看護	31
地域看護	31	集中ケア	978	がん薬物療法看護	204
老人看護	266	緩和ケア	2450	緩和ケア	205
小児看護	312	がん化学療法看護	1573	クリティカルケア	695
母性看護	93	がん性疼痛看護	722	呼吸器疾患看護	99
慢性疾患看護	274	訪問看護	672	在宅ケア	80
急性・重症患者看護	405	感染管理	3091	手術看護	119
感染症看護	109	糖尿病看護	729	小児プライマリケア	27
家族支援	94	不妊症看護	169	新生児集中ケア	8
在宅看護	126	新生児集中ケア	410	心不全看護	80
遺伝看護	24	透析看護	273	腎不全看護	50
災害看護	39	手術看護	639	生殖看護	2
放射線看護	6	乳がん看護	352	摂取嚥下障害看護	170
合計	3297	摂食・嚥下障害看護	1055	糖尿病看護	243
		小児救急看護	238	乳がん看護	37
		認知症看護	1996	認知症看護	306
		脳卒中リハビリテーション看護	739	脳卒中看護	63
		がん放射線療法看護	368	皮膚・排泄ケア	761
		慢性呼吸器疾患看護	273		
		慢性心不全看護	455		
		合計	20286	合計	3728

・専門看護師：大学院の専門看護師養成課程を修了し，日本看護協会が実施する専門看護師認定審査に合格した者
・認定看護師：6 か月以上の認定看護師養成課程を修了し，日本看護協会が実施する認定看護師認定審査に合格した者

出典／日本看護協会：データで見る専門看護師. https://nurse.or.jp/nursing/qualification/vision/cns/index.html（2024/8/28 閲覧）. 日本看護協会：データで見る認定看護師. https://nurse.or.jp/nursing/qualification/vision/cn/index.html（2024/8/28 閲覧）

> 看護職は，専門職組織に所属し，看護の質を高めるための活動に参画し，よりよい社会づくりに貢献する。

　ここでは，看護職の代表的な専門職能団体として，国際看護師協会と日本看護協会について簡単に述べる。

1 国際看護師協会（International Council of Nurses；ICN）

　イギリスの聖バーソロミュー病院の総看護師長，フェンウィック夫人（Fenwick, E.G.）の提唱によって，看護師の国際的連携のための組織として 1899 年に発足した。本部はスイスのジュネーブに置かれ，4 年に 1 度総会が開かれる。1977（昭

和 52）年の ICN 第 16 回大会は初めてわが国（東京）で開催された。2022（令和 4）年 8 月現在，135 の看護師協会が加盟している（日本看護協会ホームページより）。

2 日本看護協会

わが国最初の看護師の全国組織は，井上なつゑ，萩原タケらが中心となり，全国の日本赤十字社とその出身者によってつくられた看護婦同方会が母体となり，1929（昭和 4）年に設立された日本看護婦協会である。その後，日本帝国看護婦協会へと改組し，1933（昭和 8）年，ブリュッセルにおける ICN 第 7 回大会で ICN 加入を認められ，第 8 回のロンドン大会には井上なつゑが日本代表として出席した。しかしその後，第 2 次世界大戦の戦争責任を問われ除名された。

1946（昭和 21）年，GHQ の指導のもとに日本産婆看護婦保健婦協会（のちに日本助産婦看護婦保健婦協会と改称）が結成され，1949（昭和 24）年の ICN 創立 50 周年記念大会（ストックホルム）で再加入が認められた。その後，保健婦部会，助産婦部会，看護婦部会を統合し，1951（昭和 26）年，日本看護協会と改称，今日に至っている。

B 継続的な能力開発

これまで見てきたように，看護師などは専門職の責務として，また日進月歩する医療の発展に対応するためにも，資格取得後の継続的な能力開発は欠かせない。法律においても，看護師等自身，そして雇用者に対しても，能力開発を実施，支援することを努力義務として課している。

> 看護師等の人材確保の促進に関する法律
> 第 5 条　病院等の開設者等は，病院等に勤務する看護師等が適切な処遇の下で，その専門知識と技能を向上させ，かつ，これを看護業務に十分に発揮できるよう，病院等に勤務する看護師等の処遇の改善，新たに業務に従事する看護師等に対する臨床研修その他の研修の実施，看護師等が自ら研修を受ける機会を確保できるようにするために必要な配慮その他の措置を講ずるよう努めなければならない。（以下略）
>
> 第 6 条　看護師等は，保健医療の重要な担い手としての自覚の下に，高度化し，かつ，多様化する国民の保健医療サービスへの需要に対応し，研修を受ける等自ら進んでその能力の開発及び向上を図るとともに，自信と誇りを持ってこれを看護業務に発揮するよう努めなければならない。

1. 新人看護職員研修制度

上記の法律に従い，2010（平成 22）年から，新人看護職員に対する研修制度も努力義務化された。新人看護職員に対する研修は規模の大きな病院ではすでに行われていたが，小規模の診療所や新人があまり入職しない施設では体系化されていな

いこともあった。この制度により，すでに研修を行っている施設が近隣の施設の新人にも研修を提供するなど，すべての新人が研修を受けられるしくみが整いつつある。また，入職後1年以内に獲得すべき実践能力が示された（厚生労働省：「新人看護職員研修ガイドライン」2011［平成23］年）。

2．キャリア開発

　看護師などが能力開発を継続することは不可欠だと述べたが，目的なく学習を続けることは時に困難である。そこで看護界では，多様なキャリア開発のしくみが整えられている。なお，キャリア開発とは，日本看護協会によれば「個々の看護職が社会のニーズや各個人の能力および生活（ライフサイクル）に応じてキャリアをデザインし，自己の責任でその目標達成に必要な能力の向上に取り組むことである。また，一定の組織の中でキャリアを発達させようとする場合は，その組織の目標を踏まえたキャリアデザインとなり，組織はその取り組みを支援するものである」[1]。

　このキャリア開発システムとして多くの病院で導入されているのがクリニカルラダー，もしくはキャリア開発ラダーというしくみである。ラダーとは「はしご」を意味し，目標とする職位や資格に向かって，1段1段上っていく段階を意味する。段階を1つ上るためにはその施設が定めた一定の研修や臨床経験を積む必要がある（図3-4）。

　クリニカルラダーは1960年代にアメリカで広まり，1980年代にわが国でも導入され，多くの病院が独自のクリニカルラダーを運用してきた。2016（平成28）年，日本看護協会は，領域や働く場にとらわれず活用可能な標準化されたクリニカルラダー（看護師のクリニカルラダー）を公表し，病院だけでなく高齢者介護施設など，様々な施設での活用が進んでいる[2]。

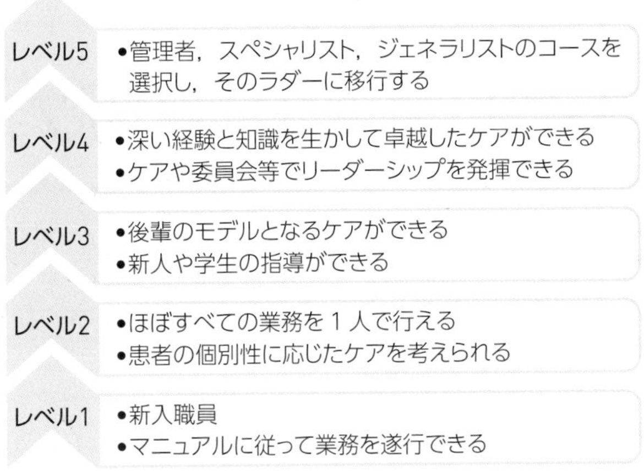

レベル5 ・管理者，スペシャリスト，ジェネラリストのコースを選択し，そのラダーに移行する

レベル4 ・深い経験と知識を生かして卓越したケアができる
・ケアや委員会等でリーダーシップを発揮できる

レベル3 ・後輩のモデルとなるケアができる
・新人や学生の指導ができる

レベル2 ・ほぼすべての業務を1人で行える
・患者の個別性に応じたケアを考えられる

レベル1 ・新入職員
・マニュアルに従って業務を遂行できる

図3-4●クリニカルラダーのイメージ

表 3-4 ● インターネット上で収集した現任教育プログラム情報（2013 年 7 月現在）

大分類	中分類	件数	大分類	中分類	件数
資格や 役割取得	厚労省規定の資格	120	組織役割遂行 能力	労務管理	118
	職能団体認定の資格	218		経営管理	45
	学会認定の資格	8		人材育成	577
	その他	10		ケアシステム	68
看護実践	領域別	1096		組織の基盤づくり	310
	疾患別	306	セルフマネジ メント	自己研鑽	370
	記録関連	149		専門職の基盤づくり	508
	看護技術関係	1010	合計		4913

資料／小山田恭子，他：研修履歴情報の活用に関する研究（井部俊子，他：社会保障と税の一体改革に向けた新たな看護職員確保対策に関する研究報告書），2014，p.68.

3. 継続教育

　キャリア開発を行ううえで，継続教育は欠かせない。継続教育とは，看護師などの免許を取得した者を対象とした教育全般であり，大学院などで実施され，学位取得につながる「卒後教育」と，勤務先や学会，職能団体などで提供される「現任教育」が含まれる。

　看護師などの継続教育の機会は極めて多く，自身のキャリアデザインに沿って必要な学習を積みやすい環境にある。表 3-4 は，インターネット上で入手できる研修情報の一覧である。このほかにも，都道府県看護協会がそれぞれ毎年 30 以上の研修を開催している。また近年は，IT を活用したオンデマンド研修も増え，時間や場所を選ばずに学べる環境が整っている。就職先で自分が望む現任教育があまり実施されていないとしても，研修場所や期間も様々なプログラムが豊富にあるため，積極的に活用したい。

Ⅳ 看護職としての国際協力

　本章第Ⅰ節で述べたように，職業としての看護の本質は，人々がより幸福な健康生活を営めるように援助し，社会全体の幸福度を高めることに貢献することである。ここでいう社会とは，当然世界全体を含むものであり，看護職が国際協力を行っていくことはその役割の一部といえる。

　わが国においても看護は人手も足りず，内容が充足されているとはいえないが，世界には上下水道や電気といったライフラインですら不十分であり，医師や看護師，薬やベッドなどの医療資源が不足している国がたくさんある。そうした国々では看

護職の教育制度も整っていない場合も多い。医療の先進国であるわが国は医療そのもの，そして医療者の育成など，様々な形で世界の医療の発展に貢献してきている。また，貢献の形は現地への人材派遣や資金援助，研修生の国内受け入れなど様々である。本節では，看護職が参加している国際協力の例として，いくつかの組織の活動内容を見ていく。

1．国際協力機構

　独立行政法人国際協力機構（Japan International Cooperation Agency；ジャイカJICA）は，日本の政府開発援助（ODA）を一元的に行う機関として，開発途上国への国際協力を行っている機関である。現在は子どもの健康，妊産婦の健康の向上，感染症対策を中心にプロジェクトを立ち上げ活動している。具体的には予防接種の実施，病院のない山岳部や貧困地区などでの診療，住民への健康教育などの医療資源の提供を行っている。また，現地の専門家と共に保健行政システムの整備を図り，看護師などの養成制度の立ち上げを行うなどの保健医療システムの強化のための活動も行っている。なお，青年海外協力隊はJICAの事業の一つである。

2．日本赤十字社

　日本赤十字社は，1877（明治10）年設立の博愛社を前身に1887（明治20）年に誕生した。現在，世界192の国や地域にある赤十字社，赤新月社のネットワークの一員として，国内外の災害救護を行っている組織である。国際活動としては，自然災害や紛争によって健康被害を受けた人を救援するための人材派遣や，復興支援などを行っている。また，日本赤十字社関連の大学では，必修科目として災害看護を教授するなど，国内の人材育成にも力を入れている。

3．その他

　非営利組織（Non-Profit Organization；NPO），非政府組織（Non-Governmental Organization；NGO）などの組織では，それぞれの組織が独自の目的と活動方針に基づいて，草の根的な活動から国のしくみにかかわることまで，多様な社会貢献活動を行っている。

　その一例として「特定非営利活動法人シェア＝国際保健協力市民の会」は，1983（昭和58）年に任意団体として発足して以来，カンボジア，東ティモールなどの途上国における地域保健活動などを行っている[3]。シェアでは医療活動を行うだけでなく，住民自らが主体的に地域の問題に取り組み解決するしくみづくりを重視している[4]。

文献
1）日本看護協会：継続教育の基準 Ver.2，2012，p.4.
2）日本看護協会：看護師のクリニカルラダーの開発.

3）SHARE ホームページ. http://share.or.jp/share/org/outline/index.html（最終アクセス日：2016/10/12）
4）柳澤理子編著：国際看護学；看護の統合と実践，ピラールプレス，2015，p.106-114.

本章の参考文献
・厚生労働省：新たな看護のあり方に関する検討会中間まとめ，平成14年9月6日.
・国際協力機構：JICAの保健分野の協力；現在と未来，2013年9月. http://www.jica.go.jp/activities/issues/health/
ku57pq00000naiyq-att/positionpaper.pdf（最終アクセス日：2016/5/1）

学習の手引き

1. 保健師助産師看護師法における看護の規定を調べる。
2. 准看護師の役割をまとめてみよう。
3. 専門職を支える制度をまとめてみよう。

第3章のふりかえりチェック

次の文章の空欄を埋めましょう。

1 療養上の世話と診療の補助

　療養上の世話とは，療養中の患者または褥婦に対して，医学，看護学の ___1___ および技術を用いて，自らの判断で行いうる行為のことであり，診療の補助とは，___2___ または歯科医師が患者を診断・治療する際に行う ___3___ のことをいう。

2 准看護師免許

　准看護師の免許を取得するには，中学校卒業後，高校の衛生看護科や ___4___ を卒業し，___5___ に合格する必要がある。

　准看護師免許取得後に看護師を目指す場合は，看護師学校（短大）や養成所の2年課程（定時制の場合は3年課程）に進むことで ___6___ を得ることができる。

■ 看護概論：第2編　看護提供を取りまく環境・システム

第 **4** 章 健康を守る保健医療福祉のしくみと看護

▶ **学習の目標**
- ●保健医療福祉のしくみについて理解する。
- ●保健医療福祉施設の種類と役割について学習する。
- ●地域における多職種連携について学習する。
- ●保健医療福祉対策について学習する。

　わが国の保健医療福祉は，税金の負担が高いが様々な保健医療福祉サービスが少ない負担で受けられる高負担高福祉型の北欧諸国や，税金の負担は少ないが，ほぼすべてのサービスを自費で賄わなければならない低負担低福祉型のアメリカなどと比較し，中負担中福祉型のしくみといわれている。さらにわが国は，国民皆保険^{かいほけん}制度や介護保険制度など，世界に先駆けて様々な制度を構築し，質の高い保健医療福祉サービスを実現してきた。

　しかし，世界が経験したことのない超高齢社会のなか，近年さらなる保健医療福祉制度の改革が求められている。本章では，現行の諸制度を紹介しつつ，近年の制度改革の動きを見ながら，それらの制度に看護職者がどのようにかかわっているのかを簡単に紹介する。

Ⅰ 保健医療福祉のしくみ

A 保健制度

1. 世界保健機関の指針

　世界保健機関（World Health Organization；WHO）は，「すべての人々が可能な最高の健康水準に到達すること」を目的として設立された国連の専門機関である。1948年の設立以来全世界の人々の健康を守るため，広範な活動を行っている。現在の加盟国は194か国であり，日本は1951（昭和26）年に加盟した。

●**プライマリヘルスケア**　1978年に出されたアルマ・アタ宣言以降，保健の目的は

疾病の予防からプライマリヘルスケア（primary health care；PHC）という考え
方による健康増進へと広がった。プライマリヘルスケアとは，病気の予防と健康増
進を重視し，セルフケアによる個人レベルで住民の健康管理を推進していこうとい
う考え方である。

●ヘルスプロモーション　さらに 1986 年，カナダのオタワで健康増進に関する国際
会議が開かれ，「ヘルスプロモーションに関するオタワ憲章」が採択された。ヘル
スプロモーション（health promotion）とは，人々が自らの健康をコントロールし，
改善することができるようにするプロセスであると定義される。健康の前提条件と
して，平和，教育，食料，環境などの安定した基盤が必要であるなど，社会的環境
の改善を含んだものとなっていた。

　こうした WHO の指針は日本の保健制度に大きな影響を与えている[1]。

2. 日本の衛生行政

　日本の衛生行政は，明治から大正期のコレラや結核などの感染症から社会を守る
社会防衛の時代から，昭和初期の戦争を背景に，国民の体力や体格の向上を中心と
した時代を経て，第 2 次世界大戦後の日本国憲法に基づき，社会福祉，社会保障，
公衆衛生の向上および増進に努める，いわばヘルスプロモーションを理念とするも

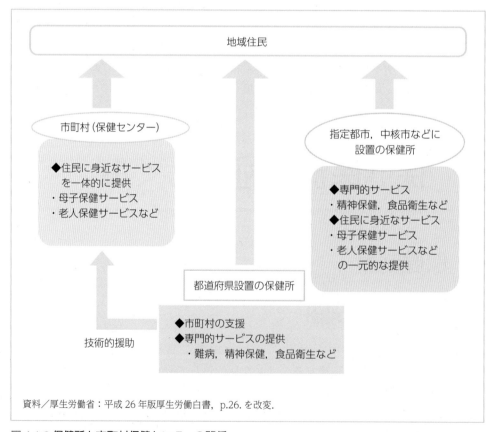

資料／厚生労働省：平成 26 年版厚生労働白書，p.26. を改変.

図 4-1 ● 保健所と市町村保健センターの関係

のに変化してきた。

●**保健所と市町村保健センター**　こうした流れのなかで，1937（昭和 12）年の「（旧）保健所法」の制定により誕生した「保健所」は衛生行政の中心となり，その時々の行政の方針に従い，様々な役割を果たしてきた。また，近年では数次にわたる国民健康づくり対策の一環として，住民に向けた直接的な保健サービスの需要が増えたことから，1994（平成 6）年改正の地域保健法（「（新）保健所法」［昭和 22 年制定］の改正）において市町村ごとに「市町村保健センター」が設置されることが定められた。市町村保健センターでは乳幼児健診や栄養相談，老人保健サービスなど，地域の住民に身近で利用頻度の高い保健サービスが一体的に提供されることとなった。一方，保健所は地域保健における広域的，専門的，技術的拠点としての機能を強化した。保健所は都道府県，指定都市，中核市，その他政令で定める市，特別区に設置され，都道府県に設置される保健所は，市町村の地域保健対策に関し助言や援助を行うこととされた。

　保健所と市町村保健センターの関係を図 4-1 に示す。

B 日本の医療制度

1．国民皆保険制度

　わが国では国民が何らかの種類の社会保険に加入することが義務づけられている。これは国民皆保険制度とよばれ，1961（昭和 36）年に実現している。それまでは，保険に未加入の人も多く，医療費が支払えないため十分な治療が受けられないことも多かった。これを解消するため，相互扶助により，国民全員が保険料を負担し，けがや病気で治療が必要となったときに一部負担金のみで医療が受けられる医療保険制度が誕生したのである。医療保険の種類は図 4-2 に示した。

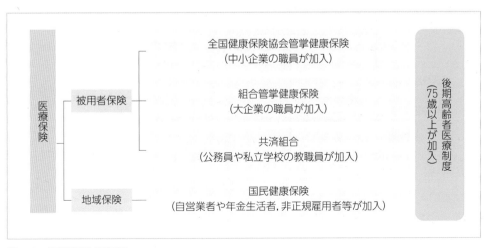

図 4-2 ● 医療保険の種類

２．医療保険のしくみと診療報酬制度

　　医療保険のしくみは，図4-3に示した保険診療の概念図を見ると理解できる。

●**医療保険**　被保険者は「患者」であり，保険者は「患者本人または親などが健康保険料を払っている健康保険組合」である。診療サービス（療養給付）とは，患者が病院・診療所で受けた治療・検査・処置・看護などである。

　　審査支払機関とは，「被用者保険では社会保険診療報酬支払基金，国民健康保険では国民健康保険団体連合会」である。審査支払機関は，病院で実施した検査や処置・薬などが妥当であったかどうか，法律で定められているとおり正しく請求されているかどうかを審査する。その結果，正しければ保険者（健康保険組合など）に審査分の診療報酬を請求し，保険者は審査支払機関に請求金額を支払う。審査支払機関は，支払われた金額を保険医療機関（病院・診療所など）に支払うというしくみである。

●**診療報酬制度**　診療報酬とは，医療処置別に規定された価格のことであり，国が定価を定めている。初診料，入院料，指導管理料，在宅療養指導管理料，在宅患者訪問看護・指導料，投薬料，処置料などが点数表で示されている。1点は10円に換算される。なお，診療報酬は2年に1度改定される。

　　今日，患者の支払う医療費は高騰し，患者や家族の負担はもとより，国民が支払う保険料の負担も大きい。患者の身近におり，診療報酬を財源として給与が支払われる看護師などは，いったい患者がどれくらい医療費を支払うのか，個人の経済的負担はどれくらいなのかに常に関心を払いながら，早期回復に向けてケアすることが大切である。

　　なお，生命保険や個人年金保険は個人が任意で加入する民間保険であり，社会保険ではない。

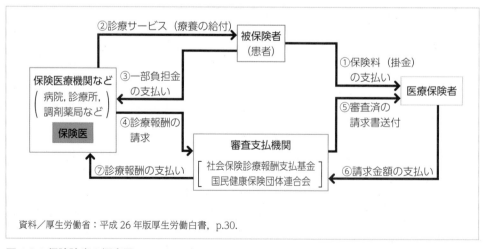

資料／厚生労働省：平成26年版厚生労働白書，p.30.

図4-3 ● 保険診療の概念図

C　保健医療システム

　システムとは，相互に関連している事柄の有機的なつながりの総体である。一定の機能をもつ複数の部分（サブシステム）が何らかの関係をもって連結されており，全体としての目的を達成するように統合されている場合に，その集合をシステムとよぶ。保健活動（ヘルスケア）と医療活動（メディカルケア）がその目的を効率的に達成するには，その役割や機能がニーズの量と質に応じて効率的に配置され，それぞれが有機的に連携しなければならない。このしくみのことを保健医療システムとよぶ。

　従来は診療所や病院を起点にとらえられてきた医療活動だが，近年の在宅医療の推進に伴い，今後は自宅やサービス付き高齢者向け住宅などの居宅単位を起点に，市町村単位，都道府県単位から，地方ブロック単位，国単位へと拡大させて考えることが必要となっている。

● **情報通信技術**　システム全体が円滑に機能していくためには，医療・保健関係者と行政相互の円滑なコミュニケーションが必要である。近年の情報通信技術（information and communication technology；ICT）を用いた情報管理システ

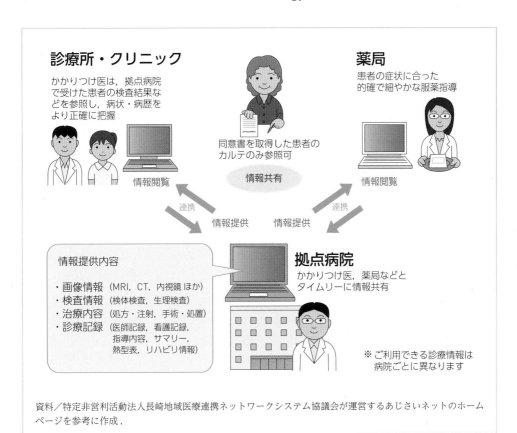

図 4-4 ● ICT を活用した医療連携の例

ムの発達は，このコミュニケーションを飛躍的に増加させた。病院を受診した患者の検査データなどの健康情報がクラウドシステムに入れられ，かかりつけの診療所医師や訪問看護師など，許可を得た関係者が必要なときにそのデータをパソコンやスマートフォンで閲覧<rt>えつらん</rt>できる。また，逆に診療所医師が患者の画像を専門医に送信し，適切な診断につなげる。こうした双方向の情報交換と連携により，タイムリーに適切な医療を提供できるしくみが全国各地で開発されつつある。図4-4は，長崎県で2004（平成16）年から先駆的に運用中のICTを活用した地域医療連携の例である。

Ⅱ 保健医療福祉施設の種類と役割

A 保健施設

保健施設とは，健康な集団，個人に対して，疾病予防や疾病の早期発見，健康の保持・増進に関する啓蒙活動などを展開している施設で，地方・国の行政機関が中心となった社会的な事業として実施されており，次のようなものがある。

1. 保健所

保健所は疾病の予防，健康の保持・増進，環境衛生など，公衆衛生活動の第一線機関として，地域住民の生活と健康に直結した仕事を行っている。1994（平成6）年に改正された地域保健法において保健所に関する規定が整備され，地域保健の広域的・専門的・技術的拠点として機能が強化された。併せて，保健・医療・社会福祉の有機的な連携を図る観点から，保健所の所管区域を見直し，規模の拡大が図られることになった。

保健所は業務として，地域保健に関する思想の普及・向上，地域保健に関する統計，栄養の改善や食品衛生，住宅や上・下水道などの環境衛生，医事および薬事，保健師事業，公共医療事業の向上・増進，母子保健・老人保健，歯科保健，精神保健，難病その他特殊な疾病により長期療養を必要とする者の保健，エイズ・結核などの疾病予防，衛生上の試験・検査，その他地域住民の健康保持などに関する事項につき企画，調整，指導およびこれらに必要な事業を行うこととしている。2024（令和6）年4月1日現在，全国で468か所設置されている。

2. 市町村保健センター

市町村保健センターは地域住民に対し，健康相談，保健指導および健康診査その他地域保健サービスを総合的に行い，市町村レベルでの健康づくりを推進する拠点

である。2024（令和6）年4月1日現在，2422か所設置され，乳幼児健診など様々な事業で保健師や看護師が活躍している。

3. 精神保健福祉センター

　精神保健福祉センターは，地域における精神保健福祉活動を技術面から指導，援助することを目的に，都道府県に設けられたものである。2023（令和5）年現在，全国に69か所設置されている。職員構成として，多くの都道府県で保健師，看護師の配置が望ましいと定めている。

4. 学校保健室

　学校保健室は，学童の健康管理および健康教育を行い，健康に対する知識の普及，生活習慣の形成，体位向上のための積極的な活動，そのほか，病気やけがの応急処置，健康診断の補助を行う。ここでは養護教諭免許をもつ看護師などが活躍している。

5. 健康管理室

　健康管理室は，事業所の労働衛生，産業保健の分野を受け持つ。すなわち労働環境整備，作業時間管理，有害業務従事者の健康管理，健康診断などを行い，労働者の健康の維持・増進指導，健康教育などを企画・実施する。衛生管理者などとして保健師や看護師が活躍している。

6. 母子健康包括支援センター

　母子健康包括支援センター（子育て世代包括支援センター）は，妊娠，出産，育児に関しての保健指導のほか，助産を行う施設として市町村単位に設置された母子健康センターの役割を拡大する形で，2017（平成29）年に法定化されたしくみである。妊娠期から子育て期までの切れ目のない支援を提供し，妊娠や子育ての不安や孤立，児童虐待のリスクを早期に発見し対応することを目的としている。ここでは，保健師，助産師などが活躍している。

B　医療施設

　医療施設とは，健康障害を抱えた人々が適切な医療・看護サービスを受けて，健康回復を図るための施設をいう。臨床医学，臨床看護が行われる場ともいえる。治療だけでなく，疾病の予防・早期発見のための活動や社会復帰を早めるための機能訓練設備もあり，リハビリテーション活動も行われている。医療施設には以下のものがある。

1. 診療所

　　診療所とは，医療法の定めるところにより「患者を入院させるための施設を有しないもの又は19人以下の患者を入院させるための施設を有するもの」（第1条五の2）をいう。医師や歯科医師が中心になって診断，治療，保健指導が行われている。入院のためのベッドのないものを無床診療所，19床までのベッドをもつものを有床診療所という。地域社会で「〜医院」という名称がよく用いられ，家庭医的存在として親しまれている。

　　診療所は一般診療所と歯科診療所に分類できる。歯科診療所では歯科医師を中心に歯科衛生士，歯科技工士が治療に携わっている。

2. 病院

　　医療法第1条の五に「『病院』とは，医師又は歯科医師が，公衆又は特定多数人のため医業又は歯科医業を行う場であつて，20人以上の患者を入院させるための施設を有するものをいう。病院は，傷病者が，科学的でかつ適正な診療を受けることができる便宜を与えることを主たる目的として組織され，かつ，運営されるものでなければならない」と定義されている。

　　病院の多くは一般病院と称されるが，医療法上はそれ以外に地域医療支援病院，特定機能病院，精神科病院，結核病院があり，これらの病院はそれぞれ次のような条件を有する必要がある。

●**地域医療支援病院**　国，都道府県・市町村，特別医療法人，公的医療機関，医療法人，学校法人などが開設する病院で，以下のような条件を備えていること，そして都道府県知事の承認が必要である。

> ①紹介患者に対する医療を提供。
> ②施設の共同利用の実施。
> ③24時間救急医療の提供。
> ④地域の医療従事者に対する研修の実施。
> ⑤200人以上の患者を入院させるための施設を有する。

●**特定機能病院**　次のような要件を満たし，厚生労働大臣の承認を得た病院が特定機能病院と名乗ることができる。

> ①高度の医療を提供する能力がある。
> ②高度の医療技術の開発および評価を行う能力がある。
> ③高度の医療に関する研修を行う能力がある。
> ④内科，外科，精神科，小児科，整形外科，脳神経外科，眼科，皮膚科，婦人科，
> 　産科，耳鼻咽喉科，放射線科，歯科および政令（医療法施行令）で定める診療科
> 　のうち16以上の診療科を含む。

> ⑤ 400 人以上の患者を入院させるための施設を有する。
>
> ⑥適切な人員・施設・構造・設備を有する。

● **精神科病院**　精神病床のみを有する病院。

● **結核病院**　結核病床のみを有する病院。

● **医療資源の適正活用**　病院の病床は「一般病床」「療養病床」「精神病床」「感染症病床」「結核病床」に分けられる。精神科病院や結核病院以外は，複数の病床機能を有する場合が多い。ちなみに，重症患者を受け入れる ICU（intensive care unit）や，終末期の患者を受け入れ，積極的な治療ではなく症状の緩和を行う緩和ケア病棟などは「一般病床」に分類される。

どのような病床をどれだけ有するかは病院がそれぞれ決めているが，医療資源の適正活用を目指して，2014（平成 26）年の第 6 次医療法改正に伴い，一般病床と療養病床を有する病院，診療所はそれぞれの病床の機能や提供する医療の内容を都道府県に届け出ることが義務化された。

3. 介護老人保健施設

1986（昭和 61）年の老人保健法（現行「高齢者の医療の確保に関する法律」）の改正により創設された施設である老人保健施設が，介護保険法の施行に伴い，その規定が同法に移行した結果，名称が変更になったものである。

病院と特別養護老人ホームの中間的な施設に位置づけられ（以前は「中間施設」とも呼称された），要介護の高齢者の自立を支援し，家庭への復帰を目指すもので，看護・医学管理のもとにおける介護および機能訓練その他必要な医療と日常生活上の世話を行う。明るく家庭的な雰囲気をもち，地域と家庭との結びつきを重視している。

4. 助産所

医療法において助産所とは，「助産師が公衆又は特定多数人のためその業務を行う場所をいう」（第 2 条）と定義され，「妊婦，産婦又はじよく婦 10 人以上の入所施設を有してはならない」（第 2 条 2）と規定されている。つまり，9 人以下の妊婦，産婦，褥婦を入所させるための施設で，助産師が正常分娩を扱う場所である。助産師は妊娠中の指導，出産の介助，新生児の育て方，家族計画に至るまで一貫した指導を行っている。一方，あらかじめ嘱託医と連携し，異常分娩に際しては速やかな対応ができるような体制をつくることが義務づけられている。

5. 訪問看護ステーション

訪問看護ステーションは健康保険法と老人保健法に基づき設置されたもので，2000（平成 12）年から始まった制度である。その事業は病気や障害をもつ利用者が可能な限り住み慣れた住まいで，その能力に応じた生活を営むことができるよう

に，その療養生活を支援し，心身の機能の維持回復を目指すものであることを目的としている。訪問看護ステーションには看護師だけでなく，理学療法士，作業療法士，言語聴覚士が所属している場合もある。職員の専門性に応じて医療処置や療養上の世話だけでなく，ターミナルケアやリハビリテーションなど様々なサービスを利用者の住まい（自宅，グループホームなど）に訪問して提供している。

C 社会福祉施設

国民の健康で文化的な最低限度の生活の保障と公衆衛生の向上および増進を目的として，社会福祉と社会事業を行う施設を社会福祉施設という。

その主なものとして，以下がある。かっこ内は設置の根拠となる法律である。

①老人福祉施設（老人福祉法）
老人デイサービスセンター，老人短期入所施設，養護老人ホーム，特別養護老人ホーム，軽費老人ホーム，老人福祉ホーム，地域包括支援センターなど

②保護施設（生活保護法）
救護施設，更生施設，医療保護施設，授産施設，宿所提供施設

③児童福祉施設（児童福祉法）
助産施設，乳児院，母子生活支援施設，保育所，児童厚生施設，児童養護施設，知的障害児施設，盲ろうあ児施設，肢体不自由児施設，重症心身障害児施設，児童自立支援施設，児童家庭支援センターなど

④母子福祉施設（母子及び父子並びに寡婦福祉法）
母子・父子福祉センター，母子・父子休養センター

⑤障害者支援施設（障害者総合支援法）
地域活動支援センター，福祉ホーム，肢体不自由者更生施設，視覚障害者更生施設，聴覚・言語障害者更生施設，内部障害者更生施設，身体障害者療護施設，身体障害者授産施設など

⑥婦人保護施設（売春防止法・配偶者暴力防止法）

⑦その他の社会福祉施設等
授産施設，宿泊提供施設，無料定額診療施設，隣保館，有料老人ホーム，老人憩の家，へき地保育所など

Ⅲ 地域における多職種連携

A 地域包括ケアシステム

1. 地域包括ケアシステムとは

　地域包括ケアシステムは，そもそもは 2011（平成 23）年の介護保険法の改正時に打ち出された方針の一つである。要介護状態となった高齢者が住み慣れた地域で自分らしい暮らしを人生の最後まで続けることができるよう，住まい・医療・介護・予防・生活支援が一体的に提供されるしくみである（第 1 編図 5-3 参照）。

　厚生労働省の現在の具体的取り組みは表 4-1 のとおりである。

2. 地域包括ケアシステムまでの歴史と目的

●社会的入院の増加と在宅ケアへの期待　高度経済成長期以前の日本では，高齢者の介護はもっぱら家族によって担われており，人々は医師の往診を受けながら自宅で亡くなるのが普通であった。しかし，高度経済成長は地方から大都会に家族を分散させ核家族化を進めた。また，女性の社会進出も増え，介護を家庭で引き受ける人も場所（部屋）も時間もなくなった。そのため，病院が一部老人ホームの代替施設となるような現象（社会的入院）が起こり，病床や医療費が増加した。しかし，高齢者の増加に比例した病床数や医療費の財源確保が限界になり，それに代わるものとして，介護老人保健施設が創設されることに加え，在宅ケアが注目されてきた。

　在宅ケアとは，障害をもつ人や高齢者が自宅で生活を継続できるように提供されるケアのことであり，その在宅ケア推進の目標は，住み慣れたわが家や地域ででき

表 4-1 ● 地域包括ケアシステムの取り組み

	取り組み
住まい	・高齢期になっても住み続けることのできる高齢者の住まいの整備（国土交通省と連携） ・一定の基準を満たした有料老人ホームと高齢者専用賃貸住宅を，サービス付高齢者向け住宅（サ高住）として「高齢者の居住の安定確保に関する法律」に位置づけ
医療	・24 時間対応の在宅医療，訪問看護やリハビリテーションの充実強化 ・介護職員による痰の吸引などの医療行為の実施
介護	・特別養護老人ホームなどの介護拠点の緊急整備 ・24 時間対応の定期巡回，随時対応サービスの創設など在宅サービスの強化
予防	・できる限り要介護状態とならないための予防の取り組みや自立支援型の介護の推進
生活支援	・一人暮らし，高齢夫婦のみの世帯の増加，認知症の増加を踏まえ，様々な生活支援サービス（見守り，配食などの生活支援や財産管理などの権利擁護サービス）を推進

る限り長く生活できるようになることにある。

●**高齢化対策**　こうした高齢化社会に向けた対策として，1989（平成元）年にゴールドプラン（高齢者保健福祉推進十か年戦略）が，1994（平成6）年に新ゴールドプラン（新・高齢者保健福祉推進十か年戦略）が，1999（平成11）年にゴールドプラン21（今後5か年間の高齢者保健福祉施策の方向）が策定された。2000（平成12）年の介護保険制度の導入を踏まえ，地域における介護サービスの充実（介護予防，生活支援）を推進することにより，高齢者の尊厳の確保や自立支援を図り，多くの高齢者が健康で生きがいをもって参加できる社会をつくることを目的とした。

●**2025年問題**　このように高齢化対策は30年以上前から取り組まれてきたが，近年では少子化の進行や女性の社会進出などに伴い，医療や介護のニーズは多様化，複雑化している。さらに，団塊の世代が75歳以上となる2025（令和7）年は，高齢社会のピークといわれ，現状の保健医療システムのままでは病院や医療従事者が不足し，医療が破綻すると考えられている（2025年問題）。

　そこで，地域における保健医療福祉をさらに推進するものとして，2014（平成26）年に「地域における医療及び介護の総合的な確保を推進するための関係法律の整備等に関する法律」が成立した。この法律により，医療と介護の連携強化，地域包括ケアシステムの構築を目指して政策が展開されている。

B　多職種連携とは

　多職種連携とは，ケアにかかわる多種多様な専門職が，ケアの受け手に関する情報を円滑に共有しながら，ケアの目的・全体像を把握し，それぞれの専門性に基づいた役割分担と連携をすることである。効率的で質の高いケアを包括的に提供することがその目標となる。地域包括ケアシステムでは，医療専門職，福祉専門職，行政担当者などの多職種連携があって初めて成立するシステムといえる。

●**医師中心から患者中心の医療へ**　かつて，医療は医師をピラミッドの頂点とした階層型の組織で行われ，患者はもちろんのこと，看護師なども医師の指示を適切に実施することが役割だと考えられていた。そのため，各専門職はそれぞれ指示された役割を果たすことに注力し，各職種間で連携をするという意識に乏しかった。

　しかし，専門分化が進み過ぎ，それぞれの専門性のはざまで見過ごされた課題がミスや問題の悪化の頻発につながったため，専門職間の連携の必要性が認識されるようになった。

　また，患者中心の医療が主流となりつつあり，実施する医行為の決定についても指示や判断は従来どおり医師が行うが，最終的にそれを受け入れるか否かは患者の判断と責任であり，医療者は患者が納得のいく判断ができるように適切に支援し，患者の決定を実現できるよう専門性を生かしてかかわる。こうした考え方の変化は，各専門職が医師の指示を待つのではなく，主体的にその専門性を発揮することを促

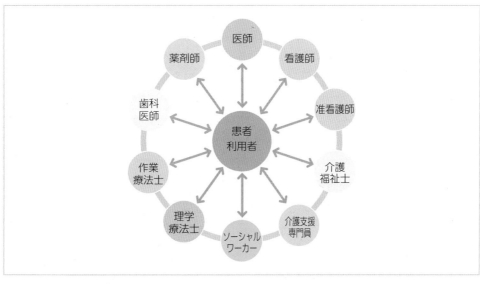

図 4-5 ● 多職種連携の例

した。それに伴い，ほかの職種の専門性を理解し，連携し合う必要性も高まった。

●**医療提供の場の拡大**　医療提供の場が病院から在宅へと広がるなかで，介護職など
の福祉職や訪問看護師，地域包括支援センターといった新たな職種，異なる組織に
属する専門職と共に 1 人の患者のケアを行うケースが増えている。

　こうしたことから，現代では質の高い多職種連携と，それを基盤とするチーム医
療がますます重要となってきている（図 4-5）。

●**福祉職**　ここで，福祉職について簡単に述べる。福祉職は，高齢者・障害者・児童・
生活困窮者・地域などを対象とした社会福祉施策全般に携わるほか，保健医療分野
でも必要に応じ支援活動を行っている。主な職種には，社会福祉士，介護福祉士，
精神保健福祉士，ソーシャルワーカー，児童相談員，生活相談員などがある。

　地域包括ケアシステムでは，在宅介護を担う福祉サービスと保健医療サービスと
が連携し，保健医療福祉チームとして，医療施設，福祉施設，各種相談所，在宅な
どで地域に暮らす療養者を切れ目なく連携しながら支援していく体制を目指してい
る。

C　質の高い多職種連携の方策

　質の高い多職種連携には，各職種間の相互理解と相互尊重，そしてこまめなコミ
ュニケーションが不可欠である。専門職はそれぞれ，その職種特有の教育を受け，
独特のものの見方を身につけ，用いる専門用語も異なる。たとえば「患者情報」と
いっても，職種ごとに用いる情報リストは異なっている場合が多い。

　そのため，効果的な多職種連携には，情報共有のルールやツールをもつことと，
意見交換の場を定期的にもつことが必要となる。

●**電子カルテの活用**　最も共有すべき情報は，患者の総合的な診療記録である。以前は記録といえば看護記録，医師の診療録など，職種ごとにあり，意図的に情報収集しない限り，互いがどのような情報をもち，それをどのように解釈しているのかを知ることは困難であった。現在は，電子カルテのように記録の電子化が進み，1患者1記録のしくみを整えている施設も増えた。そうした施設では，各職種が収集した情報やその解釈を時系列に記録していくことで，職種の垣根を越えて情報を共有でき，患者の情報も多彩な視点から得ることができるようになっている。

　在宅医療でも，患者の居宅に連絡ノートが置かれ，訪問看護師，介護福祉士，介護支援専門員などが随時記録を行うことで，情報が共有されている。ICTを使えば，この連絡ノートが電子データとしてサーバー上のクラウドシステムにおかれ，時と場所を選ばず記録や閲覧，メッセージ送信による直接的な指示，相談などができるようになっている。

●**ケースカンファレンスやサービス調整会議の活用**　効果的な多職種連携のもう一つの鍵は意見交換の場である。施設内ではケース（ケア）カンファレンス，地域ではサービス調整会議などの形で開催されることが多い。カンファレンスでは，1人の患者や利用者の治療やケアの目標を共有し，その実現のための役割分担や具体的方策を話し合うことなどを目的とすることが多い。また，様々な問題が発生したときに，その問題解決の方策を検討するために開かれることもある。

　カンファレンスによって，ケアの方針決定や，問題解決の方策の発見など，主目的に応じた成果が得られる。それ以上に，記録などの文字だけでは得られない他職種のものの見方や考え方，ケアへの思いなどを知ることにより，相手に対する信頼感を獲得することができる。いわゆる「顔の見える関係」になり相手を信頼できると，異なる考え方も受け入れやすく，理解もしやすくなり，その後のコミュニケーションが容易になる。加えて，他職種の専門性への理解が深まり，役割分担もより有機的で質の高いものになるなど，チーム力の向上にもつながる。

D 保健医療福祉チームのなかの看護職の役割

　保健医療福祉サービスを提供する専門職には，表4-2にあげるものがある。
●**チーム医療のメリット・デメリット**　多職種連携によるチーム医療の利点は，複数の専門家が協同して治療やケアにかかわり，異なる視点から患者のニーズをとらえ多面的に支援できることである。また欠点は，業務の細分化や複数の視点がうまく連携しなかった場合に，医療ミスやケアの過不足を生むことにつながり，質の低い医療となることである。

　したがって，チーム医療が真に有効に機能するには，そこにかかわる専門職一人ひとりがメンバーとしての役割や責任を自覚して医療活動に取り組むとともに，十分なコミュニケーションと目標の共有によって，それぞれの専門職種が最も能力を発揮できるしくみをつくり出すことが必要である。

表 4-2 ● 主な保健医療福祉関連従事者

職種	免許付与者	業務
医師	厚生労働大臣	医療（診断・治療），保健指導を司り，公衆衛生の向上・増進に寄与し，国民の健康生活を確保する
歯科医師	厚生労働大臣	歯科医療および保健指導を行う
保健師	厚生労働大臣	保健指導に従事する
助産師	厚生労働大臣	助産のほか妊婦，褥婦，新生児の保健指導を行う
看護師	厚生労働大臣	公衆衛生の普及向上を図ることを目的に病人，褥婦，高齢者の日常生活援助と診療の補助や健康生活指導などを行う
准看護師	都道府県知事	医師，歯科医師，看護師の指示を受けて看護師と同じ業務を行う
薬剤師	厚生労働大臣	医薬品の調剤，交付，保存に関する業務を行う
栄養士	都道府県知事	栄養指導を行う資格をもち，学校，病院，保健所，事業所などで給食，献立の指導を行うのが栄養士。栄養上の業務のなかで複雑困難な内容の仕事を行う者が管理栄養士（1 回 300 食以上または 1 日 700 食以上を給する施設には管理栄養士を置かなければならない）
管理栄養士	厚生労働大臣	
診療放射線技師	厚生労働大臣	X 線，α 線，β 線，γ 線，中性子などの放射線を用いた治療および診断補助業務を医師の指示のもとに行う
臨床検査技師	厚生労働大臣	医師の指導監督のもとに細菌，血清，病理組織，寄生虫などに関する検査業務を行う
理学療法士	厚生労働大臣	身体障害者の動作能力の回復を図るため，治療体操，マッサージなどの医学的リハビリテーション業務を行う
作業療法士	厚生労働大臣	心身障害者の作業療法，すなわち社会的適応能力の回復を図るため，手芸工作などを行わせる
言語聴覚士	厚生労働大臣	言語機能または聴覚に障害のある人に対し，言語指導を行う
臨床工学技士	厚生労働大臣	医師の指示のもとに生命維持管理装置※の操作および保守点検を行う
歯科技工士	厚生労働大臣	歯科医療に用いる入れ歯などの技工物の作製，修理，加工を行う
歯科衛生士	厚生労働大臣	歯科医師の指導のもとに口腔内の清掃，歯石除去のほか薬物の塗布を行う
視能訓練士	厚生労働大臣	医師の指示のもとに両眼視機能の回復のための矯正訓練およびこれに必要な検査を行う
義肢装具士	厚生労働大臣	医師の指示のもとに義肢および装具の装着部位の採型と製作および身体への適合を行う
精神保健福祉士	厚生労働大臣	精神に障害がある人の保健・福祉に関する問題を解決するための相談援助を行う
臨床心理士		臨床において心理学的検査，診断，心理療法などを行う
公認心理師	厚生労働大臣文部科学大臣	心理に関する査定や要支援者へのカウンセリング，関係者への面接や心の健康に関する教育・情報提供活動を行う
衛生管理者		職場の作業環境を管理し，労働者の疾病，障害発生の予防を担当する（労働安全衛生法により一定規模の事業所に配置される）
養護教諭	文部科学大臣（養護教諭普通免許）	小・中・高等学校，養護学校などに置かれる学校保健専任の教員で，児童・生徒の健康管理（健康補助）を行う
栄養教諭	文部科学大臣（栄養教諭普通免許）	学校給食の管理をはじめ，児童・生徒の食に関する指導（学校における食育）の推進に中核的な役割を担う（配置は地方公共団体や学校設置者の判断による）
救急救命士	厚生労働大臣	緊急の治療を要する人が病院・診療所に搬送されるまでに気道確保，心拍の回復その他の救急救命処置を行い，悪化を防止し，生命の危険を回避する
社会福祉士	厚生労働大臣	自力で生活を営むことが困難な人（寝たきり高齢者，車椅子利用の人など）に対し社会的援助，すなわち相談，助言，指導を行う
介護福祉士	厚生労働大臣	自力で生活を営むことが困難な人に対し，心身の状況に応じた介護・指導を行う
介護支援専門員（ケアマネジャー）	都道府県	介護が必要な人の相談に応じ，訪問介護等のケアプランの作成や関係者との連絡調整を行う
医療ソーシャルワーカー（MSW）		医療機関等において，患者・家族の抱える経済的・心理的・社会的問題の解決を援助する。法律で規定された資格は特にないが，精神保健福祉士，社会福祉士が必須とされることが多い

※生命維持管理装置とは呼吸・循環または代謝機能の一部を代償し，または補助を目的とするもの。

●**看護職に求められる役割**　地域における多職種連携で看護師などに求められるものは，まず看護の専門家としての知識・技術である。次に，医療の専門知識をもちながら患者の生活全般に関与できる専門性を生かし，種々の職種のコミュニケーションの中継地点となり，連携をスムーズに実現する役割を果たすことが求められる。また，患者や利用者の意思決定を支える立場にあることから，チームの目標を明確にし，それを共有するうえでリーダーシップを発揮することも積極的に果たしていく役割といえる。

Ⅳ　保健医療福祉対策

A　保健医療福祉対策の基盤

　日本の保健医療福祉対策は，日本国憲法第25条*に定める生存権を法的根拠として，国の責任のもとに行われている。

　保健医療福祉対策は様々に行われているが，看護にかかわる対策としては疾病を予防し，健康を増進する保健対策や，疾病を治療し健康を回復する，もしくは安らかな死に関与する医療，そして，疾病などにより障害を抱えたり，高齢期の自然な機能低下により生活支援が必要な人にかかわる福祉対策があげられる。

　次項からはそれぞれの対策の主な取り組みを紹介する。

B　疾病予防と健康増進

1.　生活習慣病対策

　かつてのわが国の疾病構造は，結核をはじめとする感染症が中心であったが，公衆衛生の水準，医療技術水準，生活水準などの向上により，感染症は大幅に減少した。現在では，がん，心臓病，脳血管障害，糖尿病などの「食生活，運動習慣，休養，喫煙，飲酒などの生活習慣がその発症・進行に関与する症候群」，いわゆる生活習慣病中心へと変化してきている。生活習慣病は悪い生活習慣の積み重ねが原因になるものである。したがって，生活習慣病の予防には，正しい生活習慣の確立が必要である。厚生労働省では2000（平成12）年から「21世紀における国民健康づくり運動（健康日本21）」という施策を掲げ，様々な対策を打ち出してきた。以

＊**日本国憲法第25条**：すべて国民は，健康で文化的な最低限度の生活を営む権利を有する。国は，すべての生活部面について，社会福祉，社会保障及び公衆衛生の向上及び増進に努めなければならない。

下はその一例である。

1　特定健康診査・特定保健指導

　生活習慣病はメタボリックシンドローム（内臓脂肪型肥満に加えて，高血糖，高血圧，脂質異常のいずれか2つを併せもった状態）により発症のリスクが高くなることがわかり，2008（平成20）年からメタボリックシンドロームに着目した「特定健康診査・特定保健指導」が導入された。特定健康診査では，表4-3の項目が導入されている。

　特定保健指導とは，特定健康診査の結果から，生活習慣病の発症リスクが高い人に対して，医師や保健師，管理栄養士などが一人ひとりの身体状況に合わせた生活習慣を見直すためのサポートをするものである。特定保健指導には，リスクの程度に応じて，動機づけ支援と積極的支援がある（表4-4）。

2　運動施策の推進

　厚生労働省は，ライフステージに応じた健康づくりのための身体活動（生活活動・運動）を推進するため，「健康づくりのための身体活動基準2013」を策定した。これを改訂し，健康日本21（第三次）では「健康づくりのための身体活動・運動ガイド2023」を策定した（表4-5）。

表4-3 ● 特定健康診査の項目

質問票	服薬歴，喫煙歴など
身体計測	身長，体重，BMI，腹囲
血圧測定	血圧
理化学的検査	身体診察
検尿	尿糖，尿たんぱく
血液検査	脂質検査：中性脂肪，HDLコレステロール，LDLコレステロール 血糖検査：空腹時血糖，またはHbA1c 肝機能検査：AST（GOT），ALT（GPT），γ-GTP
詳細な項目	一定の基準のもとに（医師が必要と認めた場合に実施） 貧血検査，心電図検査，眼底検査，血清クレアチニン検査

表4-4 ● 特定保健指導の対象者

腹囲	追加リスク ①血糖異常 ②脂質異常 ③血圧異常	④喫煙歴	対象者 40-64歳	対象者 65-74歳
85cm以上（男性） 90cm以上（女性）	2つ以上該当	考慮せず	積極的支援	動機づけ支援
	1つ該当	あり	積極的支援	動機づけ支援
		なし		動機づけ支援
上記以外でBMIが25kg/m²以上	3つ該当	考慮せず	積極的支援	動機づけ支援
	2つ該当	あり	積極的支援	動機づけ支援
		なし		動機づけ支援
	1つ該当	考慮せず		

表 4-5 ● 健康づくりのための身体活動・運動ガイド 2023

全体の方向性	個人差を踏まえ，強度や量を調整し，可能なものから取り組む 今よりも少しでも多く身体を動かす		
対象者※1	身体活動※2（＝生活活動※3＋運動※4）		座位行動※6
高齢者	歩行又はそれと同等以上の （3 メッツ以上の強度の） <u>身体活動を 1 日 40 分以上</u> （1 日約 6,000 歩以上） （= 週 15 メッツ・時以上）	**運動** 有酸素運動・筋力トレーニング・バランス運動・柔軟運動など多要素な運動を週 3 日以上 【筋力トレーニング※5 を週 2～3 日】	座りっぱなしの時間が <u>長くなりすぎないように注意する</u> （立位困難な人も，じっとしている時間が長くなりすぎないように少しでも身体を動かす）
成人	歩行又はそれと同等以上の （3 メッツ以上の強度の） <u>身体活動を 1 日 60 分以上</u> （1 日約 8,000 歩以上） （= 週 23 メッツ・時以上）	**運動** 息が弾み汗をかく程度以上の （3 メッツ以上の強度の） <u>運動を週 60 分以上</u> （= 週 4 メッツ・時以上） 【筋力トレーニングを週 2～3 日】	
こども （※身体を動かす時間が少ないこどもが対象）	（参考） ・中強度以上（3 メッツ以上）の身体活動（主に有酸素性身体活動）を <u>1 日 60 分以上行う</u> ・高強度の有酸素性身体活動や筋肉・骨を強化する身体活動を週 3 日以上行う ・身体を動かす時間の長短にかかわらず，座りっぱなしの時間を減らす。特に<u>余暇のスクリーンタイム※7</u>を減らす。		

※1 生活習慣，生活様式，環境要因等の影響により，身体の状況等の個人差が大きいことから，「高齢者」「成人」「こども」について特定の年齢で区切ることは適当でなく，個人の状況に応じて取組を行うことが重要であると考えられる。
※2 安静にしている状態よりも多くのエネルギーを消費する骨格筋の収縮を伴う全ての活動。
※3 身体活動の一部で，日常生活における家事・労働・通勤・通学などに伴う活動。
※4 身体活動の一部で，スポーツやフィットネスなどの健康・体力の維持・増進を目的として，計画的・定期的に実施する活動。
※5 負荷をかけて筋力を向上させるための運動。筋トレマシンやダンベルなどを使用するウエイトトレーニングだけでなく，自重で行う腕立て伏せやスクワットなどの運動も含まれる。
※6 座位や臥位の状態で行われる，エネルギー消費が 1.5 メッツ以下の全ての覚醒中の行動で，たとえば，デスクワークをすることや，座ったり寝ころんだ状態でテレビやスマートフォンを見ること。
※7 テレビや DVD を観ることや，テレビゲーム，スマートフォンの利用など，スクリーンの前で過ごす時間のこと。
資料／厚生労働省：健康づくりのための身体活動・運動ガイド 2023（概要）．一部改変．

3 栄養・食育対策

　厚生労働省は，生活習慣病の発症予防とともに発症後の重症化予防をねらい，「日本人の食事摂取基準」を策定している。

　2020 年版においては，従来の目的に加えて，高齢者の低栄養予防やフレイル*予防も視野に入れて基準が見直された。エネルギーの目安が BMI で示された。たんぱく質，脂質，ミネラルなどの栄養素は平均必要量，推奨量，耐容上限量等の基準が示された。2025 年版においては，生活習慣病のみならず，生活機能の維持・向上の観点から，新たに骨粗鬆症が追加された。

4 禁煙対策，アルコール対策，睡眠対策，女性の健康づくり

　それぞれ，禁煙支援マニュアルの策定，多量飲酒者や未成年飲酒者の減少を目指した情報発信，健康づくりのための睡眠指針の策定そして青年期や中高年期と年代ごとの女性の健康をテーマとした啓発事業などを通じて，健康的な生活のための環

＊フレイルとは，加齢とともに運動機能や認知機能等が低下し，心身の脆弱性が出現している状態のこと。

境整備や活動を行っている。

5 スマート・ライフ・プロジェクト

スマート・ライフ・プロジェクトとは，「健康寿命をのばそう」をスローガンに，国民全体が人生の最後まで元気に健康で楽しく生活できることを目標とした厚生労働省の国民運動のことである。運動，食生活，禁煙の3分野を中心に，健康診断受診の呼びかけなど様々な情報提供や取り組みを行っている。

これらの施策は，保健所・市町村などで保健指導にあたる保健師や，病院の健康管理センターで健康診断を受け，生活習慣病予備軍と診断された人たちに特定保健指導を行う保健師や看護師，栄養士などによって実施されている。

2．母子保健

わが国の新生児死亡率は出生数1000人に0.8人と，世界で最も低い値を示す国のひとつである（2022［令和4］年）[1]。この高い健康レベルを支えているのが母子保健施策である。具体的には結婚から妊娠に至るまで（母子保健相談指導事業など），妊娠から出産期に至るまで（母子健康手帳の交付など），出生後から学童期に至るまで（乳幼児健診や乳児家庭全戸訪問など）と，子どもの発達プロセスに沿って，きめ細やかな支援が行われている（表4-6）。

●**健やか親子21**　厚生労働省主導により2001（平成13）年から開始された。母子の健康水準を向上させるための様々な取り組みを，みんなで推進する国民運動計画である。2015（平成27）年度からは，それまでの成果を踏まえて第2次の計画が始まった。重点課題に①育てにくさを感じる親に寄り添う支援，②妊娠期からの児童虐待防止対策を掲げ，10年後の目標達成に向けて様々な活動が行われてきた。

これらの施策も，保健所・市町村保健センターを中心に保健師，助産師，看護師などがかかわり実施されている。

表4-6 ● 主な母子保健対策

区分	主な事業
健康診査など	妊産婦健康診査 乳幼児健康診査，先天性代謝異常，クレチン症検査 B型肝炎母子感染防止事業
保健指導など	妊娠の届け出および母子健康手帳の交付 マタニティマーク（右図）配布 母子保健相談指導事業，両親学級，育児学級 保健師による訪問指導 乳児家庭全戸訪問事業
療養援護など	不妊に悩む人への特定治療支援事業 未熟児療育医療 小児慢性特定疾患対策（治療研究事業，日常生活用具の給付など）
医療対策など	すこやかな妊娠などサポート事業 子どもの心の診療ネットワーク事業

C　医療対策

1．医療計画

　医療は医療法をベースに様々な施策が展開されている。医療法では，都道府県が地域の実情に応じて必要な医療提供体制を確保するよう，2007（平成19）年の法改正以降，医療計画を策定することを定めている。そのなかで，重点的に取り組むべき事項として，5疾病（がん，脳卒中，心筋梗塞等の心血管疾患，糖尿病，精神疾患），5事業（救急医療，災害時における医療，へき地の医療，周産期医療，小児医療[小児救急医療を含む]），ならびに在宅医療に関する対策や数値目標，医師，看護師などの医療従事者の確保が指定されている。

●**精神疾患対策**　5疾病のうち，がん，脳卒中，心筋梗塞等の心血管疾患，糖尿病はこれまで述べてきた生活習慣病であり，従来より対策がなされてきたが，精神疾患は2013（平成25）年度から新たに追加された疾病である。これは，近年のうつ病などの気分障害や認知症が増えていることや，自殺による死亡者数が糖尿病による死亡者数を上回っているなどの統計を踏まえ，重点的に対策することとしたものである。

●**がん対策**　がんについては，2007（平成19）年に施行されたがん対策基本法に基づきがん対策推進基本計画が策定され，がん対策の充実が図られてきた。これまでに3回計画が策定され，「がん診療連携拠点病院」の整備やがん関連データを一元管理するシステム（全国がん登録制度）の整備，がん患者の就労等の社会的な問題への取り組みなどが行われてきた。第3期（2017～2022[平成29～令和4]年）となる現在は，「がん予防」「がん医療の充実」「がんとの共生」を3つの柱に様々な施策が実施されている。

●**人材確保対策**　医師，看護師などの確保については，2014（平成26）年に地域医療支援センターが都道府県に設置され，当面は医師の地域偏在の解消に取り組んでいる。

2．看護師等の確保対策

●**看護師免許保持者の届け出制度**　看護師などについては，医療計画において都道府県が養成計画を立てることなどと併せ，厚生労働省で5年に1度のペースで「看護職員需給見通しに関する検討会」を開催し，需給計画を立ててきた。また，2014（平成26）年の「看護師等の人材確保の促進に関する法律」の改正に基づき，2015（平成27）年度からは，看護師等免許保持者のナースセンターへの届出制度が創設された。

●**潜在看護師への再就職支援**　2年に1度，氏名や住所を届け出る制度がある医師や薬剤師と異なり，看護職員はこれまで，仕事をやめると氏名や住所を届け出る制度

IV　保健医療福祉対策　**147**

第2編

1 病院組織と看護体制

2 医療安全と看護

3 職業と看護

4 健康を守る保健医療福祉のしくみと看護

がないため，免許をもちながら仕事に従事していない看護師，いわゆる潜在看護師などの動向が把握できなかった。予測では 70 万人に達するといわれる潜在看護師などに，再就職につながるような情報や研修を提供し，再就職を支援することを目的に，上記の届出制度が創設された。

3．感染症対策

　1928 年のペニシリン発見以降，それまで死亡原因の第 1 位であった感染症は減少し，もはや感染症は過去の病気とされてきた。しかし，近年になって再び医学は新興・再興感染症と闘うことになった。1977 年にアフリカで発生したエボラ出血熱，1981 年に報告されたエイズ（後天性免疫不全症候群），2019 年以降，世界的に感染が拡大した新型コロナウイルス感染症（COVID-19）など，新型感染症は定期的に発生している。そして，交通手段の発達に伴う人の地域間移動の活発化により，感染は世界規模で広がっている。

● **感染症法による対策**　2009 年には新型インフルエンザが世界的に流行した。国は新型インフルエンザを「感染症の予防及び感染症の患者に対する医療に関する法律（感染症法）」に位置づけ，発生直後から対策を実施できるよう，感染のおそれのある者に対する健康状態の報告要請規定や外出自粛の要請規定を創設すべく法改正を行った。さらに 2011（平成 23）年には新たな感染症を加えた改正が行われた。国は検疫体制の強化や感染症発症時の対応，発生地域や患者の搬送病院の受け入れ体制の整備や職員への感染防止対策などについてガイドラインを作成するなどの対応を行っているが，新たな危機管理体制が常に課題となっている。

● **看護職員への期待**　病院などでは診療報酬による経済的支援があることから，感染管理の専門部署や専門の職員を置き，職員の教育や感染管理体制の監視などを行っている。この専門の職員は，日本看護協会が認定する認定看護師や専門看護師の資格をもつ看護師が務めていることも多い。

　一方，介護施設などでは感染管理の専門職の配置は少なく，また，利用者が認知症の場合も多いため，病院のような感染防止対策は取りづらい。そのためインフルエンザやノロウイルスの施設内感染が大きな問題となっており，2013（平成 25）年 3 月に高齢者介護施設における感染対策マニュアルが公表された。このなかでも，感染管理者としての看護職員の活躍が期待されている。

D　福祉対策

1．介護保険制度

　2025（令和 7 ）年には要支援・要介護高齢者が 750 万人以上になると予測されている。人口の高齢化の進展に伴って，従来の老人福祉と老人保健ではその人に必要な保健・医療・福祉の統合的サービスが受けにくいことが想定される[2]。だれも

が介護を受けることができる新たなしくみの創設を目指し，国は1997（平成9）年12月に介護保険法を公布し，2000（平成12）年4月から施行している。

　　介護保険制度のねらいは介護を医療保険から引き離し，医療供給体制を含む抜本的な医療制度改革を行うことであり，高齢化の進展に伴う社会保障関係費用の増大に対する改革の第一歩として位置づけている。

●**介護保険制度のしくみ**　給付と負担の関係は社会保険方式で，保険料を集め介護報酬を事業者に支払う「保険者」は身近な行政単位である市町村（特別区含む）としている。保険料を納め必要な介護を受ける「被保険者」は2つに区分され，第1号被保険者は65歳以上で年金から保険料が差し引かれ，第2号被保険者は40〜65歳未満とし，健康保険と同様に給料から保険料が差し引かれる。国民年金被保険者または低所得者は普通徴収（納付書）による。

　　介護が必要になると，介護認定を受け，担当の介護支援専門員（ケアマネジャー）がケアプランを立て，必要な介護サービスが原則1割の自己負担で受けられる。介護認定までの流れは図4-6のとおりである。

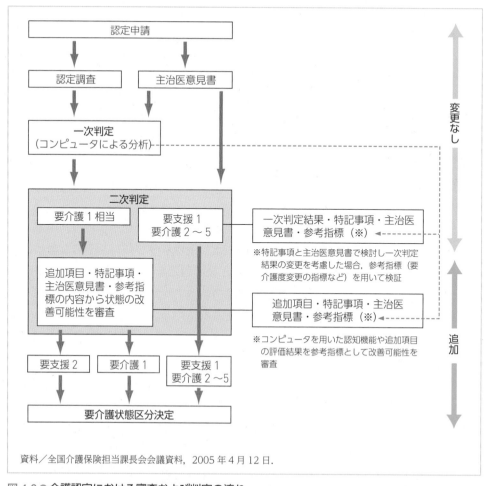

資料／全国介護保険担当課長会議資料，2005年4月12日.

図4-6 ● 介護認定における審査および判定の流れ

●**地域包括支援センターの創設**　介護保険法は 3 年ごとに制度改正が行われる。2005（平成 17）年の改正では，介護予防重視の政策として地域包括支援センターが創設された。地域包括支援センターは市町村が事務局となる組織であり，保健師，社会福祉士，主任ケアマネジャーがその職員である。具体的な業務としては，要支援と認定された人の介護予防のケアプランを作成し，新予防給付のマネジメントを行うことである。また，介護保険の非該当者に対する介護予防事業のプランも作成する。

●**新予防給付，地域密着型サービスなど**　また同改正では，予防給付などが見直された。新予防給付とは，利用者のできることを見つけ，できる限り能力を引き出し，要介護度が悪化することを防ぐために実施するもので，介護予防訪問介護，介護予防通所介護・通所リハビリテーションなどがあげられている。地域密着型サービスとして，小規模多機能型居宅介護，夜間対応型訪問介護，認知症対応型通所介護，認知症対応型生活介護など小規模で地域に密着した施設が新設された。療養通所介護サービス（難病や末期がんなどの医療ケアを必要とする利用者向けのデイサービス）施設としては，訪問看護ステーションなどが指定されている。

●**利用者負担の変更**　介護保険サービスを利用した場合の利用者負担は，当初，介護サービスにかかった費用の 1 割となっていたが，介護保険制度の持続可能性確保の視点から，その後，一定以上所得者の場合は 2 割または 3 割負担に変更された。

2.　在宅福祉サービスの 3 本柱（ホームヘルプサービス，ショートステイ，デイサービス）

　　ゴールドプランから介護保険制度に至る一連の高齢化対策を通じて，高齢者が可能な限り住み慣れた自宅で安心して暮らし続けることができるようにするためのサービスや，自宅で生活を継続することが難しい高齢者が安心して住み替えることができる場の整備が行われた。

　　住み慣れた自宅での生活を支えるサービスは，以下にあげる 3 本柱にまとめることができる。

①訪問介護（ホームヘルプサービス）

　訪問介護員（ヘルパー）などが要介護高齢者の自宅を訪問し，入浴介助，身体の清潔，洗髪などの身体介護サービス，調理，衣類の洗濯，掃除などの家事サービス，これに伴う相談，助言を行い，日常生活を支援するものである。

②短期入所生活介護（ショートステイ）

　居宅において要介護高齢者などを介護している者が病気，出産などの場合に特別養護老人ホームなどに短期間入所させ，介護者の負担の軽減を図ることである。

③通所介護（デイサービス）

　自宅にいる要介護者を通所介護施設（デイサービスセンターなど）に通所させ，入浴サービス，食事サービス，日常生活動作訓練，生活指導，家族介護教室などの総合的なサービスを日帰りで提供するもので，施設入所と在宅介護の中間施設である。

　こうした対策により，自宅で生活を続けている認知症者の生活の例を以下にあげる。

＊　＊　＊

　このように，制度・設備や地域包括ケアの整備により，疾病や障害をもちながら自宅で暮らす高齢者が増えてきているが，いまだ解決されていない大きな課題は人材不足である。看護師なども不足しているが，それ以上に地域包括ケアシステムの主力となる介護職員の不足は深刻な問題である[2]。介護労働安定センターの介護労働実態調査によると，介護職の離職率は13.1％（令和4年10月〜5年9月）でかなり高い。介護サービスの公定価格である介護報酬の3年ごとの見直しも行われており，近年は2018（平成30）年度 +0.54％，2021（令和3）年度 +0.70％，2024（令和6）年度 +1.59％と，引き上げがなされている。さらに「介護・障害福祉従事者の人材確保のための介護・障害福祉従事者の処遇改善に関する法律」（2014［平成26］年公布）が創設されたが，まだ十分な効果は得られていない。

在宅福祉サービスを活用しながら自宅で生活を続ける認知症者の生活（例）

　A氏は82歳男性で，妻と死別した5年前から地方都市のB市にある自宅で一人暮らしを続けている。妻が亡くなった頃より認知症の症状が出はじめたが，もの忘れ外来をすぐに受診し，早期に薬物治療を始めたためか進行は遅く，食事や排泄は自分自身で行うことができている。家事はほとんどせず，慢性呼吸不全があるため，ほぼ終日室内で過ごしている。

　A氏の介護支援は，B市にある地域包括支援センターに所属する介護支援専門員が介護認定の手続きを担当した。要介護1のA氏のケアプランは，Y訪問介護事業所に委託されているが，以下のとおりである。

曜日	午前	午後
月	9:00 〜 10:00　訪問介護（ヘルパーが掃除，洗濯，昼食準備，服薬補助）	15:00 〜 15:30　訪問介護（夕食と翌日の朝食準備，洗濯物のかたづけ）
火	9:00　食事や入浴などのため，送迎車でデイサービスセンターへ	14:00　送迎車で帰宅 15:00 〜 15:30　訪問介護
水	9:00　訪問介護	15:00　訪問介護
木	9:00　訪問介護	15:00　訪問介護 　2週間に1度，かかりつけの診療所の訪問診療を受ける
金	9:00　訪問介護　ヘルパーが食料や日用品の不足分を買い出し	15:00　訪問介護
土	9:00　訪問介護	
日	車で2時間の距離に住む長女が定期的に訪問	

　A氏の介護プランはA氏，A氏の長女，介護支援専門員，訪問介護事業所の担当者，デイサービスセンターの担当者，訪問診療を行っている診療所の看護師が参加したカンファレンスで細かな調整が行われた。また，その際，デイサービス担当者の意

見で，自宅のトイレや廊下に手すりを付けたほうがよいということになり，介護保険による自宅改修も行われた。

　通常は，キーパーソンである長女とＹ訪問介護事業所の介護支援専門員，デイサービスセンターの送迎職員や診療所スタッフは，Ａ氏の自宅に置かれた連絡ノートで情報交換を行っている。

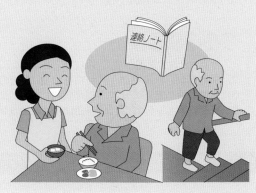

3．障害者総合支援法

　障害者に対しては，過去に身体障害者，知的障害者，精神障害者などの障害の種類によって福祉サービスが提供されていた。様々な障害者の福祉サービスの一元化を目的とし，2006（平成18）年4月「障害者自立支援法」が施行された。

　その後，2013（平成25）年4月には障害者自立支援法に替わる新たな法律「障害者の日常生活及び社会生活を総合的に支援するための法律（障害者総合支援法）」が施行された。同法により，障害者の範囲に難病患者を加え，"障害の程度"ではなく"必要なサービスの度合い"で支援の区分を認定し，サービスが利用できるようにする等の制度が開始された。

　また，2018（平成30）年には，地域包括ケアの推進のため，①障害がある人が望む地域生活の支援，②障害のある子どものニーズの多様化への対応，③サービスの質の確保・向上に向けた環境整備，の3つの柱を中心とする改正が行われた。

＊　＊　＊

　福祉分野では，医療分野と比較して看護師・准看護師などの従事者数は少ないが，生活だけでなく医療に関する知識も備えた看護職は福祉サービスの質の向上に大きな役割を果たせる立場にいる。また，地域包括ケアシステムの進展により，医療と福祉の連携はますます強くなっている。この領域に看護管理の知識を併せもった看護師などが増えていくことが，質の高い地域包括ケアサービスの実現に不可欠と考えられ，期待されている。

文献
1）厚生労働省：令和4年（2022）人口動態統計（確定数）の概況.
2）厚生労働省：介護人材の確保について，第1回社会保障審議会福祉部会福祉人材確保専門委員会資料2．https://www.mhlw.go.jp/file/05-Shingikai-12601000-Seisakutoukatsukan-Sanjikanshitsu_Shakaihoshoutantou/0000062879.pdf（最終アクセス日：2018/9/11）

参考文献
・厚生労働省：平成26年度版厚生労働白書；健康長寿社会の実現に向けて.
・厚生労働省：平成23年度版厚生労働白書；社会保障の検証と展望.

学習の手引き

1. 世界と日本の医療制度についてまとめてみよう。
2. 保健施設，医療施設，社会福祉施設にはどのようなものがあるか整理してみよう。
3. 地域包括ケアシステムや多職種連携についてまとめてみよう。
4. 福祉対策としての介護保険制度にはどのようなサービスがあるか整理してみよう。

第4章のふりかえりチェック

次の文章の空欄を埋めてみよう。

1 国民皆保険制度

わが国では国民が何らかの種類の　①　に加入することが義務づけられている。これは国民皆保険制度とよばれ，1961（昭和36）年に実現している。

2 診療報酬制度

診療報酬とは，　②　に規定された価格のことであり，国が　③　を定めている。初診料，入院料，指導管理料，在宅療養指導管理料，在宅患者訪問看護・指導料，投薬料，処置料などが点数表で示されている。

3 診療所

診療所とは，　④　の定めるところにより「患者を入院させるための施設を有しないもの又は　⑤　以下の患者を入院させるための施設を有するもの」（第1条五の2）をいう。

4 社会福祉施設

国民の　⑥　で文化的な最低限度の　⑦　と公衆衛生の向上および増進を目的として，社会福祉と　⑧　を行う施設を社会福祉施設という。

5 医療計画の重点疾病・事業

重点的に取り組むべき事項として，5疾病（ 9 ，脳卒中，心筋梗塞等の心血管疾患， 10 ，精神疾患）5事業（ 11 ，災害時における医療， 12 ，周産期医療，小児医療［小児救急医療を含む］）がある。

6 介護保険制度

介護保険制度のねらいは介護を 13 から引き離し，医療供給体制を含む抜本的な医療制度改革を行うことであり，高齢化の進展に伴う 14 の増大に対する改革の第一歩として位置づけている。

第 1 章　看護における倫理

▶学習の目標
●倫理とは何かについて理解する。
●看護独自の倫理と倫理的判断の基準について理解する。
●現代の看護が直面している倫理的問題について考える。

Ⅰ 倫理とは

　社会生活を営むなかで，「自分は人としてどう振舞うべきか」と，誰もが一度は考えたことがあるだろう。他人に危害を加える，他人のものを盗む・壊すなどの社会的に問題のある行為は新聞やテレビ番組において連日のように報道されており，他人にうそをつく，侮辱するなど，「人としてどうなの？」と言いたくなる身勝手な行動は，日常的に体験していることと思う。

　社会に多くの人が存在している限り，立場の違いから起こる対立や意見の不一致は避けることができない。複数の価値観が交差する状況で正しい意思決定をしなければならないとき，人は何をもって正しい行動なのか，誤った行動と判断するのだろうか。窮地に立たされたとき，人は個人的な価値や信念に頼りたくなるが，個人的な好き嫌い，あるいは通常の考え方が必ずしも正しい判断や行動へと導いてくれるとは限らない。なぜなら，私たちの個人的視点は偏見や個人的興味，あるいは無知から生じているかもしれないからである。

　倫理は法律のような強制力はないが，モラルと同様の意味があり社会規範の一つである。倫理は様々な社会的状況に置かれたときに生まれる「自分は何をすべきか」という問いに対して，回答を導き出そうとするものであり，また一定の回答が得られたら，その正当性を考える道筋でもある。ただし，倫理は宗教や文化や思想など人々の価値観を反映したものであるだけに，すべての人に共通した「正しいこと」を示すことは難しい。多くの人々と議論を重ね合意できる着地点をさぐりながら，「人として何をなすべきか」考えていかなければならない。

　人を対象とする看護の分野では，医療技術の進歩と発展，価値の多様化，権利意識の高揚など，保健医療をめぐる動向と人々の意識は変化している。また，専門職として成熟してきた看護職には，医療上の倫理的判断が求められるようになってき

た。看護において倫理を学ぶことは，自分が置かれた状況のなかで，人間としてあるいは看護師として「何をすべきか」を考えるための手がかりになるだろう。

A　"倫理"とは何か

　倫理は，ドイツ語の ethik（エーティケ），英語の ethics（エシックス），フランス語の ethique（エチック）の訳語である。これらは，ギリシャ語のエートス（ethos）に由来する言葉で，住みなれた住居や環境，習慣や態度，良心や人格を意味している。

　倫理の「倫」は人々や仲間を意味し，「理」はことわりや道理を意味している。すなわち人と人がかかわりあうなかで守るべき道理である。そして，倫理学とは，人間の行為，善悪の標準，徳，良心などについて研究する学問である。

　人と人との間柄や秩序，人の守るべき道義には，多くの型がある。それぞれが所属している社会や文化には，独特の習慣や社会規範があり，人間はそのなかで生きている。人間は人と人との関係のなかに生きていく限り，共に支えあい，人を思いやる道義や秩序を守った生き方を必要としている。倫理とはそうした現実社会や歴史に規定された人間のあり方とも言えるのである。

B　基本的人権の尊重

1．基本的人権の尊重のはじまり

　人類の歴史をたどれば，生きるためとはいえ，略奪や殺戮，そして搾取といった問題は，今なお地球のどこかで起きている。こうした問題に対して，人々は人間性を重んじ，人間愛を実践する人道主義の立場から解決方法を導きだしてきた。その一つに人権宣言がある。人権宣言は，人間が人間らしく生きていくために必要な基本的な自由と権利を明記し，それを尊重し保障することを宣言した文書である。

　1776 年のアメリカ独立宣言のなかにも，1789 年のフランス人権宣言（人および市民の権利宣言）にも表明されている。こちらの 2 つの宣言後に作成された諸国の憲法には，人権宣言に相当する規定が多く含まれている。当初は，各種の自由に対する国家権力の干渉を排除する内容の自由権を中心とし，参政権を付加するものが多かった。第 1 次世界大戦後には，社会国家的考え方から社会権的諸権利（社会保障，教育権，労働権）が加えられた。第 2 次世界大戦後，1948 年の世界人権宣言を始め，人権の国際的保障が強く進められるようになった。

2．世界人権宣言

　現在，世界の国々で数多くの人々に知られている「世界人権宣言」は，第 2 次世界大戦がもたらした大量虐殺や破壊への深い反省から生まれたものである。差別を

撤廃し，人権を確立して恒久平和を誓うという世界人権宣言は，1948年に国際連合の総会で採択された。

その前文には世界人権宣言の趣旨，背景，目的が述べられている。本文は三十条からなり，第一条と第二条には，基本原則はすべての人間は生まれながらにして自由であり，かつ，尊厳と権利を有し平等であることや，いかなる理由によっても差別を受けることなくこの宣言に挙げるすべての権利と自由を享有することができるということが述べられている。

第三条から第二十一条には，政治的権利を含む市民的自由権（生命・自由・身体の安全，法の下の平等，逮捕・監禁・追放の制限，参政権など）について述べられている。第二十二条から第三十条には，人権の確立された社会秩序を享有する権利とそれに対する義務を強調し，破壊活動の不承認が示されている。

世界人権宣言の内容は普遍的なもので世界における人権の基準として，その後の世界における人権擁護，差別撤廃への取り組みに大きな役割を果たしてきており，各国の憲法や国内立法そして裁判判決などにも多大な影響を与えている。

3．基本的人権という権利

第2次世界大戦後に制定された日本国憲法にもこうした「基本的人権」の尊重が盛り込まれ，基本的人権が法的に保証されるようになった（表1-1）。日本国憲法は，「国民主権」と「平和主義」そして「個人の尊厳」を柱としている。このうち人権という視点からみたときの分類は，①包括的基本権，②法の下の平等，③自由権，④受益権，⑤参政権，⑥社会権の6つに分けることができる。

日本国憲法では，基本的人権を人類の長年にわたる自由獲得の努力の成果とし，第十一条では，「侵すことのできない永久の権利として，現在及び将来の国民に与

表1-1 ●日本国憲法における基本的人権へのおもな条項

第十一条	「基本的人権の永久不可侵」 国民はすべての基本的人権の享有を妨げられない。この憲法が国民に保障する基本的人権は侵すことのできない永久の権利として，現在及び将来の国民に与えられる
第十三条	「個人の尊重，生命・自由・幸福追求の権利」 すべての国民は個人として尊重される。生命，自由及び幸福追求に対する国民の権利については公共の福祉に反しない限り，立法その他の国政の上で，最大の尊重を必要とする
第十四条	「法の下の平等」 すべての国民は法の下に平等であって，人種，信条，性別，社会的身分または門地により，政治的，経済的または社会的関係において，差別されない
第二十五条	「生存権，国の社会的使命」 すべての国民は，健康で文化的な最低限度の生活を営む権利を有する。国はすべての生活部面について，社会福祉，社会保障及び公衆衛生の向上及び増進に努めなければならない

へられる」としている。基本的人権は，個人に固有のものであり，国家や他人がむやみに干渉したり，侵害や制限したりすることはできないと定めている。

C 人間関係を支える "やさしさ" の背景

1. ヒューマニズム

ヒューマニズム (humanism) という言葉そのものは，19 世紀初頭の造語である。ヒューマニズムでは，他者はどう考えるかということが本質的な課題となってくる。他者との共存では思いやりが必要となり，そうした思いやりには他者の気持ちを汲み取り，苦しみを自分のことのように共感する能力が求められる。

2. 共感

共感（sympathy）という語はギリシャ語の sympatheia「共に感じる，共に苦しむ」が原語であり，同胞感情 (fellow-feeling) という語に言い換えられ，一般的に仲間意識をもつという意味で用いられる。同情（compassion）よりも広範囲な意味をもっている。

「共感」という言葉は「共苦」という意味ももっており，関係する人間と人間の間には共通の苦しみが存在していることを示している。苦しみを経験したことのない人間はいない。人間は自ら経験する苦しみをとおして，他人の経験する苦しみを想像し，思いやるやさしさをもっている。共苦の自覚に支えられた想像力ややさしさが共感の基礎をなすのである。ただし，共感は私たちが他者の立場に身を置きつつも，他者を自分とは異なる存在として認めるような感情である，ともいわれている。

3. ノーマライゼーション

●**ノーマライゼーションの理念**　ノーマライゼーションの理念は，障害をもつ人々や他者からの手助けを必要とする高齢者であっても，可能な限りその社会で多くの人々が営んでいる普通の生活ができるように，社会的な環境や物理的な環境を整えるべきとある。デンマークで生まれた考え方であり，現在では社会福祉をリードする理念として広く認められている。

ノーマライゼーションという概念は，バンク＝ミケルセンによって生み出された。ミケルセンは，デンマークの社会省で働きながら知的障害者の会に共感し，親たちの願いを「ノーマライゼーション」として表現した。また，ノーマライゼーションの理念は，1969 年にスウェーデンのベンクト・ニィリエによって 8 つの原理として整理され，世界中に広まった（表 1-2）。

●**わが国におけるノーマライゼーション**　ノーマライゼーションがわが国の福祉領域に広く紹介されたのは，1970 年代後半である。当時のわが国の社会福祉は，入所

表1-2 ● 8つの原理

1. 1日のノーマルなリズム
2. 1週間のノーマルなリズム
3. 1年間のノーマルなリズム
4. ライフサイクルにおけるノーマルな発達経験
5. 自己決定，希望，および欲求の考慮と尊重
6. すべての性が平等で尊重される社会（文化）
7. ノーマルな生活水準の保障
8. ノーマルな住居，生活環境の保障

出典／The Normalization Principle and its Human Management Implications' by Bengt Nirje, Therapeutic Care Journal, 2009. http://www.thetcj.org/child-care-history-policy/the-normalization-principle-and-its-human-management-implications-by-bengt-nirje（最終アクセス日：2017/11/8）

施設中心の福祉が反省され，在宅福祉や地域福祉の芽が出始めた時期であり，在宅福祉・地域福祉を推進するための理念として受け入れられた。

後に町や建物のバリアフリー化を進める推進力にもなった，ノーマライゼーションの思想の根底には，自立生活運動，QOL の概念，当事者主体の理念，在宅サービスなどの考えが流れている。この理念は障害者だけでなく，患者，虚弱者，高齢者，少数者らの生活や権利を考えるとき，忘れてはならない視点である。

II 職業倫理と倫理原則

A 職業倫理と専門職

職業倫理（professional ethics）とは，専門的職業につく人が，自らその専門家が何をすべきか・すべきでないかを明確にした行動規則のことである。法律家などの専門家がある職能団体に所属し，自他共に専門家として認められるには，その団体の定める倫理について熟知し，実践において遵守しなくてはならない。この概念は非常に古く，紀元前 400 年前に古代ギリシャで書かれた「ヒポクラテスの誓い」が，人間に関する最古の倫理規定であるとされている。今日の倫理要綱の重要な項目のほとんどすべてがこのなかに納められている（Sabourin, 1999）。

専門家の集団はなぜ職業倫理をもつことが必要とされるのだろうか。Sinclair, Simon & Pettifor（1996）は倫理規定の主要な機能として以下の 4 つをあげている。ここから，倫理規定には，ある専門職集団が社会から認められるための道具としての機能と専門職集団が責任をもってサービスを提供すると共に，そのサービスの内容を改善する指針としての機能が読み取れる。

①集団が専門職としての地位を築くことに寄与する
②個々の専門職業人の助力となり手引きとして働く
③専門職としての地位を保つための責任を果たすことに寄与する
④個々の専門職業人が倫理的ジレンマを解決する助けとなる道徳的基準を与える

B　倫理原則

　何らかの形で人とのかかわりをもつ職業集団には，その専門性に応じて，倫理的な態度や行動を導くための「倫理原則」がある。医療場面における意思決定や行為の選択にあたって拠り所にしている倫理原則としては，ビーチャムとチルドレスが示した「自律の尊重，善行，無危害，公正」の4原則が有名である[1]。ここでは，看護倫理の5つの原則について順に説明する。

1. 自律の尊重の原則

　「自律」とは，人が自分自身で己の行動を律することを意味する。人の自律性を尊重することは，その人の価値観や信念を尊重するだけでなく，その人の独自性を尊重し，その人の生き方に関する重要な決定をその人自身が下すことを認めることにつながる。つまり，個々人の自律性の尊重は，人権尊重の基盤をなす原則ともいえる。

●**医療場面での例**　医療場面でいえば，患者の自律を尊重するとは，自分で物事を判断し決定できる能力を備えている患者が，治療やケアの方法を自分自身で決定できるように必要な情報を提供することや，疑問に対してていねいに説明するなどの援助を行うこと，および患者の決定を尊重することである。これは医療者と患者の家族だけでなく，患者にかかわる周囲の人々全員に対して求められる。

●**医療者の姿勢**　医療者として望ましい姿勢としては，①患者を自律的な存在として扱う，②看護師はあくまでケアの提供者であり，患者はその利用者である。つまり対等な関係であることを意識する，③患者にケアの利得だけでなくリスクも知らせる，④患者とは適度に距離をおく，などを意識し行動することが求められる。その結果，患者が自分の行為や決定に伴う責任を実感し，主体的に自身の治療にかかわることで，ケアの効果の向上が期待できる。

　医療の現場では判断能力が喪失したり低下したりしている人を対象とすることがあるため，患者の意思による決定といえども無条件で優先されるものではなく，慎重かつ総合的にその過程を判断する必要がある。

2. 善行の原則

　医療者は患者に最善と思われることを行うことが求められる。患者の最善の利益とは，その患者の考える最善の利益を尊重することを意味する。

　ヒポクラテス（紀元前460～377）の時代から，医療者は自分の患者の利益を考えて行動することを求められた。この原則もまた，医療者が患者に対して何らかの行為を行うときは，自身や病院ではなく，患者にとって利益のある行いのみをすべし，ということを示している。ここで言う利益とは，金銭的利益に限らず，患者にとって何らかの得になることや有益になることすべてが含まれる。この「善行の原則」は「無危害の原則」と非常に近い概念である。

　ただし，医療者が考える最善のことと患者の自己決定は必ずしも一致するとは限らない。医療者がどのような価値を重視して最善と考えたのかについては十分説明し，話し合う必要がある。

3．無危害の原則

　人が何らかの行為を他者になすとき，その行為が他者にとって有害なものであってはならない。これはもちろん，医療者と患者の関係においても絶対に守られるべきルールである。ナイチンゲールは「病院に供えているべき第一の必須条件は，病院は病人に害を与えないことである」と述べた。医療者は，患者をあらゆる危険や害から守り，その健康と福利を促進する義務がある。たとえ病院や医学研究にとって有益であっても，患者に危害を及ぼしたり，不快にさせるような治療や研究を行ったりすることはこの原則に反する。社会のすべての人に対して危害を引き起こさないことは医療者の責務であり，多くの医療者の職務規定のなかにこの原則を見出すことができる。

4．正義の原則

　倫理的判断の一貫性が重要であることと同様に，同じような状況にある人は同じように扱われるべきであり，時間的，資源的，設備的，人的な資源は正義の名において公平に分配されることが求められる。正義とは道理や道徳にかなっていて正しいことである。

　この原則に則って医療的ケアを行う際には，行為の対象となるすべての患者を公平に，平等に扱う必要がある。しかし現実的に，ケアを待つ多数の患者に対し，一人の看護職者の時間や体力には限界があるため，援助を求める複数の患者に優先順位をつけて行動する必要性が求められる。同様に，限られたベッド数のなかで誰を受け入れるのか，限られた医療費や医療資源をどのように分配するのか，公平性や平等性の確保には葛藤が生じることも多い。

5．誠実・忠誠の原則

　医師や看護師，そのほかの医療者の行動は，最終的にはその行動を導く専門職者の基準となる倫理要綱に基づいて判断される。看護分野では，看護倫理学者フライらによって提唱された「善行，無危害，正義，自律，誠実・忠誠」の5原則が一般的である[2]。ここでは，「善行，無危害，正義，自律」のほかに加えられた「誠実・

忠誠」について付け加えて解説する。

●**医療者間の道徳的姿勢の相違**　前述の原則はすべての医療専門職理念に共通する概念と考えることができる。こうした倫理原則を用いて問題を検討することで，医療者は何を優先すべきか，医療者間の判断の違いは何によるのかなど，課題を顕在化させることができ，話し合いのための検討課題を見つけることができる。すなわちこれらの倫理原則は医療者間で倫理的に考える際の共通のツールとなりうる。

　しかしながら，臨床現場において患者にとって何が利益で何が害悪かは複雑かつ多様化しており，それに伴い判断も複雑化している。医療者の共通の目標は患者が疾患や障害から回復することであり，患者の意向を尊重した生活の質の向上であるが，それぞれの専門職によって問題のとらえ方や判断の内容・根拠がまったく同じとはいえない。

　患者との関係のなかでとらえている問題として，医師は治療の公平性，医療資源の分配の適正の是非，治療法の選択，法的・経済的な問題を中心に考えるであろう。看護者は患者と家族の希望，症状の管理，退院後の療養生活の問題などを患者の側から見て重視するであろう。これは，その背景に医師と看護者の患者に対する道徳的な姿勢の相違があるためと考えられる。

　また，治療内容や病状の認識が医療者と患者・家族間で異なる場合では，目標に対して統一された方向性を見出せないため，各医療者自身の価値に応じた判断と行動が求められる。医療者としての行動は患者の何に注目し，何に寄り添うかによって決まるため，立場による何らかの価値の対立が生じる場合もある。

column

医療資源の公平な分配

　医療は，医療法や診療報酬体系，健康障害の種類や程度，重症度などの影響を受けるだけでなく，医療費の分配や医療資源の割り当てなどの影響を受ける。わが国では，疾病構造の変化や高齢化の進展により医療需要が増大し，国や地方公共団体は逼迫する財政を理由に，医療費の抑制を推し進めてきた。

　病院の在院日数を短縮化し，在宅療養を推進しようとする方針の根底にあるものは，患者にとっての利益ではなく，医療財政の手直しである。通常，医療従事者は，患者に理想的な医療を提供したいと考えるが，医療費抑制政策，制度上の制約，資源の有限性から，現実的には経費を抑えた実施可能なものに調整せざるを得ないのが現状である。また，医療費の個人負担分の増加は，一部の者から医療を受ける機会を減少させ，医療現場に深刻な不公正をもたらしている。「医療資源の公正な配分のもとに看護を提供する」という理念は，現実社会の制約を前に空虚な理想論となってしまう。

　看護のあり方を探求し実現していくためには，何を成すべきかの判断に加えて，法や制度による制約，資源の有限性といった要素を考え合わせていかなければならない。

●**誠実・忠誠の原則**　人が誠実であるためには「真実を告げること」「うそをつかないこと」そして「だまさないこと」が要求される。医療の場面では，主に患者に対し診断結果を告知する際，この原則が適用される。医療者は患者に一時的ショック以上の深刻な危害を与える可能性がない限り，真実の診断結果を，患者にわかる言葉で，適切な方法を用いて患者に伝えなければならない。多くは患者にとってショッキングな事実を告げることになり，一時的には希望を失わせることにもなる。したがって，真実を告げる医療者には患者が希望を失わず病気に立ち向かえるように，相手の話に耳を傾ける姿勢と真実を伝える能力が必要となる。

　その一方で，例外的に患者に真実を話すべきでない場面もある。①患者の無知（患者に事実を理解する能力がない），②患者からの要請（患者が知りたくないという意思を表明している），③無危害原則（事実を話すことで患者に害が生じる恐れがある），のように患者に事実を告げるべきでないと考えられるときは，具体的な根拠を示し，慎重に検討したうえで方針を決めなければならない。

　また，この原則には「患者の秘密・約束を守る」といった，人を人として尊重するために守るべき事柄も含まれる。

Ⅲ　看護の場における倫理

A　看護という仕事の特性

　看護師は人を対象としており，看護のほとんどすべての行為や状況には倫理的側面がかかわる。たとえば，「苦しむ患者にきちんと耳を傾けただろうか」「患者の安全を守るためとはいえ，尊厳を傷つけてはいなかっただろうか」「ある患者にはよくても，ある患者にとってみれば不利益なことがあったのではないか」など，看護師は人にかかわる過程で様々な倫理的問題に直面する。

　看護は人間どうしの関係性を基盤に，対象者の安全を守り，安楽へと導き，自律を促し支える。こうした看護の営みの過程では，倫理上の判断が常に必要とされる。

B　看護倫理綱領

　綱領とは，物事の目的に沿って作られた規則や大切な事柄を一定の様式に整えたものである。初期の看護の倫理綱領の多くは，看護師の個人的なふるまいを強調し，広く人々に看護師の倫理的イメージを伝えるものであった。しかし，その後は看護師の患者ケアへの責任について強調し，看護実践の基準を示すものとなった。

1．「ICN 看護師の倫理綱領」の発展過程

　　国際看護師協会（International Council of Nursing；ICN）は，現在 130 か国以上の看護師協会が加盟している看護師最大の組織である。

　　20 世紀初頭，看護実践のための倫理綱領の作成が求められるようになり，ICN は，1923 年に ICN 代表者会議で世界のすべての看護師のための倫理綱領試案を作成した。この試案には，まだ看護師の礼儀作法が盛り込まれていた。その後，1950 年の倫理綱領には，医師への単なる従順とは異なるあり方が示された。1963 年の改訂では，看護師個人の徳や倫理に関する内容は削除され，それ以降は専門職としての義務や原則中心の内容になった。1953 年に発行された ICN の「看護道徳国際律」は，2000 年に「ICN 看護師の倫理綱領」として改訂され，さらに 2021 年，見直しと改訂がなされた。

2．「ICN 看護師の倫理綱領」

- ●**目的**　「ICN 看護師の倫理綱領」は，看護師と看護学生の倫理的価値観，責任，職務上の説明責任を明記したものであり，看護師が担う様々な役割の中で，倫理的な看護実践を定め，導くものである。行動規範ではないが，規制機関が定める専門職基準に即して，倫理的な看護実践と意思決定を行うための枠組みとしても利用することができる。

　　「ICN 看護師の倫理綱領」は，看護師の役割，職務，責任，行動，専門的判断のほか，患者，看護ケアやサービスを受ける人々，協働者およびその他の専門職との関係について，倫理的指針を示している。この綱領は基礎的なものであり，看護実践をつかさどる各国の法律，規制および専門職基準と組み合わせて活用されるべきものである。この綱領に示された価値観と義務は，あらゆる実践の場，役割，領域にある看護師に適用される。

- ●**基本的責任と患者の権利**　「ICN 看護師の倫理綱領」の前文では，看護師には 4 つの基本的責任があるとしている（表 1-3）。また，看護には，人権を尊重することが，その本質として備わっているとし，看護ケアは，年齢，皮膚の色，文化，民族，障害や疾病，ジェンダー，性的指向，国籍，政治，言語，人種，宗教的・精神的信条，法的・経済的・社会的地位を尊重するものであり，これらを理由に制約されるものではない，と述べている（表 1-4）。

- ●**4 つの基本領域**　「ICN 看護師の倫理綱領」には，4 つの基本領域が設けられており，倫理的行動の枠組みとなっている。すなわち，「看護師と患者またはケアやサービスを必要とする人々」「看護師と実践」「専門職としての看護師」および「看護師とグローバルヘルス」である（参考資料 7 参照）*。

＊なお，日本看護協会のホームページには「ICN 看護師の倫理綱領（2021 年版）」の全文が掲載されている。

表 1-3 ● **看護師の 4 つの基本的責任**

1．健康の増進
2．疾病の予防
3．健康の回復
4．苦痛の緩和と尊厳ある死の推奨

表 1-4 ● **看護師が尊重すべき患者の権利**

1．文化的権利
2．生存と選択の権利
3．尊厳を保つ権利
4．敬意のこもった対応を受ける権利

3．わが国における倫理綱領の成立と発展

　近代的な医療制度がわが国に導入された明治時代にも，倫理について記された書物は存在したが，「看護倫理」という言葉の登場は第 2 次世界対戦後であった。わが国で，正式に「看護倫理」が登場したのは，GHQ の指導により 1946（昭和21）年，東京模範看護学院で看護倫理がカリキュラムに盛り込まれたときである。看護倫理の手引き書としては，『看護の原理と実際』（1949［昭和 24］年）や『病院婦長学』（1952［昭和 27］年）などが編さんされた。その後，1967（昭和 42）年の指定規則の改正により，看護倫理は看護概論のなかに含められるようになった。

　わが国で看護倫理が再び脚光を浴びたのは，国際的な流れを受け，1988（昭和63）年に日本看護協会が作成した「看護の倫理規定」が世に出てからであった。その後，医療の高度化，国民の医療に対する権利意識の高まりなどに伴い，看護職を取り巻く状況は大きく変化し，看護職は複雑かつ困難な倫理的問題に直面するようになった。1996（平成 8）年に「保健婦助産婦看護婦学校養成所指定規則」が改正され，「倫理に基づいた看護実践できる基礎的能力」の育成が唱えられ，人権の重要性について十分理解させ，人権意識の普及，高揚が図られるようになった。そして日本看護協会は，ICN の倫理綱領や倫理的原則を踏まえ，2003（平成 15）年に「看護者の倫理綱領」を改訂した。そこには患者との「信頼関係を築くこと」や「自己決定の権利を尊重すること」，自らの「心身の健康の保持増進」「品行を常に高く維持」する点などが盛り込まれた[3]。

4．「看護職の倫理綱領」

　看護職の倫理綱領は，2021（令和 3）年 3 月に看護者の倫理綱領から改訂されたものである。これにより前文と 16 項目の本文となり，災害支援における協働の項目が書き加えられた（参考資料 8 参照）。

　前文では，旧綱領と同様に看護者の責務，すなわち看護が応えるべき人間のニー

ドが規定されている。人々の生きる権利や尊厳を保つ権利，敬意のこもった看護を受ける権利，平等な看護を受ける権利など，人権を尊重することが盛り込まれている。さらに，この倫理綱領があらゆる場で看護を実践する者の行動指針であり，専門職が引き受ける責任の範囲を社会に明示するものであることについても触れている。また，看護の目的として，①健康の保持増進，②疾病の予防，③健康の回復，④苦痛の緩和の4点があげられている。本文は，大きく分けて「看護を提供する際に守られるべき価値や意義に関するもの」（第1〜6条），「責任を果たすために求められる努力に関係するもの」（第7〜11条），「基礎としての個人の倫理と，組織的な取り組みに関係するもの」（第12〜16条）の3つに分けられ，「ICN看護師の倫理綱領」の基本領域にならい，本文の後にその解説も付け加えられている。

Ⅳ　看護におけるケアの倫理

　看護の実践にとって，倫理的な問題に関して判断の拠り所になるものは倫理的原則であるが，ケアを提供する際に生じる様々な葛藤を解決するためには，さらに詳細なケアの倫理が必要となる。ケアの倫理は協働する医療従事者との間に生じる葛藤を解決するときの判断基準にもなる。

A　ケアの倫理

1．自律モデルの見直しとケアの倫理

　最近では，自律尊重の原則の重要性を訴えるあまり，患者をいわば独立した個人として想定してきたことに疑問の声があがっている。患者は十分な情報が与えられれば，それに基づいて十分納得したうえで，自分で治療法を選び，積極的に医療サービスを受けるというモデルが現実的には通用しないケースがしばしば見受けられるようになった。むしろ，自己決定権の尊重を拠り所とすればするほど，患者に自己決定を強要することになり，それが患者にとって重荷となってしまうケースさえ見受けられるようになったのである。

　こうした課題を踏まえ，患者の自己決定権の尊重に代わって急速に注目されるようになってきたのがケアの倫理である。患者を尊重するということは，必ずしも患者の自己決定権を尊重することに限られるものではない。病は単に肉体的なものにとどまらず，精神的・霊的（スピリチュアル），社会的な意味をもつものであり，ケアの倫理は一人ひとりの患者が病むことそのものをサポートし，ケアする過程を検討するものである。その過程では，患者を一人ひとり違う人間として，個別的，全人的な存在として扱うことが重要視される。自己決定のあり方も多様であり得る

のである。

2．ケアという倫理行為

　　ケアという営みは，人間の生活の歴史とともに存在し，ケアされる側とケアする側の人間関係のなかで，育まれ洗練されてきた。ケアの倫理において優先されることは，倫理の原則ではなく，当事者たちの見解であり，その関係こそが重視される。

　　サラ・T・フライは，倫理原則に則った行動だけでなく，対象の立場に立って，対象を尊重し，ある行為が対象のためになるかどうかを判断し，対象の傍らにいて，対象と共に感じ，そして対象と緊密になることの重要性を説いている。すなわち，対象の個別性に応じた気遣いを重要視し，ケアリングによるアプローチの必要性を説いているのだ。

3．ケアリングの倫理

● **「ケア」と「ケアリング」の違い**　ケアリングと混同しやすい言葉に「ケア」がある。ケアリングを説明する前に，この2つの言葉の意味を整理しておこう。日本看護協会では，この2つの言葉を対比させながら，次のように定義している。

> ・ケアとは：ケアは，従来，身体的な世話を言い表す用語として主に使われてきた。身体的な世話により，対象者との相互作用が促進されたり，対象者の心身が安楽になったりすることから，「療養上の世話」もしくは「生活の支援」としての意味をもたせ，ケアに看護の独自性を見いだそうとしてきた。ケアという言葉を使いだした歴史も長く，看護職にとって重要なキーワードである。また，医療のなかでは，ケアの特徴を際立たせるために，キュア*対ケアという構図で用いられる場合もある（日本看護協会）。
> ・ケアリングとは：ケアリングとは，①対象者との相互的な関係性，かかわり合い，②対象者の尊厳を守り，大切にしようとする看護職の理想，理念，倫理的態度，③気遣いや配慮が看護職の援助行動に示され，看護職の援助が対象者に伝わり，それが対象者にとって何らかの意味（安らかさ，癒し，内省の促し，成長発達，危険の回避，健康状態の改善など）をもつということを含む。ケアされる人とケアする人の双方の人間的成長をもたらすことが強調されている用語である（日本看護協会）[4]。

● **ケアリングの倫理**　ケアリングの倫理では，看護者個人ではなく，看護者と患者の関係を扱う。看護の理論家ジーン・ワトソンは，ケアは看護の具体的行為であり，ケアリングは態度（心の姿勢）であると述べている。

　　また，ワトソンは「看護におけるヒューマン・ケアとは，人間としての尊厳を守り，高め，維持することを目的とすることであり，その意味でケアリングは倫理的行為そのものであると同時に看護のあるべき姿である」とした。さらに，「看護師

＊**キュア**：キュア（cure）とはラテン語の cura に由来する言葉で，意味はケア（care）と同じように「注意，気遣い」であったが，徐々に変化し現代では，患者の疾患や症状に対する治療処置の意味として使われている。

ケア （看護の具体的な行為）	ケアリング （看護における心の姿勢）
・療養上の世話により対象者の心身が安楽になる看護の独自性を見いだす	・対象者とのよりよい相互関係を築く ・対象者をかけがえのない存在として理解する ・感情面にばかり価値をおくのではなく，対象者にとって何らかの意味をもつ

図 1-1 ● ケアとケアリングの違い

は本来倫理的な存在であり，その特徴はケアの対象をこの世に一人だけの独自でかけがえのない存在として理解することにある」と述べている。つまりケアリングは，倫理的行為そのものであり，看護の特性を表す概念といえる。

　ケアリングの倫理とは，「対象の尊厳を守り高めるとは何か」「看護とは何か」という深い洞察のうえに成り立っていて，対象となる人の尊厳とその幸福の実現に向けた行動指針を検討しようとする試みなのである（図 1-1）。

4．職種間（チーム医療）における課題

　医療現場は，専門も立場も異なる多種多様な職種が連携しながら医療にかかわっている。同じ職種どうしでも，様々な価値観の違いから葛藤が生じることがあるが，ましてや職種が違えば，価値基準の違いは大きく，そこから葛藤や対立といった問題が生じる場合が少なくない。チーム医療が進んだとはいえ，患者へのかかわりは職種別に行われることが多く，職種間のコミュニケーションは意識していないと希薄になりやすい。

　職種間における倫理上の葛藤や対立を予防したり解決したりするためには，各職種がもつ倫理的視点を理解し，チーム全体で議論し，合理的な判断を下す必要がある。合理的判断ができるためには，互いの専門性を理解し，尊重し合うことが重要である。また，そうした態度が倫理的課題の予防につながることを意識したい。

B　権利擁護と成年後見制度

1．アドボカシー

●**アドボカシーという概念**　前述のように治療を受ける患者と医療従事者の間には，心理面における強弱関係が生じやすい。そうした関係のなかに存在するパターナリズムの影響を抑え，患者の権利を擁護することも看護の役割の一つである。1973年の ICN の倫理綱領では，「看護師は協力者もしくはほかのどのような人によって

でも，個人のケアが脅かされたときには，その個人を保護するために適切な行動をとる」と「患者保護」の内容が前面に押し出された。看護師はこれまでの医師を頂点とする階層構造から横並びの関係へと移行できたことにより，医師への「忠誠の倫理」から脱却し，「患者保護」を経て「権利擁護」へと変化したのである。

　日本ではアドボカシーを「権利擁護・代弁」と訳している。すなわち，アドボカシーは，自己の権利を十分に行使できないような社会的弱者（子ども，障害者，高齢者，患者など）の権利を代弁したり，擁護したりすることを指している。本人の自己決定を尊重して，様々な問題を「人権問題」ととらえ，人権擁護とともにサポートする，という意味が含まれている。

●**アドボケイト**　「アドボカシー」が名詞形に変わると，「アドボケイト」となる。この言葉は「他人の権利擁護を主張する者」あるいは「他者の言い分を弁ずる者」を意味する。看護師がアドボケイトとして責任を果たすためには，少なくともアドボカシーの概念に関する知識や理解を活用する必要がある。

　アドボケイトが「他者の言い分を弁ずる者」と訳されているためか，アドボカシーとは患者に代わって争うことという誤解がしばしば生まれる。アドボカシーの目的は，あくまで患者の幸福と利益を守り，促進することであり，患者の価値観や希望を代弁するが，患者をエンパワメント（患者が自らの生活を自らの力でコントロールし，自立する力を得るよう援助）することによって，彼ら自身が発言できるようにも働くのである。

＊　　＊　　＊

　患者のアドボカシーは，看護者個人の義務感，道徳観念，特性に頼るだけでは限界がある。医療組織の価値観の影響も受けやすいため，医療チーム全体で共通理解し，同じ目標を目指して協力・協調して，実践する必要がある。また，アドボカシーは，看護を実践するうえで必須なものとされているが，看護師のアドボカシーの精神が患者の希望と衝突する場合には，葛藤（倫理的ジレンマ）を生じさせることもあることを覚えておきたい。

2．成年後見制度

●**成年後見制度とは**　成年後見制度とは，精神上の障害の対象者（認知症，知的障害，精神障害など）が，不利益を被らないように民法で定められた支援制度である。精神上の障害により，物事を判断する能力が十分でない対象者は，不動産や預貯金などの財産を管理したり，日常生活上の世話や介護などのサービスや施設への入所に関する契約を結んだり，遺産分割の協議をしたりする必要があっても，自分でこれらを遂行することが難しい場合がある。

　また，本人にとって不利益な契約であっても，よく判断ができずに契約を結んでしまい，悪徳商法の被害に遭うおそれもある。成年後見制度は，こうした不利化益から対象者を守るための制度である。

●**法定後見制度と任意後見制度**　成年後見制度は，大きく分けると，法定後見制度と

任意後見制度の2つがあり，判断能力の程度など，本人の事情に応じて制度を選べるようになっている。前者の法定後見制度は，さらに後見，保佐，補助の3つに分かれている。

・法定後見制度：家庭裁判所によって選ばれた成年後見人が，本人の生活，医療，介護，福祉など，本人の身のまわりの事柄にも目を配り，本人の利益を考えながら，本人を保護，支援する。

・任意後見制度：民法ではなく，任意後見契約に関する法律（平成11年法律第150号）に基づき，本人に十分な判断能力があるうちに，将来に備えて，あらかじめ自分が選んだ任意後見人に，生活や療養看護，財産管理などについて代理権を与える契約を結ぶものである。契約は公証人の作成する公正証書で行うもので，成年後見人はその事務について家庭裁判所に報告するなどして，家庭裁判所の監督を受けることになる。後見が始まるのは，本人の判断能力が低下した後であり，家庭裁判所が任意後見監督人を選任して初めて任意後見が始まる。

　成年後見人はここ数年増加しており，超高齢化社会が進行しているわが国では，毎年1万人以上のペースで増加し，今後も制度を利用する人の増加が見込まれている。

V　現代医療の場で求められる看護師の倫理

A　看護に対する社会的要請

　近年，看護の分野では，倫理に対する関心が高まっている。その背景には，看護を取り巻く環境の変化がある。医療技術の進歩・発展，少子高齢化の到来，生活上の価値の多様化，権利意識の高揚など，保健医療福祉をめぐる動向と人々の意識の変化などである。

　また，専門職として成熟してきた看護職に対しては，看護の立場として医療上の倫理的意思決定への参加が求められるようになった。一方で，看護師の対応が患者の期待に添えない場合，看護職の倫理的認識力や専門職としての責任意識の低さが問題視されるようにもなった。

B 看護の責務

1. 看護の責務と法的規定

　看護という職業は，社会からの信頼を得なければ成り立たない。看護師が社会で活動するためには，業務上の責任と倫理的役割を強く自覚する必要がある。看護師は，法律で規定されている業務の範囲で看護を実践すると同時に，その業務については法的な責任を負うことになる。法的責任をもつ以上は，生涯にわたって看護実践力を高め，維持することが責務となる。また，その責務をまっとうすることが，看護師の倫理的行動となる。

　保健師助産師看護師法（以降，保助看法）では，それぞれの職種の目的，看護師としての行為，医師との業務上の連携のあり方について規定している（表1-5）。保助看法は，公共の秩序の維持や，公共の福祉を増進するために，看護職免許の取得要件を詳細に定め，看護の水準を保つための機能を果たしている。

2. 個人情報の保護と看護倫理

■1 医療従事者にとっての守秘義務

　医療従事者にとって重要な責務の一つに守秘義務がある。守秘義務とは，業務上知り得た人の秘密を漏らしてはならないことを特定の職業に課すものであり，知り得た個人情報を本人の許可も得ないまま，必要もなく他人に漏らしてはならないという義務である。

　守秘義務が法律で規定される以前から，医療従事者には倫理的な側面から患者の秘密を守ることが求められていた。ヒポクラテスは，「治療の機会に見聞きしたこ

表1-5 ● 保健師助産師看護師法における責務と法的規定

・第一の要件（目的）
「この法律は，保健師，助産師及び看護師の資質を向上し，もつて医療及び公衆衛生の普及向上を図ることを目的とする」（第1条）として，看護職の資質の向上と医療・公衆衛生の普及向上という目的を定めている。
・第二の要件（行為）
保健師は「保健指導に従事すること」（第2条），助産師は「助産又は妊婦，じよく婦若しくは新生児の保健指導を行うこと」（第3条），看護師は「傷病者若しくはじよく婦に対する療養上の世話又は診療の補助を行うこと」（第5条），准看護師は「医師，歯科医師又は看護師の指示を受けて，前条に規定すること（編集部注：傷病者若しくはじよく婦に対する療養上の世話又は診療の補助）を行うこと」（第6条），など職種に応じた行為の範囲を定めている。
・第三の要件（医師と看護職の業務上の結合）
「保健師，助産師，看護師又は准看護師は，主治の医師又は歯科医師の指示があつた場合を除くほか，診療機械を使用し，医薬品を授与し，医薬品について指示をしその他医師又は歯科医師が行うのでなければ衛生上危害を生ずるおそれのある行為をしてはならない」（第37条）

とや，治療と関係なくても他人の私生活についての洩らすべきでないことは，他言してはならないとの信念をもって，沈黙を守ります」[5]と述べている。

　患者のプライバシーを守ることは医療従事者の倫理的責任であり，この責任を果たすことによって，患者は安心して適切な治療とケアを受けることができる。こうした守秘義務の大切さは，古代ギリシャ時代から一貫して説かれてきたが，いまなお，守秘義務が求められているのは，裏を返せば，大昔から守秘義務は守られにくかったからともいえる。

2 法規による規定

　個人情報の保護に関する法律（個人情報保護法）に定められている個人情報とは，「生存する個人に関する情報であって」（第2条），「情報に含まれる氏名，生年月日その他の記述等により特定の個人を識別することができるもの」（第2条の一）とされている。

　看護職の守秘義務については，保助看法（第42条の2）および刑法（第134条）にその法的責任が明確に示される。カルテや看護記録などの医療情報の保護，開示，利用については，個人情報保護法で規定している（表1-6，参考資料9参照）。

　また，世界医師会のリスボン宣言では，「患者の健康状態，症状，診断，予後および治療について個人を特定しうるあらゆる情報，ならびにその他の個人のすべての情報は患者の死後も秘密が守られなければならない」とかなり厳しいかたちで守秘義務を掲げている。

3 機密情報への考え方

　医療従事者が収集している情報は，治療が必要な病気だけでなく，過去にかかった病気や家族関係，経済状態など，他者には決して知られたくない秘密がほとんどである。また，自宅に訪問する在宅医療の現場は，まさに個人情報の塊であり，医療従事者は必要以上の情報を見聞きしてしまう。患者は医療を受けるかぎり，必要な情報を包み隠さず提供することを求められる。たとえば，性感染症などは「どこで，誰と性交渉をもったのか」といった話もしなければならない。患者は医療従事者が守秘義務を守ると信じているからこそ，他人にはめったに話さない既往歴，家族歴などを医療従事者に伝えているのである。

表 1-6 ● 個人情報保護に関する法律（個人情報保護法）

1. 収集制限の原則：情報の収集は適正に公正な手段で行い，収集する相手に同意を得てから行う
2. データ内容の原則：利用目的に沿っており，正確・完全・最新であるべき
3. 目的明確化の原則：収集目的を明確にし，また収集したデータが目的合致している
4. 利用制限の原則：利用目的以外に利用しない
5. 安全保護の原則：情報の紛失・破損・使用・修正開示から保護されている
6. 公開の原則：データの収集の方法，データの存在，利用目的および管理者を明示する
7. 個人参加の原則：自己に関するデータの所在や内容の確認，その請求を却下したときの意義申立を保証するべき
8. 責任の原則：管理者は諸原則実施の確認を有する

4 機密情報の扱い方

　看護者はほかの医療従事者との連携や患者 – 家族間，患者 – 医療従事者間の調整のため，患者の診療情報を第三者に提供する機会が多い。第三者への診療情報の提供は，本人の同意を得て行うことが原則である。医療機関などでは，施設内の掲示により当該医療機関などで通常必要と考えられる個人情報の利用の範囲を明らかにしておく。患者側から特段明確な反対の意志表示がない場合には，これらの範囲内での個人情報の利用に包括的な同意が得られているものと考えられている。また，看護者は看護だけに必要な情報と，他職種と共有すべき情報を区別し，不必要な情報提供は行わないようにする必要がある。また，守秘義務は，退職後も継続される。

＊　＊　＊

　機密情報の保護には2通りの方法があり，①見聞きしてしまった他人の秘密情報は，別の人に漏らさないという方法，②そもそも秘密情報が書かれていそうなものに近づかない，引き出さないという方法がある。

　今日，わが国の病院には，患者の要望から病室の前の名札を廃止したり，病院のエレベーター内や食堂内で患者情報にかかわる話をすることを禁止したり，実習中に学生がカルテを閲覧する機会を最小限に規制したりしているところがある。これは他人の秘密に近づけない工夫の一つである。つまり，見聞きしてしまった他人の秘密を他者に漏らさないように，様々な工夫を凝らしているのである。その一方で，外来や診療所では呼び込むときに名前を読み上げられ，受付で簡単な問診が行われ，待合室にいるほかの患者に個人情報が全部聞かれてしまうといった事態が続いている。また，患者の情報は，電子カルテとして医療従事者がアクセスしやすい環境に置かれており，まだまだ改善の余地を残している。

3. 医療安全と看護倫理

●注意義務　看護は，対象の安全と安楽を第一に考えケアを提供する，倫理的な行為である。しかし，人間であるがゆえに，ヒューマンエラーの発生を排除することは

column

SNS の普及に伴う個人情報漏洩のリスク

　個人情報保護法では，生存する個人に関する情報が対象となる。近年，SNS（social networking service）の利用が普及し，自分のプロフィールや写真の公開，友人の紹介，掲示板などを使用したコミュニティ支援など，多彩な機能をもつようになった。SNS は不特定多数の人と容易にコミュニケーションをとることが可能である一方，個人情報の流出などのリスクもあり，プライバシーの保護を改めて考える必要がある。インターネットで世界の隅々までつながっている高度情報化社会においては，守秘義務の遵守がいっそう求められている。

できない。したがって，看護職は対象に起こり得る危険を予測し，その予防をしなければならず，そうすることが看護本来の目的にかなうことでもある。法は，看護者に「注意義務」をもって行為することを要求している。注意義務とは，そのときの看護水準に従って，平均的な看護者ならば行うであろう程度の注意を払い，対象者の状態に最適な看護を選択，実施する義務のことを指す。

　看護者が十分な注意を払わずにとった行為により，対象者に健康上の不利益を与えた場合には，「注意義務違反」として法的制裁の対象となる。つまり，望ましくない結果に対し，注意義務を尽くしたか否かが問題とされ，義務遂行上の過失が認められた場合に，法的な責任が発生することになる。

●**医療安全対策**　医療安全活動は，無危害の原則に基づく活動である。そして医療事故が生じた場合の患者や家族への情報開示は，自律尊重の原則に基づく行為である。1999（平成11）年の患者取り違いなどの医療事故発生後，医療安全対策は「医療従事者の個人の努力に委ねた安全でなく，組織全体の問題として医療安全を考え，システム全体を安全性の高いものにしていく」という考えのもと，国をあげて講じられてきた。医療安全管理の基本は**表1-7**に示したとおりである。

●**医療事故調査**　医療事故調査には，内部調査と外部調査があり，予期しなかった死亡，または死産が発生した場合には，施設の管理者は速やかにその原因を明らかにするために，必要な調査を行うことが求められている。その場合，公平性・中立性を確保するという観点から，外部の専門家の派遣などの医療事故調査等支援団体の支援を求めることとされている。こうして得られた情報は，適切な方法で患者や家

表 1-7 ● 医療安全管理の基本

1. 発生した事故などの内容の把握
2. 原因分析
3. 再発防止
4. 確実な実行
5. 再評価

---

column

注意義務

　注意義務とは，「事故発生の可能性を予測し，回避行動をとる義務のこと」である。前者は，危険を予測できたかどうかという「結果予見義務」であり，後者は，結果発生を避けられたかどうかという「結果回避義務」である。この2つの注意義務は，その当時の平均的な看護能力を有する看護者であれば，行為に伴う危険を予測し，結果を回避する可能性があったにもかかわらず，できなかったと評価された場合に，その看護者の注意義務違反が問われることになるのである。

族，そして社会に公開される。

●**不適切な医療・看護の報告**　医療事故等収集事業は医療機関どうしの医療安全対策に有用な情報の共有と，国民への情報の提供を目的に行われている。ここでは全国の病院から過失の有無や有害事象の有無にかかわらず，事故になる可能性があった事案について情報を収集し，分析と講評を加えてインターネットで公開している。看護師には避けられるはずの有害事象の発生や影響を減らす責任がある。医療チームのメンバーの非倫理的で不適切な行為を見たり，その疑いがあったりしたときも，それを報告する義務もある。

文献
1）サラ・T・フライ，メガン - ジェーン・ジョンソン著，片田範子，山本あい子訳：看護実践の倫理；倫理的意思決定のためのガイド，第3版，日本看護協会，2010，p.65-67.
2）前掲書1）
3）盛永審一郎，長島隆編：看護学生のための医療倫理，丸善出版，2012，p.14-15.
4）看護にかかわる主要な用語の解説；概念的定義・歴史的変遷・社会的文脈，日本看護協会，2007，p.13. http://www.nurse.or.jp/home/publication/pdf/2007/yougokaisetu.pdf（最終アクセス日：2017/7/5）
5）小川政恭訳：ヒポクラテス；古い医術について，岩波文庫，1963，p.192.

参考文献
・Charles C.,et al.:Shared decision-makingin the medical encounter; what does it mean? (or it takes at least two to tango), Social Science and Medicine, 44(5)：681-692, 1997.
・Davis, A.J., 他著，八尋道子，小西恵美子訳：看護倫理の基本を考える；看護における倫理，意思決定の枠組み，看護師の倫理的能力，日本看護倫理学会誌，3(1)：3-10, 2011.
・石井トク，他編：看護倫理；看護の本質を探究・実践する，学研メディカル秀潤社，2014，p.17.
・盛永審一郎，長島隆編：看護学生のための医療倫理，丸善出版，2012，p.46.
・井部俊子監，服部健司，伊東隆雄編著：医療倫理学の ABC，第3版，メヂカルフレンド社，2015，p.50.
・赤林朗編：入門・医療倫理Ⅰ，改訂版，勁草書房，2017，p.369-370.

学習の手引き
1. 患者の人間としての尊厳が軽視された看護場面をあげてみよう。
2. 患者が意思決定できず，家族が「お任せします」と言ってきたらどうするか，考えてみよう。
3. 看護師と患者における望ましい人間関係とはどのようなものか，考えてみよう。

第1章のふりかえりチェック

次の文章の空欄を埋めましょう。

1 世界人権宣言

世界人権宣言は，差別を撤廃し，人権を確立して 　①　 を誓うため，1948 年に 　②　 の総会で採択された。

2 倫理原則

倫理原則としては，ビーチャムとチルドレスが示した① 　③　 ，②無危害，③ 　④　 ，④公正の4原則が有名である。

③ 看護における倫理原則

看護における倫理原則では，看護倫理学者 ⑤ らによって提唱された「善行，無危害，正義，自律，⑥ 」の5原則が一般的である。

④ ICN 看護師の倫理綱領

2021年に改訂された ICN 看護師の倫理綱領では，看護師に，① ⑦ ，②疾病の予防，③ ⑧ ，④苦痛の緩和と尊厳のある死の推奨，の4つを基本的責任として課している。

⑤ アドボカシー・アドボケイト

アドボカシーは，⑨ を十分に行使できないような ⑩ （子ども，障害者，高齢者，患者など）の権利を代弁したり，擁護したりすることを指している。

「アドボカシー」が名詞形に変わると，「アドボケイト」となり，「他人の ⑪ を主張する者」あるいは「他者の言い分を弁ずる者」を意味する。

⑥ 成年後見制度

成年後見制度とは，精神上の障害の対象者（ ⑫ ，知的障害，精神障害など）が，不利益を被らないように ⑬ で定められた支援制度である。

成年後見制度には，⑭ と任意後見制度の2つがあり，⑮ の程度など，本人の事情に応じて制度を選べるようになっている。

第**2**章　看護の場で生じやすい倫理上の問題とその対応

▶学習の目標　●現代の看護にかかわる倫理的問題の背景について学ぶ。
　　　　　　　●看護にかかわる倫理的問題の解決方法について学ぶ。

Ⅰ　倫理上の問題が生じやすい背景

A　看護師が経験する倫理的ジレンマ

　　看護業務のなかには，倫理的側面で難しい意思決定を迫られる場面が多い。そうした場面でうまく対処できないとき，看護師は倫理的ジレンマに陥ることになる。

　　一般にジレンマとは，ある問題に対して，2つ以上の相いれない選択肢のうち，どの選択肢を選んでも何らかの不利益，または不都合が生じて板挟みになる状態を指す。看護業務のなかでは，2つ以上の相反する価値観や権利のあいだで，「あちらを立てれば，こちらが立たず」という状態を経験することが多い。

1．看護の倫理的ジレンマの実態

　　水澤らは，病棟看護師を対象に看護師が経験する倫理的問題を32項目にわたって調査した。その結果，病棟看護師は12か月に32項目中平均12.5項目の倫理的問題を経験していることを明らかにした。経験した問題の上位には，患者の「安全確保のために身体抑制や薬剤による鎮静をするか，しないか」「患者に十分な看護ケアを提供できていない看護師の充足状況」「看護師－医師（他の専門家）の関係における対立」などがあった。しかも，これらの問題の多くは解決の割合が低かった（表2-1）。

2．倫理的問題における看護師の役割

　　倫理的問題は，その状況にかかわる人たちの立場によって，そのとらえ方が異なることがある。倫理的問題に取り組む目的は，それぞれの立場や問題状況のとらえ

表 2-1 ● 看護師が経験する倫理的問題

	経験の 割合（%）	経験の 頻度	解決の 割合（%）
患者の安全確保のために身体抑制や薬剤による鎮静をするか，しないか	84	2067	7
患者に十分な看護ケアを提供できていない看護師の充足状況	84	1986	16
看護師－医師（ほかの専門家）の関係における対立	70.9	1324	28
過剰であったり不十分であったりする疼痛管理	67.2	1310	37
過剰であったり不十分であったりする処置や検査の指示	64	1181	31
あなたの健康に危害を及ぼす可能性のある患者にケアを提供すること（例：結核，HIV，暴力）	62.1	1185	47
治療に関するインフォームドコンセントが行われているか，いないかについて悩むこと	63.2	1159	45
患者の生命の質（QOL）が考慮されていないこと	60.1	1076	23
患者の権利と尊厳を尊重すること	58.6	1207	44
単に苦痛を増強させるような不適切な方法で死に逝く過程を引き延ばすこと	53.2	928	25

経験の割合が 50% 以上の項目を抜粋し高い順に並べた。
出典／水澤久恵：病棟看護師が経験する倫理的問題の特徴と経験や対処の実態及びそれらに関連する要因，生命倫理，19（1）：87-97，2009.

表 2-2 ● 倫理的問題における看護師の役割

・日常業務における倫理的ジレンマを顕在化させる
・顕在化させた問題について分析し，その意味を検討する場を設ける
・倫理的感受性の育成を図る
・日々の看護業務を倫理的視点から考える習慣をもつ
・看護倫理問題を解決する実践システムを構築する

　方を考慮しながら，情報を集め，分析し，倫理的な課題を同定し，本質を見抜いて効果的な対策を立案し，実践することによって，看護の質を向上させることにある。つまり，看護師は直面している倫理的問題やジレンマを顕在化させ，問題の解決に向けた検討を重ね，取り組む必要がある。倫理的問題に取り組む際の看護師の役割には，表 2-2 のようなものがある。

3．倫理的ジレンマへの基本的な対応方法

1 倫理原則とその限界

　看護師が直面する倫理的ジレンマにおいて，問題の整理や行為の判断基準として，倫理原則が役に立つ。しかし，すでに述べたが，倫理的価値の基準は，時代や文化的背景によって変化するため，倫理原則は絶対的なものではない。
　医療における倫理的ジレンマは，画一的に割り切れないものが多く，時に逃げ出したくなることもある。しかし，医療従事者である限り，倫理的ジレンマから逃れ

表 2-3 ● 倫理学を実践するうえでのヒント

・AかBかに二極化させない	・耳を傾けて独断を避ける
・想像力の届く範囲を広げる	・自己正当化を急がない
・不可能であっても理想的なことをまず大胆に発想して，そこから現実味のあるところまでゆっくり戻る	・権威を後ろ盾にしない
	・規則を疑う
	・選択肢を広げる

ることはできないため，感性と知性を総動員して，それを引き受けなければならない。

2 「第3の道」の模索

　倫理的ジレンマが生じた場合，両立しない2つの価値のうち，どちらかを直感的に選んでしまうことは適切とはいえない。倫理学を実践するうえでのヒントについて，アンソニー・ウエストン*が述べているように，どちらを優先するかではなく，あらゆる視点からじっくりと考え，2つの価値を両立できる「第3の道」を何とか探し出すことこそ，倫理的に適切な対応といえる。

　医療側は，エビデンスに基づいて，最も効果的な治療方針を優先しようと考えるが，本人がそれを嫌がっている場合，ぎりぎりまで本人が合意できる解決法を探す必要がある。このとき，大切なことは相手を理解しようという姿勢である。相手の言い分をしっかり聴くことができると，相手が納得できる合意点がみえて，新しい対応策につながることがある。また逆に，相手が誤解している側面がみえて，その誤解を解くことで相手の理解や協力を引き出すこともできる。

　ジレンマの解消では，「どちらを優先するか」と直ちに結論づけるのではなく，個別の事情を考慮して考え，両者を満たす新たな合意を見いだし，ジレンマを乗り越えることが必要である（表 2-3）。

4．倫理コンサルテーション

　看護師は，対象の尊厳や権利を尊重する看護を実践するため，多忙な業務のなかでも，倫理的問題を見過ごさず，問題解決に向けて対応すること（倫理的感受性）が求められる。看護師は専門職として責任を遂行するための行動規範である，「倫理綱領」を共有しているが，多様かつ複雑な状況下にある個々の対象者への具体的なケアの内容を示してはいない。したがって，一人ひとりの看護師が倫理的感受性を高め，倫理的判断能力を向上させることが必要である。

　とはいえ，実際に倫理的問題を目の当たりにして，1人で解決に結び付けようとするのは無謀である。倫理的感受性の高い看護師の多くは，1人で悩み，解決に至らないまま，職業上の悩みとして胸のうちに秘める結果となってしまう。倫理的問

---

*アンソニー・ウエストン：Anthony Weston, 1954～。アメリカの哲学者。代表的な著書に『A Practical Companion to Ethics』など。

題への対応は，看護師個々の能力が当然必要ではあるが，組織全体で取り組まなければ解決が困難な場合が多いため，倫理的問題はチームあるいは組織的にかかわる必要がある。組織としてどのような医療・看護を行うのかという理念を明確にし，スタッフがそれを実践できるよう支援することが必要である。

　近年では，医療機関において倫理的問題を解決する方法として，「倫理コンサルテーション」が注目されている。倫理コンサルテーションとは，「医療において生じる倫理的問題を，患者や家族，医療従事者などが解決するのを助けるために，個人またはグループによって提供されるサービス」と定義されており，医療現場で生じた倫理的問題の解決のために行われる助言や相談活動全般を意味する[1]。

　アメリカでは，研究の倫理審査を行う倫理審査会のほか，臨床の倫理的問題に対処する病院倫理委員会も設置されている。日本における倫理委員会は，研究倫理の審査を主な活動内容としており，臨床の倫理的問題に対処する病院倫理委員会が設置されている病院は少ない。ただし，特定の専門看護分野において卓越した看護実践能力を有する専門看護師は，対象者や家族の権利を守るために，看護師や他職種をサポートしながら倫理的問題や葛藤解決に向けて調整を行っている[2]（倫理委員会の具体的な機能については，看護学入門第4巻『保健医療福祉のしくみ』内「医療のしくみ」第3章-Ⅱ-E「倫理委員会と先端医療」を参照）。

B　倫理的ジレンマの解決方法

　サラ・T・フライは，倫理的ジレンマの解決方法として，問題を整理し，プロセスを踏みながら解決に導く方法を提案している。以下では，問題解決のための各プロセスについて説明する。

1．価値の対立の背景にある事情は何か

　看護師は，倫理的問題を抱える人々がどのように課題をとらえているのか事実関係を確認し，関係する人それぞれがもっている価値（善悪の判断基準）について把握することが重要である。事実関係を明らかにすることによって，価値の対立の背景を浮き彫りにすることができる。

2．状況に含まれる重要な価値は何か

　価値の対立がある場合，看護師は関係する人々の価値を吟味し，意味づける必要がある。それぞれの価値を生み出しているものが，宗教観なのか，文化的背景なのか，また，政治や専門性から生まれているのかを見分けるとともに，その価値が道徳的か非道徳的かも見きわめなければならない。また，特定の患者に行うケアがどのような影響をもたらし，その場合，看護師としての責任は何か，法的側面からみて問題となることがあるのか，なども同時に検討することが重要である。

　看護師は，関係する人々がもち合わせている価値を知り，そのうえで，互いに他

者のもつ価値を尊重し合い，それぞれに優先度をつけ，意思決定の際に最も重要な価値を残せるように促すのである。

3．関係する人それぞれにとって対立の意味とは何か

　価値の対立を放置すれば，関係する人々の生活の質（QOL），罪悪感，情緒的ストレスに影響を与え，さらには看護師の専門的態度や立場にも影響を与える。

　対立する価値がどのようなことに影響するのか。患者ケアにおいて，その意味することを明らかにするのは，さらに複雑な倫理的葛藤（かっとう）状況へと事態が発展する前に，看護師やほかの医療職者が必要な手立てを考える助けとなる。

4．何を成すべきか

　臨床場面で多くの倫理的葛藤を経験した看護者たちの対応を整理すると，「問題の共有」「話し合い」「振り返り」など，それぞれ知恵を出し合い，解決の糸口を探っていることがわかる。

　倫理的にみて，唯一正しい解決方法というのは滅多（めった）にない。対立が解決される多様な可能性，または選択肢を探求することが重要であり，看護師は価値の対立を解決しうる，すべての方法を探索する必要がある。解決方法の探究にあたっては，関係する人々がもっている価値は何か，結果として何が起こるか，その方法は道徳的であるか，ということを意識しつつ行う。それでも互いの価値観や世界観が異なっていて，理解し合えない場合には，両者が妥協案を出し合い，痛みや限界を自覚しつつ，それを受け止めることも，1つの倫理的な解決方法である[3]。

＊　＊　＊

　その他，臨床場面における倫理的ジレンマの解決方法としては，表2-4のような方法がある。

表 2-4 ● 臨床場面における倫理的ジレンマの解決方法

・他職種を含めた，ケースカンファレンスを定期的に実施し，問題を共有すること
・繰り返し，話し合いの場を設けること
・個々の役割機能や看護者の家族員に対するかかわり方を再確認するため，振り返りの場をもつこと
・倫理に関する研修を受講し，クリティカル思考スキルを身につけること
・事態を客観視するトレーニングを積むこと
・上司や同僚によるサポートを得ること
・倫理的判断に基づいた基準を作ること

Ⅱ　事例検討

　前述したフライが提唱する倫理的ジレンマの解決方法を用いながら，事例展開をしてみよう。また，「2．事例解釈のポイント」では，「看護職の倫理綱領」のなかで対応する条文をあげ，「4．解決につながる方法」では，倫理的問題解決に向けた方法例を掲載している。ここで用いている方法が必ずしも正しいとは言いきれないが，各個人が倫理的な判断を導くためのヒントとしてほしい。

A　抑制と安全に関する事例：［高齢者］急性期

1．事例

> ■Aさん：75歳男性，脳梗塞（高齢者）
> 　脳梗塞の血栓溶解療法を受けた当日，Aさんはベッド上での安静が必要であるにもかかわらず，ベッドから降りて歩こうとしている。認知症はなく，一時的な夜間せん妄と考えられるが，このままでは転倒による外傷や出血性合併症の可能性が考えられる。
> 　患者に安静の必要性を説明しても理解してもらえないことや，夜間で看護師の人手が少ないこと，患者の安全を図る必要があるなどの理由から，医師は身体抑制もやむを得ないとし，患者の身体抑制を指示した。装具を用いて身体抑制をしようとしたが，Aさんはさらに興奮し抑制を嫌がっている。このまま抑制すべきか，抑制せずに様子をみるか判断に迷っている。

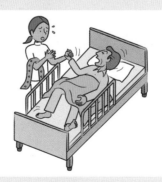

2．事例解釈のポイント

● 看護職の倫理綱領＜条文1＞「看護職は，人間の生命，人間としての尊厳及び権利を尊重する」
● 看護職の倫理綱領＜条文6＞「看護職は，対象となる人々に不利益や危害が生じているときは，人々を保護し安全を確保する」

3．事例の展開

1 価値の対立の背景にある事情は何か

●**医師の立場**　医師の立場からすれば，夜間せん妄による転倒の危険があり，転倒により骨折も考えられる。また，血液の流れを回復させる治療薬を使用しているので，大量出血の危険もある。医師はこれらの外傷や出血性合併症を避け，患者の安全を優先して，夜間のみ身体抑制を指示した。

●**看護師の立場**　看護師の立場では，Aさんには不穏状態があり，切迫した状態である。夜間で看護師も不足しているため，代替法が見つからない。このままの状態が続けば，十分な安全が保てず外傷や出血性合併症を起こしかねない。夜間のみ一時的な身体抑制はやむを得ないと考えている。

　しかし，医療チーム内でAさんの立場に立った話し合いがなされておらず，Aさんには十分な説明もなされていない。Aさんは明らかに抑制されることを嫌がっており，看護師は患者の人間としての尊厳が軽視されている状態ととらえ，身体抑制はやはりやるべきではないのではないかと考えている。

2 状況に含まれる重要な価値は何か

●**医師の価値**　医師側の価値は「患者の益になるように努める（善行の原則，無危害の原則）」である。

●**看護師の価値**　看護師側の価値は「患者を人として尊重する（自律の原則，善行と無害の原則）」であり，看護職の倫理綱領＜条文1＞「看護職は，人間の生命，人間としての尊厳及び権利を尊重する」や看護職の倫理綱領＜条文6＞「看護職は，対象となる人々に不利益や危害が生じているときは，人々を保護し安全を確保する」に沿ったものである。

---

column

身体的拘束を禁止する規定

　「指定居宅サービス等の事業の人員，設備及び運営に関する基準」第128条4項，5項では，身体的拘束を禁止する規定として，以下の内容が提示されている。

4　指定短期入所生活介護事業者は，指定短期入所生活介護の提供に当たっては，当該利用者又は他の利用者等の生命又は身体を保護するため緊急やむを得ない場合を除き，身体的拘束その他利用者の行動を制限する行為（以下「身体的拘束等」という。）を行ってはならない。

5　指定短期入所生活介護事業者は，前項の身体的拘束等を行う場合には，その態様及び時間，その際の利用者の心身の状況並びに緊急やむを得ない理由を記録しなければならない。

3　**関係する人それぞれにとって対立の意味とは何か**

　　ここでは、「患者の益になるように努める（善行と無害の原則）」という価値と、「患者を人として尊重する（自律の原則，善行と無害の原則）」という価値のあいだで倫理的ジレンマが起きている状態といえる。このままでは抑制するかしないかという議論に終始することになり，いずれにしても不都合な結果しか生まれない。

4　**何を成すべきか**

　　医師の価値も看護師の価値も，医療従事者としての責任を果たそうとするところから生まれており，道徳的な価値といえる。では，どちらを優先すべきなのだろうか。

　　ウエストンは，倫理学を思考するヒントとして，「AかBかに二極化させない」「想像力の届く範囲を広げる」「不可能であっても理想的なことをまず大胆に発想して，そこから現実味のあるところまでゆっくり戻る」と述べた。つまり，どちらかを優先するのではなく，両方の価値を損なわない方法を模索するために，考えの枠を広げることを推奨している。

　　さらに，看護の理念に立ち返って考えてみることを勧めている。つまり，看護師はAさんの「転倒を防ぎ，苦痛を緩和しながら回復を促進する」という援助を別な視点から模索するということになる。抑制によって転倒を防ぐことはできるかもしれないが，相当の苦痛を伴う。その苦痛からAさんを解放し，回復するための援助を提供しなければならない。

　　また，ウエストンは，倫理学を思考するヒントとして，「耳を傾けて独断を避ける」「自己正当化を急がない」とも述べている。「夜間で人手がない」「Aさんはせん妄状態にあり，わけのわからないことを言う」と，抑制することを正当化する前に，Aさんの言い分に耳を傾け，今，この看護人員でも可能な「選択肢を広げる」作業をすることが望まれる。

4．解決につながる方法

1）　**安全な環境を整える**

・ベッドの片側を壁に寄せて高さを低くし，ベッドの下にマットレスなどをセットして転倒と外傷のリスクが最小限になるようにする。

2）　**Aさんの心情に向き合う**

・切迫した状態であっても，可能な限りAさんの尊厳を保つ。

・理解しようという姿勢でAさんの話をよく聴き，Aさんの意思を確認する。

・Aさんをよく観察できる部屋に移動してもらい，転倒のリスクにつながる動きがあれば，すぐに対応できる体制をとる。

3）　**Aさんの不安を減らして睡眠を促す**

・看護師が落ち着いた態度で肯定的にかかわる。

・環境の変化による適応障害をなくすため，日頃使用している馴染みのあるものをベッド周囲に置き，安心感を得られるようにする。

・排泄への欲求の高まりが不穏の原因であることが多い。夜間の不必要な点滴は避け，排泄パターンを考慮して排尿誘導を試みる。

4) 医師と連携して対応する

・医師も含めて A さんのためにどうすればよいかよく話し合う。

・場合によっては，医師に相談して睡眠導入薬で入眠を促す。

5) 家族に誤解や不信感を与えないようかかわる

・A さんから家族への一方的な説明では，誤解が生じやすい。そのため，早めに看護師や医師から，家族に A さんの状況やそのときの判断，実施したケアについてわかりやすく説明する。

B 情報を共有した結果，気持ちを表出されなくなった事例：［成人］慢性期

1．事例

■ B さん：45 歳男性，肝炎（成人慢性期）

　長期にわたり臥床していた患者 B さんが，ベッドアップで起き上がってみたところ，嘔吐してしまった。

　看護師 C は B さんが嘔吐した場にはいなかったが，チームの情報として共有していた。そのため，次に訪室した際，「この前は気持ち悪くなってしまいましたね。今日は起き上がれそうですか」と伝えたところ，「そんなことまで，みんなが知っているの？　全部知られちゃっているのか」と，B さんに驚かれてしまった。

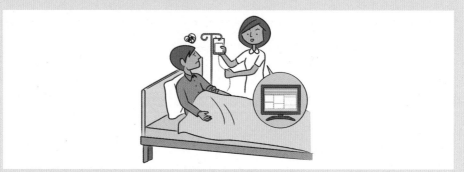

2．事例解釈のポイント

●看護職の倫理綱領＜条文5＞「看護職は，対象となる人々の秘密を保持し，取得した個人情報は適正に取り扱う」

3．事例の展開

1 **価値の対立の背景にある事情は何か**

●**患者の立場**　B さんは，看護師が意図をもって情報を共有していることを知らない。「自分のことが噂話のように広がっているのだろうか」と，疑いを抱いてしまった

と考えられる。

●**看護師の立場**　看護師Ｃは，Ｂさんの情報をチームで共有するのは統一した援助を行うための当然の行為であり，すべてのスタッフがＢさんの情報を知っていることをＢさんも了解していると考え，Ｂさんに，「今日は起き上がれそうですか」と伝えてしまったと考えられる。

2　状況に含まれる重要な価値は何か

●**患者の価値**　患者にからだの状態や治療・ケアの内容について正しい情報を提供することは，フライの倫理原則にある，「誠実の原則」に相当する。患者には自分の行動を決定する自由があり，そのためには正しい情報提供を行わなければならない。これはフライの倫理原則にある，「自律の原則」に相当する。

　Ｂさんには自分の状況を正しく知る権利があるとともに，知らないでいる権利もある。また，ほかの誰にも知られたくないという意思表示を含め，自分の行動を決定する自由がある。

●**看護師の価値**　看護師側の価値は，「患者を人として尊重する（自律の原則，善行と無害の原則）」「患者の益になるように努める（善行と無害の原則）」である。そして，これらは看護職の倫理綱領＜条文５＞「看護職は，対象となる人々の秘密を保持し，取得した個人情報は適正に取り扱う」に沿ったものである。

　看護師には，「患者に関する情報をむやみに他人に話してはならない」という守秘義務がある。同時に，患者には最大限の情報を提供しなければならないという役割もある。そのため，看護師ＣがＢさんの情報をチームで共有したことは，Ｂさんの離床を進めるにあたっても，ベストな看護を行ううえでも必要であり，転倒や窒息といった患者にとっての害を防ぐ行為につながったといえる。

3　関係する人それぞれにとって対立の意味とは何か

　Ｂさんにとって起き上がろうとして嘔吐してしまったことは，恥ずかしいことであり，あまり多くの人に知られたくないことであったと考えられる。入院時の同意書には，「必要な情報はスタッフ間で共有させていただきます」といった一文が入れられていることが多い。しかし，なかには，患者にとって知られたくない情報もある。もちろん，ケアを行うために必要と思われた情報を，チームで共有していくことは，必ずしも倫理に抵触しているとは言いきれない。

　ここでは，「患者の益になるように努める（善行と無害の原則）」という価値と「患者を人として尊重する（自律の原則，善行と無害の原則）」という価値のあいだで倫理的ジレンマが起きている状態といえる。

4　何を成すべきか

　入院中の情報共有は当たり前のことではなく，患者にも，Ｂさんのように話されたくない情報や話されたくない事情がある。看護師は，Ｂさんの情報を知っていたとしても，伝える必要のない情報まで伝えることは避けなければならない。したがって，看護師Ｃは，「この前は気持ち悪くなってしまいましたね」とは伝えず，嘔吐に注意して観察を十分に行いながら，起き上がり動作の援助をするほうが適切で

第
3
編

1
看護における倫理

2
看護の場で生じやすい倫理上の問題とその対応

3
看護の変遷（看護史）

あったといえる。

　前述のように，看護師には，「患者に関する情報をむやみに他人に話してはならない」という守秘義務があるが，それと同時に，患者には最大限の情報を提供しなければならないという役割もある。必要な情報はスタッフ間で共有することについて同意が得られていたとしても，看護師Cのように共有している情報をBさん本人に伝えてしまうと，「口にしたことは全部伝わってしまうのではないか」といった医療従事者への不信感につながり，信頼関係が壊れてしまう可能性も考えられる。

　すべての情報を患者に伝えてしまうことが，いつでもベストな判断とは限らない。この点をチームでも確認して対応をする必要がある。

4．解決につながる方法

1）　情報共有は当然の事柄ではないと自覚する

・すべての情報を患者に伝えることがいつでもベストな判断とは限らない。また，チームでの援助に必要な情報共有を，患者が望まないこともある。援助のために知り得た内容は，患者本人にも安易に開示しない。

・必要な情報共有であっても，看護職の倫理綱領＜条文5＞「看護職は，対象となる人々の秘密を保持し，取得した個人情報は適正に取り扱う」に沿って，十分に配慮して取り扱う。

2）　Bさんと話し合う

・起き上がろうとして嘔吐してしまったことは恥ずかしいことで，あまり多くの人に知られたくないというBさんの想いを尊重して受け止める。

・起き上がり時の体調変化の可能性についてスタッフ間で共有すると，急な変化の場面でも予測した対応がとりやすいので，情報を共有することについて協力してほしいとBさんに伝える。

・スタッフ間で共有してもよい情報を，Bさんに確認する。

3）　知り得た情報の取り扱いについてチームで共有する

・情報を知り得た際には，チームでどのように取り扱うかを十分に話し合う。

・チームで情報を共有する際には，患者本人の希望やその情報についての患者本人の考えも含めて共有し，取り扱いには十分に留意する。

C 患者から拒否された行為をよかれと思って行った事例：［高齢者］回復期・リハビリテーション

1．事例

■ D さん：70 歳女性，気管支炎。既往に脳梗塞，右半身不全麻痺がある。車椅子使用，息子と二人暮らし，要介護 2

　気管支炎は順調に回復している。入院前の ADL レベルに戻ったら退院する予定であるが，息子は今のままでは自宅に連れて帰るのは難しいと考えている。しかし，D さんは「足が痛い」と日中もほとんどの時間をベッド上で寝て過ごし，食事とリハビリ時のみ，車椅子に移乗する程度である。リハビリも「行きたくない」と拒否することが多く，食事も 1 割くらい摂取した時点で手を止め，「いらない」とやめてしまい「ベッドに戻して」と言う。

　看護師 E は，本人の希望である自宅退院のためには，食事摂取量を増やし，リハビリも毎日行うべきと考え，リハビリを拒否しても「練習しないと退院できませんよ」とリハビリ室に誘導し，食事も「もう一口食べましょう」「あと一口」と口を開けてもらい，介助で 5 割ほど食べさせていた。

　そのようなかかわりを数日続けていると，D さんは看護師と話をしなくなってしまった。看護師 E は D さんのためによかれと思って行ったが，「本当にこれで良かったのか」と考えるようになった。

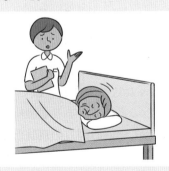

2．事例解釈のポイント

- 看護職の倫理綱領＜条文 1 ＞「看護職は，人間の生命，人間としての尊厳及び権利を尊重する」
- 看護職の倫理綱領＜条文 3 ＞「看護職は，対象となる人々との間に信頼関係を築き，その信頼関係に基づいて看護を提供する」
- 看護職の倫理綱領＜条文 4 ＞「看護職は，人々の権利を尊重し，人々が自らの意向や価値観にそった選択ができるよう支援する」

3．事例の展開

1 価値の対立の背景にある事情は何か

●**患者の立場**　Dさんは，「自宅に帰ること」を希望しているが，リハビリには「行きたくない」と言い，食事を摂取するよりも「ベッドに戻る」ことを選択している。そして，その原因については明らかにしていない。また，食事を摂取することやリハビリを休まず行うことの重要性について，Dさんがどのように理解していたのかも定かではない。Dさん自身の自己決定を認めてくれない看護師に対し，Dさんが態度を変調させていることは，看護師への怒りの表れとも理解できるし，看護師への信頼の失墜の表れとも考えられる。

●**看護師の立場**　この事例において，看護師Eは，患者の望みは「自宅に帰ること」であり，そのためには栄養を摂り，リハビリができる体力をつけ，リハビリを実施することで，ADLを入院前の状態まで回復させることが重要であると考えている。そのため，看護師Eは，食事にもリハビリにも消極的とも思えるDさんに対して，よかれと思って援助を行った。しかし，Dさんの態度の変調に，看護行為の結果がDさんの尊厳や選択の自由，自己決定の権利を侵害したのではないかと考えている。

2 状況に含まれる重要な価値は何か

●**患者の価値**　Dさんが「リハビリに行かない」選択や「食事をもう食べない」と選択することは，Dさんの選択の自由であり，自己決定の権利であり，その意志が尊重されることは個人の尊厳に対する権利といえる。

●**看護師の価値**　看護師Eは，Dさんが食事を摂って栄養を補い，体力をつけてリハビリに取り組み，ADLを回復させることが，Dさんの望みである「自宅に帰る」ことにつながると考えている。つまり，これは看護師としての専門的価値である，「善行と無害の原則」にのっとった行動である。Dさんが早く自宅に帰れるようにケアをすることこそが，看護上の責任であると看護師Eは考えたのである。

3 関係する人それぞれにとって価値の対立の意味とは何か

　　ここでは「善行と無害の原則」という価値と，「患者を人として尊重する（自律の原則）」という価値のあいだで倫理的ジレンマが起きている状態といえる。患者の自己決定を尊重すると，患者はリハビリが進まずADLの向上が遅れ，食事量の少なさから必要エネルギー量が不十分となり，患者に害を及ぼす結果となり得る。もちろん患者が希望している自宅への退院も遠のく。しかし，今の状態でリハビリと食事介助を進めると，患者の人としての尊厳は守られず，また，看護師に不信感を抱いているであろう状態では，今までどおりにリハビリや食事が進むことは望めないため，事態は好転しないと考えられる。

4 何を成すべきか

　　看護師Eの行動は，看護上の責任を果たそうとしたものであり，専門的な価値がある。Dさんの選択も，人間として尊重されるべき道徳的な価値がある。しかし，

Ｄさんの価値を尊重した際には，体力は弱まり，リハビリは進まず，Ｄさんの希望する自宅退院は難しい状況になることが容易に推測できる。

　どちらの価値を優先すべきなのかを決定する前に，考えるべきことがある。看護師Ｅは，Ｄさんがリハビリに行きたくない理由，食事よりもベッドに戻りたい理由についての情報を得ていない。まずは，この理由について「耳を傾けて」情報収集をするべきである。そして，Ｄさんの拒否的な行動が変容するように働きかける必要がある。さらに，「自宅に帰る」という目標に向けて，具体的に何を行うべきなのか，改めて，Ｄさんとともに話し合い，十分なインフォームドコンセントを行い，Ｄさんが納得できるような計画を，共通して認識しながら立案すべきである。

　今回，看護師Ｅは「善行と無害の原則」にのっとり，患者が良い状態になることに価値を置いた。しかし「患者のためになる行為」なのだから「結果的によければ」と，一方的に援助を行っている。その結果，患者の選択の自由，自己決定，尊厳に対する権利を侵害し，患者からの信頼を失ったと考えられる。看護師はインフォームドコンセントにおける，自己決定の重要性を倫理的視点から見直し，常に「これでよいのか」と，自身に問いかけることを忘れてはならない。

4．解決につながる方法

1)　十分な情報収集を行い，なぜ拒否的なのか，その要因を知る
  ・Ｄさんとていねいにコミュニケーションをとり，リハビリおよび食事に対する思いを知る。
  ・息子さんから情報を得る。
  ・理学療法士（PT）から，リハビリの状態について情報を得る。
  ・姿勢・活動について，関連情報を得て再アセスメントを行う。
  ・食事について関連情報（嗜好，食事内容，食事形態，咀嚼，口腔内の状態など）を得て再アセスメントを行う。
  ・病棟カンファレンスで，Ｄさんの状態について情報交換を行う（病棟カンファレンスは，多くのスタッフから同時に連鎖的に情報を得られ，多角的に状況をとらえられる絶好の機会であるため，ぜひ活用したい）。
2)　Ｄさんの拒否的行動が変容するように働きかける
  ・リハビリや食事を妨げている要因を知る。
  ・Ｄさんの個別性を理解したうえで，阻害要因を排除するための対策を講じる。
  ・Ｄさんと共に目標（自宅に帰る）を設定し，それを達成するためにどうすればよいか，計画を具体的に考え共有し，取り組む。
  ・Ｄさんとの信頼関係の回復に努める。
3)　十分なインフォームドコンセントを行い，Ｄさんが納得するよう対処する
  ・リハビリにおいても食事においても，必要性の十分な説明を行い，理解を得る。
  ・同意が得られない場合には，その理由についてＤさんの訴えに耳を傾ける。

D 輸血が必要になった小児の保護者が輸血を拒否した事例：［小児］急性期

1．事例

> **■Fくん：11歳男児，交通外傷（小児）**
>
> 　小学校から帰宅途中に，乗用車にはねられて救急車で搬送された。Fくんは外傷性の腹腔内出血で緊急開腹手術を実施することとなった。主治医から母親に，開腹直後に大量の出血が予測されるため，輸血の準備が必要であること，保護者の輸血への同意が必要であることが説明された。
>
> 　母親は説明の内容は十分理解できているが，宗教上の理由で輸血へは同意できないと返答した。緊急性を要する手術であり，輸血の準備なしでは手術ができないことを主治医が再三説明したが，どうしても輸血は承諾できないと言われた。
>
> 　説明に同席していた看護師は，事前に母親から「夫は私の宗教のことを知らないから内密にしてほしい」と言われていたが，面談室から退出し，主治医と2人になったときに，同じ宗教の信者ではない父親がまだ到着していないこと，また，父親に同様の説明をし，同意を得られるか試してみることを主治医に提案した。主治医は父親に連絡し，電話で輸血の必要性を説明し同意を得て，手術中に輸血を実施した。

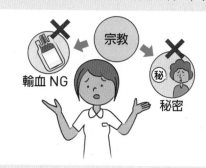

2．事例解釈のポイント

- ●看護職の倫理綱領＜条文4＞「看護職は，人々の権利を尊重し，人々が自らの意向や価値観にそった選択ができるよう支援する」
- ●看護職の倫理綱領＜条文5＞「看護職は，対象となる人々の秘密を保持し，取得した個人情報は適正に取り扱う」

3．事例の展開

1 価値の対立の背景にある事情は何か

- ●**患者家族の立場**　Fくんの母親は宗教上の理由で輸血に反対した。しかし，父親は同じ宗教ではなかった。母親は父親には宗教のことを隠しており，看護師に「夫に内密にしてほしい」と伝えていた。
- ●**医師の立場**　医師の立場では，開腹直後の大量出血が予測され，輸血の必要性が考

えられる。輸血の準備なく手術を開始した場合，大量出血に対応できずに死に至る危険性がある。医師は出血性ショックや播種性血管内凝固症候群（DIC）などのリスクを避け，患者の生命を優先して輸血を準備するために父親から同意を得た。

● **看護師の立場**　看護師の立場では，Ｆくんの母親の信教の自由は認めている。しかし，子どもの生命の危機にある状態で，信教の自由を優先すべきか救命第一と考えて行動するべきかで葛藤した。看護師は母親に対する守秘義務や母親との信頼関係構築も重要だと考えているため，母親の信教に対する秘密を父親に明らかにし，父親から輸血の同意を得ることを医師に報告することに躊躇があった。

2　状況に含まれる重要な価値は何か

● **医師の価値**　医師側の価値は「患者に益をもたらす（善行の原則）」である。

● **看護師の価値**　看護師側の価値は「患者に益をもたらす（善行と無害の原則）」と「信頼を損なう行動をとらない（誠実の原則）」，看護職の倫理綱領＜条文3＞「看護職は，対象となる人々との間に信頼関係を築き，その信頼関係に基づいて看護を提供する」という価値や，「秘密や約束を守る（忠誠の原則）」，看護職の倫理綱領＜条文5＞「看護職は，対象となる人々の秘密を保持し，取得した個人情報は適正に取り扱う」という価値のなかで倫理的ジレンマが生じている状態である。

3　関係する人それぞれにとって対立の意味とは何か

ここでは，「患者に害を行わず，利益をもたらす（善行と無害の原則）」という価値と「信頼を損なう行動をとらない（誠実の原則）」「秘密や約束を守る（忠誠の原則）」という価値のあいだで倫理的ジレンマが起きている状態といえる。Ｆくんの救命を第一に考えれば，輸血の準備は必至であるが，母親との信頼関係や秘密保持を重要視すれば救える命を見捨てることになる。

4　何を成すべきか

医師の価値も看護師の価値も，「善行と無害の原則」は医療従事者としてＦくんの救命をすべきであるという責任を果たそうとするところから生まれており，道徳的な価値といえる。しかし，看護師の「誠実の原則」「忠誠の原則」も医療従事者として患者・家族と誠実にかかわること，医療従事者が守るべき基本的な患者・家族の権利であり，「善行と無害の原則」とどちらを優先すべきなのだろうか。

ウエストンは，倫理学を思考するヒントとして，「ＡかＢかに二極化させない」と述べた。つまりどちらかを優先するのではなく，両方の価値を損なわない方法を模索することを推奨している。さらに，看護の理念に立ち返って考えてみることを勧めている。つまり，看護師は母親の「宗教上の理由で輸血をしない」という希望を，別な視点から模索するということになる。輸血により出血性ショックを免れることができるかもしれないが，患者の家族との信頼関係は崩れてしまう。さらに，家族への「善行と無害の原則」を実施できないでいる。

また，ウエストンは，倫理学を思考するヒントとして「自己正当化を急がない」とも述べている。「出血性ショックに陥る可能性が高いため，輸血の準備が必要である」「Ｆくんの母親は宗教上の理由で輸血を拒否したため，父親に同意を得る」と，

column

宗教的輸血拒否に関するガイドライン

　日本輸血・細胞治療学会や日本外科学会などからなる合同委員会は，2008（平成20）年2月に「宗教的輸血拒否に関するガイドライン」を作成した。ガイドラインのなかでは，「親権者が（輸血を）拒否するが，当事者が15歳未満，または医療に関する判断能力がない場合」であり，かつ「親権者の一方が輸血に同意し，他方が拒否する場合」の指針として，以下のように規定している。

　　親権者の双方の同意を得るよう努力するが，緊急を要する場合などには，輸血を希望する親権者の同意に基づいて輸血を行う。

　また，日本輸血・細胞治療学会などのホームページでは，ガイドラインとともに「未成年者における輸血同意と拒否のフローチャート」を掲載している。

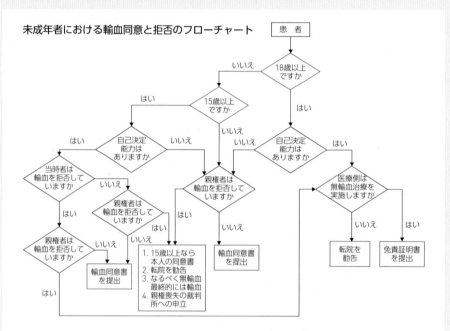

未成年者における輸血同意と拒否のフローチャート

出典／一般社団法人日本輸血・細胞治療学会ホームページ：未成年における輸血同意と拒否のフローチャート，http://yuketsu.jstmct.or.jp/wp-content/themes/jstmct/images/medical/file/guidelines/Ref13-2.pdf（最終アクセス日：2017/10/16）

　輸血への同意を取り付けることを正当化する前に，母親の言い分に耳を傾け，輸血以外の方法を模索し，「選択肢を広げる」作業をすることが望まれる。

　ジレンマの解消では，「輸血をするかしないか」と直ちに結論づけるのではなく，両者を満たす新たな視点を見いだして，ジレンマを乗り越えることが必要である。

4．解決につながる方法

1）　医師と連携して対応する

・医師も含めてガイドライン（column 参照）にのっとり，父親に輸血の同意を得る。

・輸血を拒否し，患児が死亡した場合に生じ得る事象について十分に説明する。

①救命できる可能性があったことから，患児の家族のあいだで葛藤や摩擦が生じる。

②交通外傷であるため，加害者の罪状が過失傷害から過失致死になる。

③十分な治療を行わなかった結果死に至らしめたとして，父親と加害者から病院が訴えられる可能性がある。

2）　Fくんの母親に理解を示す

・母親の心情への理解を示し，治療の拒否はしない。

・血液分画，造血薬の使用，アルブミン製剤，セルセーバー（回収式自己血輸血）の使用など，輸血をできるだけ回避する方法についても検討し，提示する。

・当院の相対的無輸血 * の方針に同意が得られない場合は応急措置をし，他院を紹介する。

文献
1）村松聡，他編：教養としての生命倫理，丸善出版，2016，p.46-47.
2）志自岐康子編：看護学概論，〈ナーシング・グラフィカ；基礎看護学(1)〉，第6版，メディカ出版，2017，p.143.
3）サラ・T・フライ，メガン‐ジェーン・ジョンソン著，片田範子，山本あい子訳：看護実践の倫理；倫理的意思決定のためのガイド，第3版，日本看護協会，2010，p.78-82.

参考文献
・アンソニー・ウエストン著，野矢茂樹，他訳：ここからはじまる倫理，春秋社，2015.

> ◖学習の手引き◗
> 1. 看護の実践場面で生じやすい倫理的問題をあげてみよう。
> 2. 患者と家族，あるいは家族間で意見が異なる場合，誰の意見を尊重するか，考えてみよう。

＊**相対的無輸血**：患者の意思を尊重し，極力無輸血治療を行うが，患者に重篤な後遺症が残る可能性や命の危険があるときは輸血を行う，という立場・考え方。

第2章のふりかえりチェック

次の文章の空欄を埋めましょう。

1　看護業務における倫理的ジレンマ

　看護業務における倫理的ジレンマは，2つ以上の相反する　1　や　2　のあいだで，「あちらを立てれば，こちらが立たず」という状態を経験することが多い。

2　倫理コンサルテーション

　倫理コンサルテーションとは，「医療において生じる　3　を，患者や家族，　4　などが解決するのを助けるために，個人またはグループによって提供されるサービス」と定義されている。

第 **3** 章　看護の変遷（看護史）

▶ **学習の目標**
- ●社会のなかで看護がどのように起こり，職業として発展してきたかを理解する。
- ●近代看護の発展におけるナイチンゲールの功績を考える。
- ●日本における看護の歩みを理解する。
- ●看護・看護学の発展の経緯を知るとともに今後を展望する。

Ⅰ　看護史を学ぶ意味

　人類が誕生して以来，人々は代々生命を引き継いできた。その長い歴史のなかで，妊産婦，子ども，老人，病人といった脆い健康状態にある人々に対して，集団のなかで「助ける」「いたわる」「守る」行為が自然発生的に行われてきた。これらのかかわりは主に女性たちの役割として，経験的に習得し繰り返されてきた。

　地域，集団，時代によって，人々が抱く健康，病気，治療のとらえ方は様々であった。時代の流れを受け，社会の期待に応えながら，看護は職業としての立場を発展させてきた。時に宗教と結びつき，時に戦争の影響を受けた。

　近年では，看護は看護学として発展し，専門的職業としての地位が確立された。世界各国における看護・看護学の成熟と相まって，看護職が国境を越えて交流する時代になった。

　看護が職業として，学問として発展してきた歴史を学ぶことは，これから看護はどのように発展していけばよいかを考える基盤になる。ヴァージニア・ヘンダーソン（Henderson,V., 1897～1996）は，看護の歴史を振り返ることの意味について，「看護は現に豊かな遺産を継承している。そして，多くの人々が看護が将来果たすべきより重要な役割を思い描いている。もし私たちが過去の収穫のうえにそうした将来を築くならば，もっと急速に前進するだろう」と述べている[1]。

　歴史はその時代を生きた人の証であり，バトンリレーのように脈々と未来につながっている。われわれは過去から功績というバトンを受け，現在に実績を刻み，未来に看護・看護学をつなぐ義務を負っている。

　専門職業人として，過去から受け継ぐバトンである看護の歴史は知っておくべき

なのである。

Ⅱ　古代文明の発祥と医療・看護の形成

●**看護の起源**　看護の起源は自然発生的であった。人間が健やかに生きるためにいたわること，すなわち看護の原型ともいえる行為は自然発生的に始まり，繰り返されてきた。「原始時代の我々の祖先は，人類がかく生き残っているという疑う余地のない事実を除いて，看護技術について何の記録も残していない。しかし，看護は生命の保持にとって欠くべからざることであった」[2]。

　このように，原始時代に看護の記録はないものの，病んだ人の寝床を準備し，食などを整えて苦痛を和らげ，回復するよう世話をするという看護の行為は，家事を預かる女性の役割として発展してきた。

●**古代文明社会の看護**　古代文明の発祥とともに看護も引き継がれた。古代文明社会においては，看護を意識的な行為としてとらえはじめた。古代の人々は病気に罹（かか）ることを，悪魔や神の所業（しわざ）と考えていた。

　大衆のなかには自然現象を崇（あが）める多神教が広がり，また加持祈禱（かじきとう）などにより病気から逃れようとする術（魔法医術）が行われていた。一方で，経験から得られた苦痛を緩和する方法（経験医術）を文字で表し（記述医術），医術を次代へ引き継ぎ拡大させていった。

●**メソポタミア・バビロニア文明**　メソポタミア，バビロニアで起こった文明では，医術は占星術や魔術と同列のものとみなされていて，病の治療は司祭が行っていた。バビロニアの法典であり当時の慣習を集大成した『ハンムラビ法典*』には，医事法や看護に対する規定が記載されていた。

●**エジプト文明**　古代文明国エジプトでは「霊魂不滅」の思想を背景に，死体をミイラとして保存する技術が発達した。その過程で，肉体の防腐法や包帯術が発達していった。また，古代遺跡から発見されたパピルス*には，医療行為が象形文字で記載されており，最古の医学文献といわれている。

●**インド文明**　古代インド社会では，バラモン教が支配的で，その社会秩序は厳格な戒律（かいりつ）とカースト制（身分制度）によって形成され，女性の地位も男性に比べてかなり低いものであった。インド医学は生命の知識としてのアーユルヴェーダが讃歌や聖典のなかに記されている。その後のヒンズー教の時代にまとめられた『マヌ法典』

＊**ハンムラビ法典**：紀元前18世紀頃にバビロニアのハンムラビ王が制定した，現存する世界最古の法律の一つ。民法，商法，刑法，税法を含む282条からなる。

＊**パピルス**：カヤツリグサ科の植物で，その茎を裂いて，紙の代わりとして用いた。古代エジプトや地中海沿岸地方を中心に，紀元前3000年頃から10世紀頃まで使われていた。

には，日常生活の細かな取り決めについて記されている。ここでも，女性は不浄なものとされていた。このような宗教的戒律が支配的な社会では，病気も宗教的摂理によるものと考えられ，運命として受容すべきという考え方が強かった。

　紀元前6世紀頃，釈迦*の出現により，人間はすべて平等であり，人間の価値は生まれによって決まらないという考えが広まった。病気を人間の最も大きい苦難とみなし，病者の看護を大きな善行とみなした。

●**中国文明**　古代中国では，漢代に薬物書である『神農本草経』と，漢方の法典である『黄帝内経』がつくられた。また『史記』*のなかに，扁鵲という名医が脈診で診断し，経験的治療を行ったと記されている。さらに，後漢には漢方医学書である『傷寒論』*が著された。人体の摂理と自然の摂理の調和を重視するという中国の医学，いわゆる漢方医学の伝統はこの頃に生まれたものとみられる。

●**ギリシャ文明**　古代ギリシャではいわゆる神殿医学が行われていた。神殿を一種の療養所，病棟としてギリシャの諸地各地に建立したのである。いずれも景色の良い土地で，空気は清く保養地であった。そこでは多くの病人が，祈り，水浴し，僧侶は夢を占い，神のお告げと称し，瀉血したり薬剤療法を施すなどの経験的・魔術的な治療行為が行われた。

　そのなかで**ヒポクラテス***（Hippokrates，B.C.460〜B.C.375頃）（図3-1）は臨床医学の基礎をつくったといわれている。彼は健康と病気を自然の現象としてとらえ，人間は病気になったときには健康に戻そうとする自然の力があると考えてい

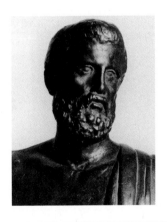

図3-1 ● ヒポクラテス

***釈迦**：紀元前5世紀頃インドで釈迦族の王子として生まれた。仏教の開祖。悟りを開いてからは，仏陀，釈尊などとよばれた。釈迦は生まれた族の名に由来する。

***史記**：中国の歴史書。史家の司馬遷（B.C.143頃〜86頃）が著述した。

***傷寒論**：漢方医学の書で，傷寒とは急性熱性疾患のこと。現在のチフスなど。

***ヒポクラテス**：古代医学史上最も卓越した人物。治療法は簡単で，良質な食事を与え，新鮮な空気を吸い，睡眠，休息，運動を規則正しくさせる。薬物は発汗，吐下，利尿のためのもので，マッサージ，水浴など理学療法も行った。外科的治療を避け，自然の治癒力を待つ方法である。

た。また、「ヒポクラテスの誓い」では、生命の尊重と医療行為が人々の幸せのために行われる必要があると医術者の倫理を説いた。この時代の医術は看護の役割も含んでおり、後のナイチンゲールの自然治癒力を高める看護の考え方にも一致するものである。

●**古代ローマ**　古代ローマでは上水道や公衆浴場、下水システムが整えられ、公衆衛生が重視されていた。医療制度も整えられ医師が活躍していたが、看護の専門家はいなかった。このように古代ローマ時代には、古代文明において医師の役割として高度な経験主義とともに、科学的に観察することの意義や公衆衛生的な視点のめばえを思わせるものがみられた。しかし看護は、依然として自然発生的に女性が役割を果たしているにすぎず、職業や制度として明確に形づくられてはいなかった。

Ⅲ　中世から近代にかけての看護のあゆみ

A　キリスト教看護事業から近代へ

●**初期キリスト教看護**　神への絶対愛と隣人愛の精神を説くキリスト教の興隆によって、これまで自然発生的であった看護は病者や貧困者、弱者に対する奉仕活動として、初期のキリスト教看護へと引き継がれていった。

　創始期に迫害を受けたキリスト教もやがてローマ帝国の国教となり、上流婦人たちは司祭の補助者として教会でミサ（礼拝）にかかわるほか、病人の世話や老人、虚弱者、貧窮者たちの援助に積極的に従事した。看護は家庭看護の枠を出て、社会的な活動へと広がっていった。これが**宗教看護**とよばれる活動である。

●**看護の拡大と医学の停滞**　中世になると、看護活動はキリスト教の愛の実践行為としてますます拡大した。教会組織を通じての病人の世話、貧民の救済などが僧侶と信徒によって実施され、看護の技術も磨かれていった。しかし、この時代は、たびたびハンセン病、ペスト、チフスなどの伝染病が猛威を振るい、科学的な知識の不足から、多くの犠牲者を出した。その頃、身体を傷つけないという教義をもつキリスト教の支配下で医学は停滞した。一方、エルサレムにはヨーロッパ各地から巡礼者が訪れるため、多くの宿泊所や病人のための施設がキリスト教徒の手によってつくられた。

●**十字軍遠征と従軍看護騎士団**　11世紀に入ると異教徒に奪われたパレスチナの聖地を奪回するために十字軍が組織され、200年近くにわたり7回の十字軍遠征が行われた。十字軍に従軍し、傷病兵や巡礼者の治療看護を担当する従軍看護騎士団が組織された。

●**看護の黄金時代**　一方，聖フランチェスコ（1181～1226）や聖クララ，聖ドミニコのように，教会を離れ，世俗のなかで救護活動にあたった者がいた。彼らは活動に共鳴する者たちとともに修道会をつくり，托鉢(たくはつ)を行いつつ，伝染病まん延(えん)時には，病院，家庭に行き，精力的に看護活動に従事した。

　　尼僧(にそう)が看護団を組みオテル・デュで看護を行う場合もあった。アウグスチヌ修道女会のパリのオテル・デュ（Hotel Dieu＝神の宿，650頃）は本格的な病院の祖といわれている。このように，キリスト教と看護の発達，病院の発祥とは深い関係がある。看護は宗教とともに大いに発展し，看護の黄金時代を迎えた。一方，からだを傷つけることを好まない宗教上の理由から，外科的療法や解剖は公的には禁止され，医学の発展は逆に滞った。

●**看護の暗黒時代**　1517年，マルチン・ルター（Luther, M.）の宗教改革によりカトリック教会はその勢力を減退させた。看護はキリスト教の保護を失い，その事業は民間の女性の手に移り，報酬を受け取って病人の世話がなされるようになった。しかし，これらの女性がもつ看護についての知識や技術は十分なものではなく，また，その職業意識も未熟なものであり，精神的な看護はおろそかになっていった。彼女たちには宗教的背景もなく，人道主義精神も希薄で，いわば病人の番人にすぎず，社会からも軽視されていたのである。17世紀の半ばから約200年間，このような状態が続いた。この時期を看護の暗黒時代とよぶ。

●**ルネサンスと看護の新局面**　宗教改革と同時期に起こったルネサンスの流れは科学的な思考を生み出し，医学の発展をもたらした。解剖学や外科学が登場し，細胞や細菌が発見され，血液循環が解明されたのもこの時代である。このルネサンスの人間中心主義への転換は，看護にも系統立った学問が必要であることを説く人たちの出現につながった。この時期はルネサンスと看護の新局面を迎えたといえる。

●**近代看護の確立へ**　18世紀の産業革命によって発展した資本主義社会では，貧富の差を生むことになった。特に下層階級の労働者の貧困と生活環境の悪さが問題となった。このような時代を背景に，ますます人道思想は広まり，精神病院の改善，刑務所の衛生状況の改善，刑期を終えた女性の保護に尽力する人々が現れた。

　　ドイツのプロテスタント牧師**テオドール・フリードナー**（Fliedner, T.,1800～1869）（図3-2）とその妻フリーデリケ（Fliederike, 1800～1842）は，カイザースヴェルトに看護師学校（カイザースヴェルト学園）を開設した。これらの活動は人道主義とともに，理論に裏づけられた知識と技術の必要性をとなえるものであり，近代看護確立への第一歩となった。このように中世において，看護は宗教とともに発達し黄金期を迎えたが，宗教改革により宗教の失墜，教会からの保護を失うことで暗黒時代を迎えた。やがてルネサンスや産業革命の影響を受けて，転換期に突入し近代看護に向かっていった。

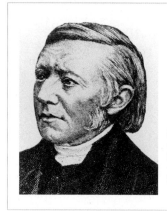

出典／エルスペス・ハクスレー著，新治弟三，嶋勝次訳：ナイチンゲールの生涯，メヂカルフレンド社，1981，p.41.

図 3-2 ● T・フリードナー

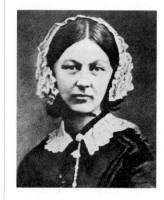

出典／エルスペス・ハクスレー著，新治弟三，嶋勝次訳：ナイチンゲールの生涯，メヂカルフレンド社，1981，p.78.

図 3-3 ● F・ナイチンゲール

B 近代看護の確立

1．ナイチンゲールの功績

　　近代看護の第一歩を踏み出そうとする時代背景のもと，イギリスの**フローレンス・ナイチンゲール**（Nightingale, F., 1820～1910）（図 3-3）は看護を職業として成立させ，看護の価値を高め，近代看護確立への道を開いた。

　　ナイチンゲールはイギリスの名家に生まれ，高い教養を身につけたが，彼女は上流社会の女性が一般的に歩む道を選ばなかった。ナイチンゲールは，前述のフリードナー夫妻に出会い，2度にわたってカイザースヴェルト学園で看護を学んだ。ロンドンに戻った彼女は，1853 年 8 月「ハレー街 1 番の淑女のためのナーシングホーム」の監督の地位に就き，看護に約 2 年間従事した。ナイチンゲールの功績には次のようなものがある。

●**クリミア戦争への従軍**　1854 年，ナイチンゲールはクリミア戦争（1853～56）に従軍した。それまで兵舎病院で死亡していた傷病兵たちは戦闘の傷そのものによって死亡していたのではなく，不衛生な状態で放置され感染症で死亡していた。彼女はこれらの兵士たちの傷口を洗い，清潔な衣服を身につけさせ，必要な食事を摂らせることによって，感染症を予防し，抵抗力をつけさせ，死亡率を激減させたのである。

●**統計による問題状況の分析など**　ナイチンゲールは，高い教養を生かして陸軍の衛生状態を統計学的に分析した。この分析結果についてビクトリア女王に報告を行った際，統計図を用いたことは有名である。彼女の功績は，直接的な看護にとどまらず，環境を衛生的に変える方法を指示し，実践させたところにある。また，汚水の処理方法や採光，換気など，病院の環境改善にも手をつけ，医療行為における看護の役割を明確にした。

●**ナイチンゲール看護婦訓練学校の設立**　1860年，ナイチンゲールは，クリミア戦争での功績に対して贈られた資金をもとにして，聖トーマス病院に**ナイチンゲール看護婦訓練学校**を設立した。ここで看護師は，初めて正規の教育を受け，独立した職業人としての社会的地位を確立する第一歩を踏み出した。この学校の設立は，その後の看護教育に影響を与えた。

●**看護に関する著述**　『看護覚え書（Notes on Nursing)』（1859）はハレー街のナーシングホームおよびクリミア戦争における経験をもとに記された。副題に"What It Is, and What It Is Not（看護であること，看護でないこと）"とあり，「援助しなければならないのは病人であり病気ではない」として，看護の概念を明らかにした。『看護覚え書』において示されたナイチンゲールの看護思想は現代にも十分通用するものである。なお，ナイチンゲールは**『病院覚え書（Notes on Hospitals)』**（1859）も著している。病院の構成と運営のしかたに関する論文で，患者のための病院はどうあるべきかを詳細，かつ具体的に論じている。

2．国際赤十字の設立とその活動

　　人道主義思想がもたらしたものは，1つめはナイチンゲールによる近代看護の確立への道を開いたことであり，2つめに赤十字精神を実現したことである。

●**国際赤十字の設立**　スイスの**ジャン・アンリ・デュナン**（Dunant, J.H., 1828～1910）（図3-4）は，旅行中に北イタリアのソルフェリーノでイタリアの統一戦争に遭遇した。彼は死傷者の救護の経験をとおして，敵味方の区別なく救護にあたる中立機関の必要性を痛感し，小冊子『ソルフェリーノの思い出』（1859）を著した。これに感銘を受けた欧州各国から代表が集まり，公式会議が開催された。その結果，1864年に**ジュネーブ条約（赤十字条約）**＊が締結され，赤十字国際委員会（International Committee of the Red Cross；ICRC）が創始された。本部はスイスのジュネーブに置かれた。

●**活動の拡大**　アメリカ赤十字社を創設した**クララ・バートン**（Barton, C., 1821～1912）（図3-5）の活躍により，国際赤十字の活動範囲はやがて平時における災害（感染症，天災，飢饉など）にも拡大されるようになった。そして第1次世界大戦終了後まもなく（1919），赤十字の機構は常設の公衆衛生サービス活動へと発展した。こうして，赤十字は優秀な看護師や施設を準備し，戦時・平時を問わず人類の救護活動と公衆衛生活動全般に貢献することになった。

＊**ジュネーブ条約（赤十字条約）**：「戦地軍隊における傷者及び病者の状態改善に関する条約」。①赤十字のしるしのある建物・組織に対する尊敬と活動の自由，②戦場における負傷者の尊重とこれに対する敬意，③赤十字組織の中立的意義，の3項目を主眼とする。

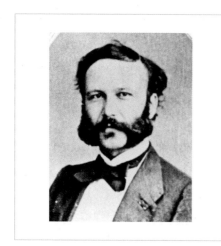

図 3-4 ● J・H・デュナン

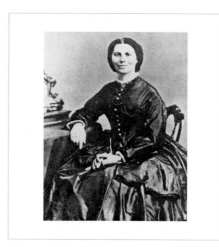

図 3-5 ● C・バートン

C アメリカにおける看護の発展

　アメリカは独立戦争（1775～83），南北戦争（1861～65）を経験するなかで，カトリック団体の尼僧たちが傷病兵の救護に貢献した。なかでも先に述べたバートンは，アメリカのジュネーブ条約への批准（1882 年），および国際赤十字への加盟・アメリカ赤十字社の結成に尽力した。

1. 看護師の教育

●**看護学校の設立**　アメリカにおける看護教育は，少なからずナイチンゲールの影響を受けている。ドイツのカイザースヴェルト学園で看護の教育方法を知った女医の提案により，1872 年にボストンのニューイングランド婦人子供病院養成学校で始まった。卒業生リンダ・リチャーズ（Richards, L., 1841～1930）は「アメリカで最初のトレインド・ナース（訓練されたナース）」とよばれた。リチャーズはイギリスでナイチンゲールと出会い，聖トーマス病院の看護方法を学んだ。また，リチャーズは 1885～1889 年に医療使節として日本を訪れ，京都看病婦学校で指導したことで，わが国の看護教育はナイチンゲール方式を導入することになった。

　このほかにアメリカでは，1873 年にニューヨーク州ベルビュー看護婦養成学校が，ナイチンゲールの助言のもとに創設されている。さらに，ニューヘブンのコネチカット養成学校，マサチューセッツ総合病院のボストン養成学校が開設された。

●**看護学校から大学へ**　第 1 次世界大戦後，ロックフェラー財団の寄付により看護教育改革のための実態調査が行われた。結果はゴールドマークレポート「合衆国の看護と看護教育」として 1923 年に発表された。

　このレポートでは，これまで看護が病院の入院患者の身体面に焦点を当てていたのに対し，家庭や保健機関での健康な人も対象に含むことを示唆した。そのために

は幅広い知識が必要とされ，きちんとした看護基礎教育の必要性が叫ばれた。大学教育の契機をつくったこのレポートにより看護教育は大学教育へと発展する。1923年，コネチカット看護婦養成学校の教育を受け継ぐ形でエール大学看護学部が設立された。ロックフェラー財団の援助で設立されたものであり，アニー・W・グッドリッチ（Goodrich, A.W.,1866～1954）が学部長を務めた。

2．社会的ニーズに合った看護の追求

　第2次世界大戦後20世紀後半におけるヘルスサービスのあるべき姿，つまり社会的ニーズに合った看護とはどのようなものか，また，そのような看護を行う看護師の教育はいかにあるべきかなどをテーマに，多くの研究が行われた。

　なかでも発展に寄与したのが，1948年，カーネギー財団から財政援助を受けて，専門職業看護師の役割と位置づけを示した『これからの看護（ブラウンレポート）』である。この報告書には社会のニーズを認識した遠大な計画（看護機能の研究・分析，大学教育の必要性，看護師学校の教育課程の改善，地域社会における保健機能の引き受けなど）が盛り込まれ，看護分野の新しい局面が打ち出された。そして，この報告書をきっかけに看護教育の高等教育化（大学化）の必要性が明確になり，看護の専門分化，看護職集団の組織化，さらに看護の研究や理論の開発が進められるようになった。

　その結果，多くの看護理論が発表され，世界各国の看護の発展に影響を与えた。

　このように近代看護は，アメリカにおいて職業として確立し大学教育まで行われるほどに大きく発展した。

Ⅳ　日本における看護の変遷

A　古代～近代における看護のめばえ

1．仏教に基づく看護

　日本の神話には，医療・看護の原型が存在している。たとえば，古事記には，大国主命が，鰐（サメ）に毛を剝がされて赤むけになった因幡の白兎に手当ての方法を教えたと記されている。日本書紀には，産屋をしつらえて子を産むという記述がある。

●**飛鳥時代（6～7世紀）**　わが国に仏教が伝来し，仏教が説く慈悲の心が初期の宗教的看護を形成した。聖徳太子（574～622）は，仏教を人間の魂の救いに通じる精神的な糧として受け止め，救いの道が開かれるとした。この仏教思想が，わが国

の徳ある指導者層を動かし，救済活動が行われるようになった。

●**奈良時代（8世紀）**　この時代に入ると仏教はますます盛んになり，**悲田院**（貧窮者，孤児を収容するところ），**施薬院**（薬草を栽培し，無料で施すところ），**療病院**（貧しい病人や身寄りのない人を収容し，治療・看護を施すところ）が建てられ，救済事業が盛んに行われた。医を職とする「僧医」や，看護を主とする「看護僧」も多数現れた。これらの僧侶のなかには**行基**，**鑑真**らの高僧がいる。また，**光明皇后**は，悲田院，施薬院の両院を設けた。

　この時代につくられた養老律令のなかの「**医疾令**」は，日本で初めての医事制度で，病者や老人，貧しい者の介護の取り決めや女医*の制度がそのなかにあり，助産と褥婦の看護に従事した女性の存在を物語っている。

●**平安時代（8〜12世紀）**　この時代の特徴は，大陸から輸入された文化を消化・吸収し，日本独自の文化を創造したことである。医療も大陸文化の模倣ではなく，理論的に整備された。朝廷は医道を政治の根本として奨励し，医学の専門家が現れ，医書の著述も多くなされた。

●**鎌倉時代（12〜14世紀）**　政治の担い手が貴族から武士に替わったが，医療や看護の大部分は変わらず仏教精神に基づいていた。この時代には，有名な僧医や看護僧が現れた。忍性は生涯にわたって多数の病人やハンセン病患者の看護に従事した。**良忠**の『看病用心鈔』は仏教の立場から具体的な看護について記している。養生，衛生についても関心が高まり，その方面の数々の書籍も著された。この鎌倉時代は貧民や病者を救療する社会事業が多く行われたため，日本の看護史上の"黄金時代"といわれた。

2. 仏教を離れた看護

●**室町時代〜安土・桃山時代**　鎌倉幕府が倒れ，**南北朝**の内乱を経て室町幕府が開かれた。しかし太平の世は続かず，**室町時代**の末期になると各地の武家が勢力を伸ばし，群雄割拠の時代が始まった。戦乱が絶えない世になると，医術は仏教を離れて戦傷を癒すものとなり，僧医以外に武士出身の外科医が現れた。金創すなわち刀槍など金属製の武器で受けた傷を扱う「金創医」である。仏教，寺院は幕府の政治的保護を失ったため，僧医の活動は衰退の一途をたどるが，代わって外科，産科，眼科，口科などの専門医師が誕生した。**安土・桃山時代**には鍼灸・薬を巧みに使いこなす者もいた。

　このようにして，医術は仏教から自立した歩みを開始していったが，看護は仏教の庇護から離れたことにより，発展しなかった。

●**西洋文明の渡来とキリスト教看護**　1543年，ポルトガルの商船が種子島に漂着したのを機に，西欧文明が渡来するようになり，わが国の医療にも大きな影響を与えた。カトリックのイエズス会宣教師フランシスコ・ザビエルが，1549年に鹿児島

---

*女医：この時代の女医は医師ではなく，助産師，看護師，あんま・はり・灸師に相当すると考えられている。

表 3-1 ● 江戸時代の医学の主な成果

貝原益軒（1630 〜 1714）	『養生訓』（1713）：個人衛生について述べた書
香月牛山（1656 〜 1740）	『老人養草』（1716）：老人の環境衛生，日常の養老について詳細に記してある
山脇東洋（1705 〜 1762）	儒学者。刑死体を解剖し『蔵志』（1759）を著す
杉田玄白（1733 〜 1817）	ドイツの解剖学者クルムスの著書『ターヘル・アナトミア』（オランダ語の解剖書）を前野良沢らと訳し，『解体新書』（1774）として刊行
華岡青洲（1760 〜 1835）	通仙散（別名麻沸散とも）という麻酔剤の発明。これは西洋に先立つこと 40 年，妻の決死的人体実験を経て完成させたもの。乳がんの摘出をする（1805）
シーボルト（1796 〜 1866）	1823 〜 28 年来日。鳴滝塾開設，民間診療所を兼ねた医学教育の場であった
伊東玄朴（1800 〜 1871）	蘭方医。公衆衛生事業の先駆け，ジェンナー式種痘法による天然痘の予防。神田お玉ケ池に種痘所が設けられる（1858）

に渡来，平戸，山口へと布教活動を進めるが，彼はその手段として西洋の文物を紹介した。そしてキリスト教とともに伝えられた南蛮（ポルトガル）医学は，西洋医学が導入される前の貴重な存在であり，戦乱や飢饉に苦しむ人々の間で必要とされ発展した。医療・看護はほとんどがキリスト教徒の手により，江戸幕府による禁止令が出るまでの半世紀ほど活動が続けられた。初期のキリスト教看護のめばえといえる。

● **江戸時代**　徳川幕府は鎖国政策をとり，キリシタン禁止令を発したが，その間もオランダ貿易から西洋医学を取り入れようという動きは続いた。一方，幕府は儒学を推奨し，節約・勤勉・忠誠と家族的な助け合いを強調する社会教育を行った。この頃，医学，出産，育児，老人看護の啓蒙書が多く書かれた（表 3-1）。看護書としては，『病家須知』全 8 巻（1832）がある。明治以前の看護書としてわが国最高の水準をもつものである。最後の 2 巻には，「とりあげばばこころえ草」という副題がついている。それまで分娩介助は経験者や親類縁者が行っていたが，江戸時代にはそれを生業とする者が現れたことがうかがえる。

　幕府により管理された医療施設として「医学所」や「小石川養生所」（1722）がある。町奉行の支配下で貧困者や病者の救護を行った。専属の看護人を置き，洗濯や食事の世話をさせたという。

B　明治以降の看護（19世紀〜第２次世界大戦）

1．近代国家の誕生と近代看護のめばえ

● **近代国家の誕生**　時代は大きく変わり，明治維新を迎えると，封建制社会は崩壊し，わが国は近代国家への幕開けのときを迎える。鎖国時代から一転して西洋の文物が急速な勢いで輸入されるようになる。

　幕府に忠誠を捧げた武士たちは大政奉還の真意を解せず，明治新政府と旧幕府側との間で戊辰戦争が起こった。幕臣および会津などの藩兵らは，1868（慶応4）年1月，京都南部の鳥羽，伏見で薩摩・長州藩を中心とした朝廷軍と衝突するが敗れ，江戸城が明け渡されることになった。その後，旧幕臣派は奥羽越列藩同盟を組織して，朝廷軍を会津若松で迎え討つが，敗れ，内戦は終了した。さらに，榎本武揚らが函館の五稜郭に立てこもって抵抗するが翌年鎮圧された。

●**近代看護のめばえ**　1861年，イギリスの公使館医師として来日した**ウィリアム・ウィリス**（Willis, W., 1837～1894）は，戊辰戦争に際して官軍方の軍医として傷兵の治療に大いに力を尽くした。負傷者は船で横浜に急送，軍陣病院に収容され，ウィリスを中心とする医官の手当てを受けた。ウィリスは「極く重き手負の者には看病人女二人をつけておきしこと」と書き残しており，当時女性の職業看護人が活躍したことを伝えている。

　この時代は一般家庭の女性が外で働くということがあまり考えられない時代であり，募集に応じたのは身分の低い人たちであったが，なかには品行方正，性格好ましく，忠実に勤労する女性がおり，医師の治療に患者をよく従わせたといわれている。その後，収容先の横浜の軍陣病院が手狭になったため，東京府本郷の大病院に移したという記録があり，その大病院は新政府が徳川幕府から引き継いだ医学所が前身で，後の東京大学医学部附属病院である。ここは医学校兼病院であった。

　1874（明治7）年，医事制度「**医制**」が制定された。そのなかに薬舗開業試験およびその免許と並んで，江戸時代から職業的に独立してきた産婆についての規定が定められている。この規定に基づいて産婆養成は看護師の養成よりも先に着手されることになり，多くの産婆養成機関ができた。この後，政府は1899（明治32）年に「**産婆規則**」を制定した。

2. 日本赤十字社の誕生

　日本における赤十字事業は，明治政府への最後の士族反乱である西南の役（1877［明治10］年）に際し，かねてヨーロッパに外遊し赤十字の活動を知っていた**佐野常民**（1822～1902）が**大給恒**らと**博愛社**を創設し，傷病兵の救護活動を開始したことに始まる。その後，博愛社は恒久機関として天災や事変に備えることになったが，1886（明治19）年，日本政府がジュネーブ条約（国際赤十字連盟）を批准し，翌年同社は**日本赤十字社**と改称された。同時に社の標章も赤十字に改められた。さらに日本赤十字社は，第1次・第2次世界大戦の従軍看護に中心的な役割を果たすことになる。

3. 看護師養成の開始

　「医制」により医事制度が確立され，医学は日に日に進歩したが，看護についてはほとんど関心が寄せられなかった。しかし，心ある医師や一部の先覚者たちの間には看護師にも正規の教育を行い，立派な看護師を養成しなければならないとする

気運が高まっていった。

● **有志共立東京病院看護婦養成所**　　日本の看護師養成は 1885（明治 18）年，**高木兼寛**[*]により**有志共立東京病院看護婦養成所**（後の慈恵看護専門学校）において開始された。創設者の高木兼寛は聖トーマス病院医学校に留学し，5 年間研修を受けた。また，開設資金集めに協力した陸軍大臣夫人大山捨松は，女子留学生として 11 年間アメリカで勉学し，その間，ニューヘブン（コネチカット州）の看護師訓練所で訓練を受けたとされている。教育にはアメリカ人のリード女史があたった。

● **京都看病婦学校**　　1886（明治 19）年，同志社を創立した**新島襄**が自ら校長となって同志社病院の中に**京都看病婦学校**を創立し，アメリカ人のリンダ・リチャーズが教育にあたった。リチャーズは，訓練を受けたアメリカ最初の看護師であり，ニューイングランド婦人小児病院看護婦訓練学校を卒業し，イギリスに赴き，ナイチンゲールの薫陶を受けた人物である。

● **櫻井女学校看護婦養成所**　　また，1886（明治 19）年 11 月には宣教師ツルーが，キリスト教女子教育機関である櫻井女学校内に**櫻井女学校看護婦養成所**を開設し，アグネス・ヴェッチ（Vetch, A., 1845～1945）によって看護教育が開始された。ヴェッチは，「ナイチンゲール方式」とよばれる科学的・実証的な看護教育を導入していたエジンバラ王立救貧院病院附属看護学校の第 1 期卒業生である。ヴェッチの赴任期間は同校の開校から 1888（明治 21）年 11 月までの短い期間であったが，彼女の教育は日本の看護教育の草創期に大きな影響を与えた。その教育は 1889（明治 22）年，東京帝国大学医科大学附属看病法講習科となった養成所に統合され，官立の看護師教育の糸口となった。

● **日本赤十字社，聖路加国際病院による看護師養成**　　日本の看護教育の初期はナイチンゲール方式を受け継いだが，各地に看護学校ができてくると，病院付属のためか独立性のない徒弟的な方法によって教育されるようになった。就業年限も様々で一定していなかった。このような状況のなかで 1890（明治 23）年，**日本赤十字社**が 3 年制による本格的な看護師養成を開始した。教育には院長の橋本綱常，佐野常民，足立寛らがあたった。また，1903（明治 36）年には，**聖路加国際病院**に看護師養成所が設立された。

　　受験資格を高等女学校卒とし，従来のものを高等看護婦養成所に昇格させたのは，聖路加国際病院が 1920（大正 9）年，日本赤十字社が 1933（昭和 8）年であった。

4．看護婦規則の制定

　　看護師養成施設がしだいに増加し，内容も充実していくにつれ，養成所を卒業した者と，そうでない者との間には知識・技術面で差がみられるようになった。

● **看護婦規則と看護師資格**　　看護師に関する社会的規定が必要となり，1915（大正 4）

---

[*]**高木兼寛**：1849～1920。鹿児島医学校で英医ウィリスに学ぶ。海軍軍医で脚気と食物の関係について研究した。イギリスの聖トーマス病院医学校に留学経験があり，訓練された看護師の必要性を感じていた。

年，わが国初の看護師の国家的統一規則である「**看護婦規則**」が発布された。これによると，看護業務に携わる者の資格は 18 歳以上の女子で，地方長官の免許を得た者とされ，この免許を受けるには 1 年以上看護の修業をしたのち，試験に合格した者，もしくは地方長官が指定した学校または養成所を卒業した者との 2 つの方法が規定され，初めて**資格制度**が制定されることになったのである。そして「看護婦ハ公衆ノ需ニ応ジ，傷病者又ハ褥婦看護ノ業ヲ為ス女子ヲ謂フ」とされ，その業務が明らかにされた。これにより資格が統一され，無資格の看護師の横行を取り締まることができるようになった。

5．派出看護婦の活躍

　看護師の必要性がしだいに認められてくると，患者を抱える家から看護師の派出が要請されるようになった。それに応えるために櫻井女学校の卒業生である**鈴木雅**が慈善派出看護婦会を 1891（明治 24）年に，同校卒業生の**大関和**が大関派出看護婦会を 1909（明治 42）年にそれぞれ組織した。ここでは実地看護法を訓練したのち，患者のいる家に看護師を派遣させるようになった。これが**派出看護婦**の始まりである。大関和は 1908（明治 41）年に，教科書『実地看護法』を出版している。その他，看護師の書いた本としては，1893（明治 26）年『看病の心得』（平野鐙による）がある。

6．戦時看護活動

●**日清・日露戦争と救護活動**　日本赤十字社の前身である博愛社は，西南の役の際に戦時救護を目的に結成された経緯があるが，日本赤十字社がジュネーブ条約に基づく救護活動を最初に行ったのは 1894（明治 27）年の日清戦争である。1886（明治 19）年に始まった日本赤十字社病院（当時博愛社病院）は，戦時救護を最大の目的にしていたが，赤十字活動の真意を正しく理解していない日本の軍隊は，味方の救護は軍の指揮下に入れ，敵の救護は赤十字活動として許すことになった。外地の臨時病院，内地の軍病院，病院船に医長以下 30 人，うち看護師は 20 人で救護班が派遣された。

　これらの経験から日本赤十字社は，救護活動のために病院船が必要であることを痛感し，1899（明治 32）年に博愛丸と弘済丸 2 隻を建造した。

　1904（明治 37）年に勃発した日露戦争では多くの日本赤十字社の看護師が医師，看護人らと共に召集され，152 の救護団体を組織，陸軍予備病院（全国に 10 か所）や戦地に，また病院船（近江・神宮丸など）に派遣され，救護にあたった。

●**第 1 次世界大戦と救護活動**　1914（大正 3）年に始まった第 1 次世界大戦では，日本軍が青島（中国山東省膠州湾）に対して戦闘を開始すると同時に日本赤十字社は先の病院船を出航させ，傷病者や捕虜の輸送にあたり，佐世保海軍病院，青島野戦病院に看護師を派遣して救護活動にあたった。当時の記録では救護班 6 個班，患者延べ 2 万 4662 人を救護したとある。さらにロシア・フランス・イギリスの

赤十字社の要請を受け救護班を派遣した。

　1918（大正7）年から数年に及ぶシベリア出兵では救護班5個班，311人の救護員，うち看護師145人，看護人75人を派遣し，延べ約6400人の患者を救護した。陸軍は女性看護師を採用することを決めて，陸軍看護師を誕生させた。陸軍看護師には日本赤十字社の出身者が多く採用され，陸軍は野戦病院や兵站病院のほか，陸軍病院を設け，看護師組織救済班を編成し，男子看護人と共に救護活動を行った。厳寒と長期戦で救護活動は困難を極め，看護師の殉職者を2名出している。

7．大正期の衛生事情

●**大正デモクラシーと庶民生活**　大正期には資本主義の浸透とともに資本家が勢力を伸ばし，独占資本，金融資本が経済社会を支配するようになり，貧富の差が広がった。一般民衆層は民主主義改革の要求運動を起こし，普通選挙制や政党内閣制を実現させた。これらを生み出した風潮を大正デモクラシーとよぶ。一方で，米価の高騰などにより人々の生活は苦しかった。飢饉による農村の婦女の売買，失業者の増加，結核のまん延が，この時代の貧困の実態を如実に物語っている。

●**衛生対策**　第1次世界大戦（1914～1918）後の日本では，結核患者数50万人以上，年間死亡者数8万人以上，精神病者6万5000人，またトラホーム（細菌感染による結膜炎）は患者数約1000万人などとなり，健康問題は国民の大きな課題であった。国としても産業・教育・国防への悪影響を避ける意味からその予防撲滅を図る必要があった。その対策のために1919（大正8）年,「結核予防法」「精神病院法」「トラホーム予防法」が成立している。

●**済生会巡回看護事業**　この時期に発生した1918（大正7）年のスペインかぜ（インフルエンザ）大流行による死者は38万人，また1923（大正12）年に発生した関東大震災による死者は9万3331人，行方不明者が4万3476人に及んだ。この感染症の大流行や関東大震災を契機に組織されたのは済生会巡回看護事業（1923）であり，受持ち地区を決めて産婆看護婦による日夜の巡回活動が行われた。

8．第2次世界大戦勃発までの社会状況

　1926年に昭和の幕が明け，1929（昭和4）年から始まった世界恐慌の影響と金解禁政策により日本経済は大きな混乱の時代を迎えた。倒産，失業者が増大し，世情不安のなかで軍部が台頭するなど，多難な世相であった。農村では凶作にみまわれると凶作飢饉，また，豊作だと米価が下落し豊作貧乏となり，都市では経済の軍事化と産業合理化のため失業者が増大し，一般の国民の生活は困窮していた。徴兵検査の結果にみられる体力は年々低下していった。この当時は結核，トラコーマ，寄生虫がまん延した。

9．公衆衛生活動の開始

●**保健師教育と保健事業**　1928（昭和3）年，「社会看護婦養成規則」が公布され，

日本赤十字社と聖路加国際病院では，看護師資格者に対して 1 年の保健師教育を開始した。1930（昭和 5）年には大阪朝日新聞社会事業団が公衆衛生訪問婦協会を設立，**保良せき**[*]が主任に就任し，保健事業が開始された。

●**保健婦規則の制定と保健師活動**　1937（昭和 12）年，「(旧)**保健所法**」が公布され，同年全国に 49 か所の保健所が設置された。保健所職員であった社会看護婦は**保健婦**と改称され，1941（昭和 16）年の「**保健婦規則**」の制定によって保健師の身分が確立された。その業務は「保健婦の名称を使用して疾病予防の指導，母性又は乳幼児の保健衛生指導，傷病者の療養補導その他日常生活上必要なる保健衛生指導の業務を為す者」（第 1 条）と規定された。

10. 戦時の看護師養成

●**厚生省の設立**　1937（昭和 12）年の日中戦争勃発以降，医療・衛生業務が増し，その内容も多岐にわたった。それまで内務省衛生局・社会局で扱われていた医療関係事業，社会事業を統括するために，1938（昭和 13）年に厚生省が新設された。

●**戦時下の看護師養成**　この後，日本は不幸な時代を迎える。1941（昭和 16）年，太平洋戦争に突入したことで，訓練された救護看護婦の充足が緊急の課題として浮上した。日本赤十字社は新設した乙種救護看護婦・臨時救護看護婦の養成を行い，救護看護婦の充足を図った。このように，従軍する看護師の主力は日本赤十字社の看護師であったが，日本赤十字社以外の従軍看護婦・陸軍看護婦も救護にあたった。1945（昭和 20）年までに，日本赤十字社は実に 960 個もの救護班を派遣した。看護婦救護班は，婦長を含め 3 万 1540 人に上った。長期にわたる戦争は多くの犠牲者を生んだが，救護員のなかからも多数の殉職者が出た。

　国の看護教育制度は，免許取得年齢が 1941（昭和 16）年には 18 歳から 17 歳に，1944（昭和 19）年には 16 歳にまで引き下げられ，修業年限も短縮された。1943（昭和 18）年には，一定時間以上看護学習訓練を行った女学校卒業生に，無試験で看護師免許が与えられた。戦局の急は，このように速成の看護師を必要としたのである。

●**看護師たちの犠牲**　病院船は赤十字の旗を掲揚，傷病者を治療，輸送する船として，戦時下でも交戦国はこれを攻撃しなかった。大戦末期，戦場となった沖縄では沖縄師範学校女子部と県立第一高女の職員・生徒 200 余人でひめゆり学徒部隊が編成され，戦時看護婦となって戦火のなかで活躍したが，不幸にもやがて戦死，自決に追い込まれた。1945（昭和 20）年，ソビエト連邦の参戦を機に日本は降伏，敗戦国となった日本の衛生事情は，広島，長崎の原子爆弾による健康破壊や栄養失調，結核をはじめとする感染症など最悪の状態であった。

---

[*]**保良せき**：1893～1980。1918（大正 7）年，慈恵会看護婦教育所卒業後，約 10 年間アメリカ留学。コロンビア大学在学中に実習したセツルメント活動（福祉に欠ける地域に定住し，福祉の向上を図る社会活動）に感銘し，帰国後公衆衛生活動を開始。戦後，厚生省医務局の初代看護課長を務めた。

C　第2次世界大戦後の看護

1．保健婦助産婦看護婦法の制定

●**敗戦と健康問題の浮上**　1945（昭和20）年8月15日，日本のポツダム宣言受諾をもって，第2次世界大戦は終わりを告げた。軍国主義は崩壊し，戦時下のあらゆる価値体系は根底から覆された。国民の衛生状態は，栄養失調，コレラ，発疹チフスの流行など最悪の状態であったうえに，荒廃した国土には失業者，復員兵士，引き揚げ者など生活困窮者があふれ，衛生状態に目を向ける余裕など皆無に等しかった。

●**戦後看護界の新たなあゆみ**　連合国軍総司令部（GHQ）は日本の公衆衛生対策のために司令部内に看護課を設置し，**グレース・E・オルト少佐**（Alt, G.E., 1904～1978）を看護課長に任じた。このオルト少佐の誠意ある指導と当時の看護師自身の自覚的な取り組みにより，画期的な新制度である保健婦助産婦看護婦法制定へと，戦後の看護界は大きく歩みはじめたのである。

●**保助看法の制定と看護課の設置**　1948（昭和23）年7月30日，「**保健婦助産婦看護婦法**」（昭和23年法律第203号）が制定・公布されたのに続き，同年8月厚生省医務局に看護課が置かれ，初代課長として保良せきが就任した。わが国の看護史のなかで，初めて看護行政は独立をみたのである。

　この法令の旧制度との相違点は，①看護職種に要求される方向を勘案して，その資質の向上を図ったこと，②医療需要の進展を予想し，看護師を甲種，乙種の2種類としたことである。そして，看護教育制度の改善が図られ，それまでの看護師養成所への入学資格は日本赤十字社と聖路加国際病院だけが高等女学校卒業であったほかは高等小学校卒業であったが，この法改正によって，甲種看護婦は高等学校卒業後（教育年限は3年間）とされた。一方，乙種看護婦は中学校卒業後（教育年限は2年間）とされた。これは甲種のみでは医療需要が満たせないことから生まれたものであった。

　1949（昭和24）年には，教育制度を方向づける保健婦助産婦看護婦学校養成指定規則（以後，指定規則とする）が文部省・厚生省の合同省令として制定された。

2．准看護婦（士）制度の制定

●**保助看法の改正と准看護婦教育**　1951（昭和26）年，保健婦助産婦看護婦法が一部改正され，准看護婦制度が新設された。これは，旧制度で資格を得た看護師には既得権擁護の観点から，甲種看護婦と同様に就業することを認めながら，乙種看護婦には業務制限がなされたことなどをめぐって様々の議論が行われたことが背景にある。その結果，この一部改正では，①甲種，乙種の区別を廃し，看護婦1本にすること，②看護婦を助け，看護の総力を構成する要員として准看護婦を設けること，

が盛られた。

　この法改正によって生まれた准看護婦は，都道府県知事免許とし，医師・看護婦の指示を受けて看護し，重症者，褥婦の看護に関する業務制限はなくされ（乙種看護婦にはそれらの業務制限があった），看護婦の指示のもとに看護婦と同じ業務ができることとしたのである。

　1957（昭和32）年には准看護婦が看護婦になるための教育課程として看護婦養成2年課程が開始された。また，1964（昭和39）年に高等学校衛生看護科が発足し，准看護師教育が高等学校においても開始された。

3．看護教育制度の変遷

1 准看護師教育の変遷

　まず，准看護師教育の流れを見てみる（表 3-2）。

　1951（昭和26）年，保健婦助産婦看護婦法が一部改正され，准看護婦制度が制定された。1957（昭和32）年，上記のとおり准看護婦から看護婦になるための看護婦2年課程，1964（昭和39）年に高等学校衛生看護科が発足した。その後，時代の変化に対応すべく，1989（平成元）年に看護教育課程が改正され，准看護師は医師，歯科医師，または看護師の指示のもとに，療養上の世話または診療の補助ができる基本的な知識，技術を身につけることを主眼として示された。さらに，1996（平成8）年より検討が開始され，改正が推し進められ，医療の専門性が高まるなか，准看護師から看護師への移行教育が促されるようになった。2002（平成14）年に高校・専攻科看護師養成5年一貫教育が，2004（平成16）年に准看護師が働きながら看護師資格を取得できる看護師養成2年課程通信制が開始された。

2 看護師教育の変遷

　次に，看護師教育の大きな流れを見てみる（表 3-3）。

●**昭和42年改正**　最初に打ち出されたのは医師の視点いわゆる医学モデルに基づく教育であった。その後，ライフサイクルに応じた保健医療と看護体制が提唱されたことにより，指定規則が1967（昭和42）年に改正された（准看護婦課程は改正されず）。これに伴い，学校設備，実習病院の規制も整ったものとなり，より高度な看護教育が行われるようになった。

●**平成元年改正**　それ以降20年以上にわたり，この教育課程が継続されてきたが，医療の高度化と高齢化社会などの医療環境の激変に伴い，種々の面で現状にそぐわなくなってきた。そのため厚生省は，医療の現状，将来を展望し，看護教育課程改善に関する検討会に諮り，1989（平成元）年3月，看護教育課程の改正（准看護婦教育課程も改正）を打ち出した。各学校の教育理念や目的のもとに運用しやすいように選択科目や自由裁量時間が設定された。看護では基礎看護学，成人看護学，小児看護学，母性看護学に老人看護学が新設され，総時間数は3000時間となった。生活問題に着目した看護モデルに基づく教育が始まったといえる。

●**平成8年改正**　1996（平成8）年の改正では，教育課程の大綱化，単位制の導入，

表 3-2 ● 准看護師学校養成所カリキュラムの推移

乙種看護婦養成所指定規則 昭和 24 年（1949）5 月		准看護婦学校養成所指定規則 昭和 26 年（1951）8 月	
専門科目			
解剖生理	45	解剖生理	45
細菌及び消毒法	30	細菌及び消毒法	30
個人及び病院衛生	30	個人衛生	30
食餌療法（調理法を含む）	30	食餌療法	30
薬物学（軽易なるもの）	20	薬理概論	15
一般看護法	（計 340）	疾病と健康の社会的考察	20
看護史及び看護倫理	20	関係衛生法規	10
看護法理論及び実施	100	家事家政	30
内科疾患及び看護法（伝染病を含む）	80	一般看護法	（計 370）
外科疾患及び看護法（整形外科，包帯法及び救護法を含む）	40	看護史及び看護倫理	10
小児科疾患及び看護法	30	看護原理及び実際	100
産婦人科疾患及び看護法並びに新生	30	内科疾患及び看護法（伝染病を含む）	80
皮膚泌尿器科疾患及び看護法	10	外科疾患及び看護法（整形外科）	50
眼科及び耳鼻咽喉科疾患並びに看護	15	小児科及び看護法（小児保健指導を含む）	40
理学療法	15	産婦人科疾患及び看護法（新生児を含む）	30
疾病の社会的及び経済的考察	15	精神科疾患及び看護法	25
衛生法規	10	眼科，歯科及び耳鼻咽喉科疾患	15
家事家政	40	皮膚泌尿器科疾患（性病を含む）	10
小児保健指導	30	理学療法	10
計	590 時間		580 時間以上
臨床実習 〈臨床実習総計　62 週〉 **病室その他の勤務　　　計 50 週** （内科 16，外科 12，小児科 8，産婦人科 6，手術室 4，調理室 4） **外来勤務　　　　　　　計 12 週** （内科 2，外科 2，小児科 2，産婦人科 2，皮膚泌尿器科 2，眼科及び耳鼻咽喉科 2）		〈臨床実習総計　67 週以上〉 **病室その他の勤務　　　計 54 週以上** （内科 16，外科 16，小児科 8，産婦人科 6，手術室 4，特別食調理室 4） **外来勤務　　　　　　　計 13 週以上** （内科 2，外科 2，小児科 2，産婦人科 2，眼科及び耳鼻咽喉科 3，皮膚泌尿器科 2）	
備考	ほかに語学，音楽，体育その他の教養科目を教授すること	ほかに語学，音楽，体育その他の教養科目を教授すること	

表 3-2 ●（つづき）

	准看護婦学校養成所指定規則　改正 平成元年（1989）3月		准看護婦学校養成所指定規則　改正 平成11年（1999）12月	
基礎科目	国語	35	国語	35
	音楽	35	外国語	35
	外国語	35	その他	35
	保健体育	35		
	その他	65		
専門基礎科目	解剖生理	70	人体の仕組みと働き	105
	栄養	35	食生活と栄養	35
	薬理	35	薬物と看護	35
	病理	15	疾病の成り立ち	70
	微生物	35	感染と予防	35
	保健医療	20	看護と倫理	35
	関係法規	15	患者の心理	35
	精神保健	20	保健医療福祉の仕組み 看護と法律	35
専門科目	基礎看護	（計245）	基礎看護	（計315）
	看護概論	35	看護概論	35
	基礎看護技術	175	基礎看護技術	210
	臨床看護概論	35	臨床看護概論	70
	成人看護	105	成人看護 老年看護	210
	老人看護	35		
	母子看護	70	母子看護	70
	臨地実習	（計595）	精神看護	70
	基礎看護技術	105	臨地実習	（計735）
	成人看護 　老人看護	385	基礎看護	210
	母子看護	105	成人看護 　老人看護	385
			母子保健	70
			精神保健	70
計		1,500 時間		1,890 時間
臨地実習	臨地実習	595 時間（再掲）	臨地実習	735 時間（再掲）
備考	演習及び校内実習は講義に含まれる		演習及び校内実習は講義に含まれる	

表 3-3 ● 看護師教育カリキュラムの変遷

1967（昭和 42）年改正				1989（平成元）年改正	
科目	時間数			科目	時間数
	講義	実習	計		
基礎科目			390	基礎科目	360
物理学			30	人文科学（2科目）	60
化学			30	社会科学（2科目）	60
生物学			30	自然科学（2科目）	60
統計学			30	外国語	120
社会学			30	保健体育	60
心理学			30		
教育学			30		
外国語			120		
体育			60		
専門科目			2985	専門基礎科目	510
（看護学以外小計）			330	医学概論	30
医学概論			15	解剖生理学	120
解剖学			45	生化学	30
生理学			45	栄養学	30
生化学（栄養学を含む）			45	薬理学	45
薬理学（薬剤学を含む）			30	病理学	75
病理学			45	微生物学	45
微生物学			45	公衆衛生学	30
公衆衛生学			30	社会福祉	30
社会福祉			15	関係法規	30
衛生法規			15	精神保健	45
看護学	885	1,770	2,655	専門科目	1,980
看護学総論	150	210	360	基礎看護学	300
看護概論	60		60	看護学概論	45
看護技術	90	90	180	基礎看護技術	195
総合実習		120	120	臨床看護総論	60
成人看護学	495	1,170	1,665	成人看護学	315
成人看護概論	30		30	成人看護概論	15
成人保健	60		60	成人保健	30
成人疾患と看護	405	1,170	1,575	成人臨床看護	270
内科疾患と看護	135	435	570	老人看護学	90
精神科疾患と看護	30	90	120	老人看護概論	15
外科疾患と看護	90	330	420	老人保健	15
整形外科疾患と看護	45	90	135	老人臨床看護	60
皮膚科疾患と看護	15	}45	}75	小児看護学	120
泌尿器科疾患と看護	15			小児看護概論	15
婦人科疾患と看護	30	45	75	小児保健	30
眼科疾患と看護	15			小児臨床看護	75
耳鼻咽喉科疾患と看護	15	}90	}135	母性看護学	120
歯科疾患と看護	15			母性看護概論	15
保健所等実習		45	45	母性保健	30
小児看護学	120	180	300	母性臨床看護	75
小児看護概論	15		15	臨地実習	1,035
小児保健	30	}180	}285	基礎看護	135
小児疾患と看護	75			成人看護	}630
母性看護学	120	210	330	老人看護	
母性看護概論	15		15	小児看護	135
母性保健	75	}210	}315	母性看護	135
母性疾患と看護	30			選択必修科目	150
合計			3,375	合計	3,000

表 3-3 ●（つづき）

1996（平成8）年改正		2008（平成20）年改正	
教育内容	**単位数**	**教育内容**	**単位数**
基礎分野	13	基礎分野	13
科学的思考の基盤 　人間と人間生活の理解	}13	科学的思考の基盤 　人間の生活，社会の理解	}13
専門基礎分野	21	専門基礎分野	21
人体の構造と機能 　疾病の成り立ちと回復の促進	}15	人体の構造と機能 　疾病の成り立ちと回復の促進	}15
社会保障制度と生活者の健康	6	健康支援と社会保障制度	6
		専門分野Ⅰ	13
		基礎看護学	10
		臨地実習	3
		基礎看護学	3
専門分野	59	専門分野Ⅱ	38
基礎看護学	10	成人看護学	6
在宅看護論	4	老年看護学	4
成人看護学	6	小児看護学	4
老年看護学	4	母性看護学	4
小児看護学	4	精神看護学	4
母性看護学	4		
精神看護学	4		
臨地実習	23	臨地実習	16
基礎看護学	3	成人看護学	6
在宅看護論	2	老年看護学	4
成人看護学	8	小児看護学	2
老年看護学	4	母性看護学	2
小児看護学	2	精神看護学	2
母性看護学	2		
精神看護学	2		
		統合分野	12
		在宅看護論	4
		看護の統合と実践	4
		臨地実習	4
		在宅看護論	2
		看護の統合と実践	2
合計	93	合計	97

および教育内容として精神看護学，在宅看護論を独立させた。老人看護学を老年看護学と改称した。看護学を基礎分野，専門基礎分野，専門分野の3つに大別した。また，実習施設については，規定が緩和され多様な施設を実習先とすることができるようになった。科目設定において自由裁量の範囲がますます広がった。保健師・看護師，助産師・看護師，保健師・助産師・看護師を同時に修得する統合カリキュラムが認められた。さらに，1998（平成10）年には学校教育法の一部改正により，専修学校の専門課程を修了した者が大学に編入学できることになった。

　なお，2002（平成14）年度からは，高等学校の看護に関する学科とその専攻科を併せた看護師養成課程（5年一貫課程）が新たに創設され，5年間の一貫教育による看護師養成教育が実施されている。

● **平成20年改正**　2008（平成20）年の改正では，単位数の増加，専門分野Ⅰを基礎看護学とし，専門分野Ⅱを各看護論とすると同時に，「統合分野」を新設し，そこに在宅看護論および看護の統合と実践を位置づけた。

3　**現行の准看護師養成**

　2022（令和4）年には，新たなカリキュラムによる教育が始まった。教育内容の変更点として以下のものがある（表3-4）。

・教育内容の枠組みは従来「科目」とされていたが，看護師教育と同様に「分野」として示すこととされた。

・基礎分野は，専門基礎分野および専門分野の教育の土台になり，看護師教育との連動も考慮した教育内容の見直しがされた。

・臨床場面における薬物の生理的変化を理解することの重要性から，専門基礎分野の「薬物と看護」が「薬理」に名称変更され35時間から70時間とされた。

・専門基礎分野の現行の「感染と予防」は，「疾病の成り立ち」に含まれる整理としたことに伴い，「疾病の成り立ち」を70時間から105時間とした。

・専門基礎分野の「看護と倫理」および「患者の心理」は，「基礎看護」において学ぶ内容であることから専門分野に移動させ，「基礎看護」の看護概論は，看護と倫理を含む内容として35時間から70時間とし，基礎看護技術は，患者の心理を含む内容として210時間から245時間とした。

4　**現行の看護師養成**

　2022（令和4）年には，新たなカリキュラムによる教育が始まった。教育内容の変更点として以下のものがある（表3-4）。

　「専門分野Ⅰ」「専門分野Ⅱ」「統合分野」の区分を1つにまとめて「専門分野」とされた。「基礎分野」が現行の13単位から1単位増の14単位とされた。「専門基礎分野」については，現行の15単位から1単位増の16単位とされた。「専門分野」の「基礎看護学」は，3年課程では現行の10単位から1単位増の11単位とされ，「地域・在宅看護論」は，対象者および対象者の療養の場の拡大を踏まえ，現行の4単位から2単位増の6単位とされた。

表 3-4 ● 2022（令和 4）年改正カリキュラム

准看護師学校養成所指定規則 2021（令和 2）年改正		
基礎分野	論理的思考の基盤	35
	人間と生活・社会	35
専門基礎分野	人体の仕組みと働き	105
	栄養	35
	薬理	70
	疾病の成り立ち	105
	保健医療福祉の仕組み	} 35
	看護と法律	
専門分野	基礎看護	385
	看護概論	70
	基礎看護技術	245
	臨床看護概論	70
	成人看護	} 210
	老年看護	
	母子看護	70
	精神看護	70
	臨地実習	（計 735）
	基礎看護	210
	成人看護	} 385
	老年看護	
	母子看護	70
	精神看護	70
計		1,890 時間
臨地実習	臨地実習	735

看護師養成所指定規則 2021（令和 2）年改正	
教育内容	単位数
基礎分野	14
科学的思考の基盤	} 14
人間と生活・社会の理解	
専門基礎分野	22
人体の構造と機能	} 16
疾病の成り立ちと回復の促進	
健康支援と社会保障制度	6
専門分野	66
基礎看護学	11
地域・在宅看護論	6
成人看護学	6
老年看護学	4
小児看護学	4
母性看護学	4
精神看護学	4
看護の統合と実践	4
臨地実習	23
基礎看護学	3
地域・在宅看護論	2
成人看護学	} 4
老年看護学	
小児看護学	2
母性看護学	2
精神看護学	2
看護の統合と実践	2
合計	102

D 現代看護—専門職としての成熟，看護学の確立—

1．専門職への動き

●**専門看護師・認定看護師の制度**　1995（平成7）年から専門看護師（certified nurse specialist；CNS），1996（平成8）年から認定看護師（certified nurse；CN）制度が開始された。日本看護協会が認定している資格である。専門看護師は特定の分野において実践・相談・調整・倫理調整・教育・研究の役割を果たす。日本看護系大学協議会が教育課程の審査と認可を行い，看護系大学院修士課程で教育を行っている。認定看護師は特定分野に関する臨床経験が豊富ですぐれた看護実践を提供する者であり，現場において実践・指導・相談の役割を果たす。日本看護協会が教育施設および教育課程の審査と認可を行っている。両者にはスペシャリストとしての役割が期待されている。

●**看護職の名称変更**　時代背景の変化に伴い，保健婦助産婦看護婦法は，2001（平成13）年の改正によって，看護婦（士），准看護婦（士），保健婦（士），助産婦の名称が，それぞれ看護師，准看護師，保健師，助産師に改称され，法律の名称も保健師助産師看護師法となった。これは，男女によって異なっていた名称を統一するとともに，医師などと同じように，看護職の名称をより専門職にふさわしい名称とするためのものであった*。

●**2年課程通信制の創設**　医療の専門性が高まり高度な看護が期待されるなか，2003年（平成15）年には准看護師が働きながら看護資格を取得できる看護師養成2年課程通信制が公布された。この課程は，准看護師として10年以上の就業経験を有することが条件であった。しかし，地域包括ケアの推進に向けて自律してケアを行う看護師の必要性がさらに高まり，2016（平成28）年には，条件である准看護師としての就業経験は7年以上に短縮する，保健師助産師看護師学校養成所指定規則の改正版が公布され，2018（平成30）年4月に施行された。

●**保健師・助産師の免許登録要件の変更**　2006（平成18）年，保健師・助産師の免許登録要件に看護師国家試験合格を追加した。看護師国家試験に合格しないと保健師・助産師の国家試験に合格しても登録できないことになった。

●**保助看法・人材確保法の改正**　さらに，2009（平成21）年，他職種とのチーム医療が推進されるなかで，看護職者はより高度な専門知識・技術が求められるようになり，専門職としての教育を充実させる必要があり，「保健師助産師看護師法及び看護師等の人材確保の促進に関する法律の一部を改正する法律」が成立した。これにより，①看護師の国家試験受験資格の1番目に「大学」を明記，②保健師，助産師の教育年限を58年ぶりに「6か月以上」から「1年以上」に変更，③卒後臨

---

*ただし，助産師については，現在まで女性のみが就くことができる職種であり，男性は就くことができない。

床研修の「努力義務」が新設され，資質の向上に努めることが追加された。

2．看護基礎教育の大学化

看護基礎教育は専修・各種学校などでの教育が主であったため，各関係者から看護系大学・大学院の増設が強く要請されていた。

わが国最初の大学課程の看護教育は，1952（昭和27）年に高知女子大学家政学部衛生看護科で始まり，翌年，東京大学医学部に衛生看護学科が設置された。1954（昭和29）年には聖路加女子専門学校が女子短期大学に，1964（昭和39）年には聖路加看護大学に昇格している。国立で最初に短期大学になったのは1967（昭和42）年の大阪大学医療技術短期大学部看護学科である。また，1975（昭和50）年には千葉大学に最初の看護学部が発足した。さらに，1979（昭和54）年千葉大学に，1981（昭和56）年聖路加看護大学に大学院修士課程がそれぞれ開設され，1988（昭和63）年には聖路加看護大学に博士課程が，1993（平成5）年には千葉大学にも博士課程ができた。看護を取り巻く環境が質，量ともに変化し，資質の高い看護師の養成が社会から求められるようになった。

1992（平成4）年6月に「看護婦等の人材確保の促進に関する法律」が成立したことが影響し，それ以降看護系大学は急激に増加しはじめた。2023（令和5）年現在，看護系大学は306校を数え，看護の基礎教育の大学化はますます進んでいる。

3．看護学の確立

●**看護理論の導入**　わが国の看護学は，経験的に行われていた看護実践を科学的視点からとらえ直し体系化するために，世界の看護の動向と関連をもちながら発展してきた。特に第2次世界大戦以降はアメリカの影響を強く受けてきた。1960年代前後からアメリカの看護理論がわが国に導入され，その後も次々と新しい理論が紹介された。それらはまず看護基礎教育の場で活用されはじめ，徐々に看護実践の場へと波及していった。このように，主としてアメリカの看護理論は，1990年代にわが国の看護教育の大学化が急速に進展したなかで看護学の基盤や理念的方向づけに，また研究方法や実践の科学的根拠づけに活用されている。時を同じくして起こったEBM（evidence based medicine，根拠に基づく医学）の影響を受けて，1990年代後半にはEBN（evidence based nursing，根拠に基づく看護実践）が叫ばれるようになった。

●**看護は実践の科学**　現在では，既存の諸科学を用いて普遍的な法則性を探求することにとどまらず，広く人間にかかわる事象を解明しようとする応用科学としての看護学の確立に向かっている。看護は実践の科学であり人間科学であるといえる。専門分野ごとに様々な研究会や学会が誕生しており，数多くの成果が発表されている。看護・看護学が日々成熟しているといえる。しかし，理論は現場から生まれたものであり，現場に生かされなくては意味がないのである。また，世界で提唱されてい

る看護を単に輸入するだけではなく，日本の風土に合った日本独特の看護理念を確立していくことが課題であり，人間の多様性に対して即応できるような柔軟な看護を，一人ひとりの看護師が創造していくことが望まれている。

●**看護学教育モデル・コア・カリキュラム**　大学が急増するなか，少子高齢社会に対応できる看護系人材の育成が求められ，各大学は，教育の品質保証に努めなければならない。モデル・コア・カリキュラムとは，各大学が策定する「カリキュラム」のうち，全大学で共通して取り組むべき 21 の専門分野（これを「コア」と称する）の内容を抽出し，「モデル」として 22 体系的に整理したものである。各大学では，カリキュラムの 3 分の 2 はモデル・コア・カリキュラムを参考に作成して，残りの 3 分の 1 は自主的に編成するものとする。

Ｖ　現在の看護と課題

Ａ　看護職の専門職としての成熟

1．アセスメントの重要性

　ナイチンゲールによって職業として確立した看護は，その後も時代の影響を受け，社会からの要請に応えながら，専門職として成熟を続けているといえる。科学的な思考に裏づけられた看護師独自の判断力，問題解決能力を育成し，より患者のニーズに即した看護実践力を形成することが求められている。

　その基盤としてフィジカルアセスメントが重要視されている。フィジカルアセスメントとは，各種の診察技術を用いて身体審査を行うことである。医師は診断名をつけ治療方針を決定するために行うのに対し，看護職は生活上の問題を抽出するために行う。

2．看護実践における倫理的問題

　医療の進歩に伴い，脳死と臓器移植，延命治療と安楽死，出生前診断と人工妊娠中絶などにまつわる正解のない課題に遭遇することがある。このような課題に直面している対象を支援する際に，看護職として倫理的な態度が求められる。具体的には，看護実践に際して，人々の生きる権利，尊厳を保つ権利，敬意のこもった看護を受ける権利，平等な看護を受ける権利などの人権を尊重することが求められる。日本看護協会は，あらゆる場で実践を行う看護者の行動指針として看護職の倫理綱領[3]を示している。しかし，もともと看護は対象者の立場に立って最善の策を探求するものであるので，良い看護を追求していけばよいことである。常に振り返り

修正する自律の習慣があれば，おのずと倫理的な態度が洗練されていくであろう。

B 社会から期待される看護の役割・機能

1. ヘルスプロモーションへの取り組み

●健康日本21　ヘルスプロモーションとは，1986年世界保健機関（World Health Organization；WHO）がオタワ憲章のなかで提唱した概念で，人々が自らの健康をコントロールし，改善することができるようにするためのプロセスととらえられる。わが国の健康増進のための政策の基盤に取り入れられ，2000（平成12）年，第3次国民健康づくり対策「健康日本21（21世紀における国民健康づくり運動）」が策定された。アメリカをモデルにした，9分野についての10年計画であった。

●健康日本21（第2次）　引き続き2012（平成24）年，「健康日本21（21世紀における国民健康づくり運動）（第2次）」が策定された。①健康寿命の延伸と健康格差（地域や社会経済状態の違いによる集団間の健康状態の差）の縮小，②生活習慣病の発症予防と重症化予防の徹底，③社会生活を営むために必要な機能の維持および向上（それぞれのライフステージにおける対策），④健康を支え，守るための社会環境の整備，⑤栄養・食生活，身体活動・運動，休養，飲酒，喫煙および歯・口腔の健康に関する生活習慣および社会環境の改善を，国民の健康増進の推進に関する基本的な方向とした10年計画の政策である。

　これらは国民に対して健康に関する情報提供，啓蒙活動，健康づくりのための環境づくりなどを行うものであり，看護職が各場面において力を発揮することが望まれるものであった。

2. 地域包括ケアへの取り組み

●訪問看護への期待　医療が疾患中心から健康増進に移行しているのを受け，看護実践の場も病院などの施設内から地域へと変わってきた。一般病床の平均在院日数は1984（昭和59）年に40日弱であったものが，2022（令和4）年に16.2日になり，現在も短縮傾向にある。このことからも自宅，特別養護老人ホーム，グループホームなどの居宅において療養する患者に対し，医療従事者が訪問してサービスを提供する在宅医療に移行していることが読み取れる。なかでも訪問看護は保健師・助産師・看護師の有資格者が家庭あるいは地域のケア機関・施設などに出向いて行う看護方法を指すが，人々の生活の場で支援するという地域基盤型の看護として期待される。

文献
1）ヴァージニア・ヘンダーソン：看護ケア計画とその歴史について〈ヴァージニア・ヘンダーソン，他著，小玉香津子編：ヴァージニア・ヘンダーソン語る，語る。；論考集・来日の記録〉，日本看護協会出版会，2017, p.18-21.
2）ドラン，J.A.，著，小野泰博，内尾貞子訳：看護・医療の歴史，誠信書房，1978.

3）日本看護協会：看護職の倫理綱領. https://www.nurse.or.jp/home/publication/pdf/rinri/code_of_ethics.pdf（最終アクセス日：2021/10/20）

学習の手引き

1. 西洋社会における看護の発展とキリスト教との関係について話し合ってみよう。
2. ナイチンゲールがなぜ近代看護の祖とよばれるのかまとめてみよう。
3. 看護師制度，准看護師制度の成立の経緯を整理してみよう。
4. 社会から期待される看護の役割・機能について話し合ってみよう。

第3章のふりかえりチェック

次の文章の空欄を埋めましょう。

1 フローレンス・ナイチンゲール

1854 年，ナイチンゲールは［ 1 ］（1853～56）に従軍した。

1860 年，ナイチンゲールは，［ 1 ］での功績に対して贈られた資金をもとにして，聖トーマス病院に［ 2 ］を設立した。

『［ 3 ］（Notes on Nursing)』（1859）はハレー街のナーシングホームおよびクリミア戦争における経験をもとに記された。

2 日本における看護の変遷

奈良時代につくられた養老律令のなかの「［ 4 ］」は，日本で初めての医事制度で，病者や老人，貧しい者の介護の取り決めや女医の制度があった。

鎌倉時代には，［ 5 ］が『看病用心鈔』において，仏教の立場から具体的な看護について記している。

1874（明治7）年，医事制度「［ 6 ］」が制定された。そのなかに薬舗開業試験およびその免許と並んで，江戸時代から職業的に独立してきた産婆についての規定が定められている。

日本の看護師養成は 1885（明治 18）年，［ 7 ］により有志共立東京病院看護婦養成所（後の慈恵看護専門学校）において開始された。

1948（昭和 23）年7月30日，「［ 8 ］」（昭和 23 年法律第 203 号）が制定・公布された。

1951（昭和 26）年，保健婦助産婦看護婦法が一部改正され，［ 9 ］が新設された。

巻末資料

■看護史年表

〈邦暦〉	日本の医療・看護	参考事項	〈西暦〉	外国の医療・看護	参考事項
				紀元前	
縄文時代 紀元前8000〜前300頃			古代		前7000頃 黄河文明起こる（中国） 前3000頃 人類初の都市文明,シュメール文明（メソポタミア）形成。エジプトに統一国家できる
				前2900頃 神官で医神とされたイムホテプ活躍（エジプト） 前2800頃 神農と黄帝の2医神出現（古代中国） 前2700頃 ミイラづくりのための防腐法考案（エジプト） 前2500頃 「アース」（経験医術を行う）,「アーシプ」（呪術を行う）の存在（メソポタミア） 前2000頃 中国医学起こる 前1800頃 最古の医療規定『ハンムラビ法典』（バビロニア）なる 前1700頃 『エドウィン・スミス・パピルス』外科文献（エジプト） 前1550頃 『エーベルス・パピルス』医事一般（エジプト） 前1500頃 『聖典バラモンヴェーダ』病気の治療,健康生活に関する記載あり,3世紀頃著す（インド）	前2500頃 エジプト3大ピラミッド造営 前2300頃 インダス文明栄える。ハラッパーやモヘンジョ・ダロなどの都市築かれる 前9〜8世紀 古代ギリシャの都市国家「ポリス」成立 前776 第1回オリンピア競技会（ギリシャ） 前770〜403 春秋時代（中国） 前753頃 都市国家ローマ建国 前700頃 『ギリシャ神話』,ホメロスやヘシオドスにより集大成
		前660 神武天皇即位	前7世紀	前600頃 スシュルタとチャラカ,インド医学体系の基礎築く 前600頃 扁鵲の医名とどろく（中国）	
				前6世紀末 アスクレピオスの神殿建立（ギリシャ）	前566〜486（諸説あり）釈迦（インド） 前552〜479 「儒教の祖」孔子（中国） 前509 ローマ共和政始まる
		前500頃 水稲耕作始まる 金属器（武器）普及	前5	前460 「医学の父」ヒポクラテス生誕,医学を魔術より分離（ギリシャ）	前484〜425 「歴史の父」ヘロドトス（ギリシャ）

日本の医療・看護	参考事項		外国の医療・看護	参考事項
		前4	前325　アレクサンドリアの医師ヘロフィロス，解剖学に貢献 前310　アレクサンドリアの医師エラシストラトス，生理学に貢献	前334～324　アレクサンドロス大王の大遠征 前4世紀　アレクサンドリアの建設
		前3 前2	前3世紀頃　医学研究隆盛（アレクサンドリア） 前250頃　アショカ王が病院建立（インド）	
				前221　秦の始皇帝（前259～210）中国統一 前2～後2世紀　『マヌ法典』成立（インド）　バラモン思想によるヒンドゥー教徒の法律 前2世紀　ローマ帝国，地中海制圧 前202～後8　前漢時代(中国)
			前100頃　アスクレピアデスがローマにギリシャ医学を移植	
		1世紀	**紀元後**	
57　倭の奴国王が後漢の光武帝から印綬を授かる			1世紀　女性助祭ディアコネスの確立。訪問看護開始（ローマ）聖パウロの友フィービ，最初の訪問看護を行う（ローマ） 50頃　中国最古の医書『黄帝内経』成立 60頃　ネロ皇帝侍医アンドロマスコ，万能の解毒薬テリアカ創製（ローマ）	30頃　イエス・キリスト処刑，その後キリスト教成立
		2	130～199　「実験生理学の祖」ガレノス，古代医学を集大成（ギリシャ）	
2世紀後半　邪馬台国の女王卑弥呼，大乱をしずめ三十余国を統属		3	200頃　公衆衛生医事制度進歩，医師の免許制（ローマ） 210頃　張仲景の『傷寒論』『神農本草経』	216頃　カラカラ浴場完成（ローマ帝国）
239　卑弥呼，魏に使者を送り「親魏倭王」の称号を受ける		4	230頃　華陀，麻沸散（インド大麻主成分）を使い手術を行う(中国)	313　キリスト教が公認される（ローマ帝国）

縄文時代　紀元前8000～前300頃

弥生時代　前2世紀～紀元後3世紀頃

	日本の医療・看護	参考事項		外国の医療・看護	参考事項
古墳時代 3世紀半ば～7世紀頃			4	390頃　ファビオラ「病者の家」を建てる（ローマ）	4世紀後半　ローマの貴婦人達による看護活動開始（ファビオラ，マルセラ，パウラ）
			5		395　東西ローマ帝国に分裂
					439　南北朝時代が始まる（中国）
			6	529　聖ベネディクト（480～542頃），ベネディクト修道院創設，モンテ・カシノ修道院を建て医学に貢献（修道院医学）	476　西ローマ帝国滅ぶ。東ローマは1453年まで続く
飛鳥時代 6世紀後半～7世紀前半		538　百済より仏教伝来			
	593　聖徳太子（574～622），四天王寺（施薬院，悲田院，敬田院，療病院を付設）建立	593　推古天皇即位（摂政聖徳太子）		543　リヨンの「オテル・デュー（神の宿）」修道士が看護にあたる（フランス）	
	623　初の医学留学生，唐より帰る	7～9世紀にかけて，朝廷から唐に学問僧派遣	7		589　隋が中国を統一
					610頃　ムハンマド（マホメット）（550頃～632）がイスラム教を創始
		645　大化の改新，律令国家の第一歩		650頃　本格的病院「オテル・デュー（神の宿）」パリに設立される	
		7世紀後半～10世紀中頃　律令国家			
		689　飛鳥浄御原令			618　隋が滅び唐が起こる
		701　大宝律令制定		7世紀中頃　アラビア人がサラセン帝国を建設。イスラム教を奉じる。アラビア医学発祥の地となる	676　新羅が朝鮮半島を統一
		710　平城京（奈良）遷都			
	8世紀初め　行基が社会事業を行う	712　最古の歴史書『古事記』完成（最古の看護記録あり）	中世 8		
奈良時代 710～794	718　日本最古の医事制度できる（養老律令）。医疾令（初の女医の規定あり）	718　養老律令制定		717　ローマの聖霊病院設立される	
	8世紀前半　光明皇后が「悲田院」「施薬院」を設立				
	754　唐僧鑑真（688～763），来日。最新医術を伝える 行基（668～749），全国を巡遊。社会事業を行う				
	757　養老律令の施行				
	764　和気広虫（法均尼），捨て児養育				

	日本の医療・看護	参考事項		外国の医療・看護	参考事項
平安時代 794〜1185頃		794　平安京（京都）遷都	8	794　聖アルバンス病院（イギリス最古）設立	
	808　平城天皇の勅により，わが国独自の医療を記す。『大同類聚方』編す		9	9世紀　サレルノ（イタリア南部）に医学校設立	
	984　丹波康頼，隋唐の医学要約『医心方』完成	939　平将門の乱	10	936　聖ピエトロ病院設立（イギリス） アラビア医学，アヴィケンナ（980〜1037）などにより発展（ギリシャ，ローマ，インド，バビロニア，アレクサンドリアなどの医学が融合した多彩な医学）	
		11世紀初頭　源氏物語完成			1071　セルジューク・トルコ（トルコ系のイスラム王朝），エルサレム占領
	1081　丹波雅忠，『医略抄』を著す		11	1087　コンスタンチヌス・アフリカヌス（イタリアのサレルノ医学校の教授で，ギリシャ，アラビア，ユダヤの医学書を翻訳し，ヨーロッパ医学に大きな影響を与えた）死す	1096　十字軍の遠征開始（13世紀後半までに7回）。アラビア医学ヨーロッパに伝わる
				・聖バシル大救済院（宿泊所兼病人の救済） ・従軍看護騎士団（傷病者の看護）の形成　聖ヨハネ病院騎士団，聖チュートン病院騎士団，聖ラザロ病院騎士団，アウグスチヌ修道女会 ・托鉢僧アッシジの聖フランシスコ（1181〜1226）の活躍　フランシスコ教団設立救済事業　ハンガリー王室の聖エリザベス（1207〜1231）の活躍（聖フランシスの第三修道会）	1158　ヨーロッパ最古の大学，ボローニャ大学創設（北イタリア）
鎌倉時代 1185〜1333		1167　平氏の政権 1185　源頼朝，鎌倉に幕府を開く	12	・聖ヒルデガルト（1098〜1179），医師であり看護師。看護と医学の科学的基礎づけを行った中世の最も博識な女性（ドイツ）	
	1214　栄西（1141〜1215），宋より茶種を伝える。仏教と医学思想を盛り込んだ『喫茶養生記』を著す ・叡尊（1201〜1290）の救療活動，病者を救う ・忍性（1217〜1303），北山十八門戸などで空前の救療事業を行う。死後，勅により「菩薩」の称号	1253　日蓮宗の創始	13	1123　バーソロミュー病院設立 1215　聖トーマス病院設立（イギリス）	1271　マルコ・ポーロ（1254〜1324），中国に渡る。『東方見聞録』を著す（イタリア）

	日本の医療・看護	参考事項		外国の医療・看護	参考事項
鎌倉時代 1185〜1333	1240頃　僧良忠『看病用心鈔』著す 1302　僧医梶原性全（1265〜1337），優れた医書『頓医抄』と『万安方』（1315）著す 1312　剣阿『産生類聚抄』著す		14	14世紀　全ヨーロッパで黒死病（腺ペスト）の流行（1347〜1351頃）	1299　オスマン帝国（イスラム国家）建国 13世紀末〜15世紀中頃　イタリアにルネサンス（中世文化から人間中心の近代文化へ転換の端緒）が起こり，全ヨーロッパに広がる。デューラー，ラファエロ，ミケランジェロ，ダ・ヴィンチらの芸術家が活躍　火薬の発明 1338〜1453　百年戦争（フランスとイングランド）
南北朝時代 1336〜1392	1363　有隣『福田方』著す	1338　足利尊氏，室町幕府開く			
	1400頃　金創医が出現	1392　南北朝の統一	15	15世紀末（1495頃）　梅毒がヨーロッパに流行	1453　東ローマ帝国滅亡 1492　コロンブスがアメリカ発見（梅毒とたばこ伝わる）
室町時代 1392〜1573	1498　田代三喜（1465〜1537），李朱医学を学んで中国から帰国	1467〜1477　応仁の乱			1498　ヴァスコ・ダ・ガマ，インド航路発見（ポルトガル） 1517　マルチン・ルターの宗教改革（ドイツ） 1522　マゼラン一行，世界一周に成功（ポルトガル）
			近世 16	1537　パレ（1510〜1590），創傷治癒原理確認，近代外科学樹立（フランス） 1538　アンドレアス・ヴェサリウス『6枚続きの解剖図』著す，近世解剖学の夜明け（イタリア） 1541　パラケルスス（1492〜1541），実地医学と化学療法の先駆者の死（スイス）	1541　カルヴァンの宗教改革（スイス）
		1543　種子島にポルトガル商船より鉄砲伝来		1543　ヴェサリウス『人体の構造に関する7つの本』（通称ファブリカ）出版 1545　トリエント宗教会議，俗人による看護活動が禁止される 1552　パレ，血管結紮術考案（フランス）	1543　コペルニクスの地動説（ポーランド）
	1557　ルイス・アルメイダ（ポルトガルの修道士）が豊後府内（大分県）に洋式病院設立。田代三喜，明医学を普及	1549　フランシスコ・ザビエル（1506〜1552）来日，キリスト教伝道 1560　桶狭間の戦い		1564　ヴェサリウス，エルサレム巡礼の帰途客死 1565　ポルトガル・スペインでペスト流行	1558　エリザベス1世即位（イギリス）

日本の医療・看護	参考事項		外国の医療・看護	参考事項
1574　曲直瀬道三（1507～1595），「啓迪院」を建立し，医生教育を行う。『啓迪集』を出版し天皇に献上。医学の独立，仏教からの分離 永田徳本（隠医）活躍 1591　秀吉，京都御所に施薬院を建てる	1573　織田信長，室町幕府を滅ぼす 1576　信長，安土城を造る 1582　本能寺の変 1587　豊臣秀吉，キリシタン禁止令 1600　関ヶ原の戦い 1603　徳川家康，征夷大将軍となり，江戸幕府開く	17	1623　アセリオ（北イタリアパビア大学解剖学教授）リンパ管を発見 1628　ウィリアム・ハーヴェイ（1578～1657），血液循環の原理を公表。近世生理学の確立（イギリス）	1589　ガリレオ・ガリレイ，物体落下の法則 1590頃　顕微鏡の登場（オランダのヤンセンによる）
1640頃　フェレイラ（沢野忠庵）『南蛮流外科秘伝』著す	1634　出島（長崎港内の人工島で鎖国下の世界の窓）築造 1637　島原の乱 1639～1854　鎖国 1641　オランダ商館，平戸から長崎の出島へ		1633　聖ヴァンサン・ド・ポール（1581～1660），パリに愛徳修道女会を組織し，病院看護を行う（フランス） 17世紀半ば～19世紀半ば「看護の暗黒時代」 1665　物理学者フック（1635～1703）が細胞を発見（イギリス） 1668　グラーフ，卵胞を発見（オランダ）	1638　ハーバード大学創立（アメリカ） 1642～1649　ピューリタン革命（イギリスの政治変革） 1650　機械的生命観を説いたデカルトの死（フランス） 1687　ニュートン，万有引力の法則樹立
1692　香月牛山（1656～1740），『婦人寿草』著す 1713　貝原益軒（1630～1714），『養生訓』著す 1716　香月牛山『老人養草』著す 1722　小石川養生所設立（小川笙船） 1754　山脇東洋（1705～1762），刑死体解剖 1759　山脇東洋，『蔵志』出版 1766　賀川玄悦（1699～1777），『産論』出版。正常胎位を確認	1720　洋書輸入の禁緩和 1732　享保の大飢饉（天明・天保と並ぶ三大飢饉）	18		18世紀後半　ジョン・ハワード（1726～1790），刑務所と病院の改善運動

安土・桃山時代　1573～1603

江戸時代　1603～1867

日本の医療・看護	参考事項		外国の医療・看護	参考事項
1771　杉田玄白 (1733〜1817)，刑死体の解剖を見て『ターヘル・アナトミア』の翻訳に着手する (オランダ語通訳前野良沢が協力)				18世紀後半〜19世紀前半　イギリス産業革命
1774　杉田玄白『解体新書』出版		18		1776　アメリカ独立宣言
1783頃　時疫 (はやり病)	1783　天明の大飢饉 1787　寛政の改革 (倹約政策)			
1793　杉田玄白と速部清庵の模擬応答集『和蘭医事問答』出版			1793　フィリップ・ピネル (1745〜1826)，精神病者を鎖から解放 (フランス) 1796　エドワード・ジェンナー (1749〜1823)，種痘接種法を発表。天然痘の予防 (イギリス)	1789　フランス革命
1803　ジェンナーの種痘法が日本に初めて伝わる 1805　華岡青洲，全身麻酔を世界に先がけ実用化 1815　杉田玄白，回想録『蘭学事始』著す	1809　間宮林蔵，間宮海峡発見 1821　伊能忠敬「大日本沿海輿地全図」完成		1820　フローレンス・ナイチンゲール誕生 (〜1910) (イギリス)	1804　ナポレオン，皇帝となる
1822　コレラ大流行 1823　シーボルト (オランダ商館の医官，1796〜1866)，長崎に来る 1824　シーボルト，長崎に鳴滝塾開く 1830　平野重誠『坐婆必研』著す	1828　シーボルト事件起こる	19		1825　イギリス，鉄道開通
1832　平野重誠『病家須知』著す 1838　緒方洪庵 (1810〜1863)，大阪で適々斎塾 (蘭学塾) 開始	1832　天保の大飢饉		1836　テオドール・フリードナー (1800〜1869)，カイザースヴェルト学園開設 (ドイツ) 1840　エリザベス・フライ (1780〜1845)，看護教育開始。女囚刑務所改善 (イギリス) 1847　ゼンメルワイス，産褥熱の原因追究。消毒法の端緒となる (ハンガリー) 1848　ナイチンゲール，カイザースヴェルト学園で訓練を受ける	1840〜1842　アヘン戦争
1848　牛痘菌と聴診器伝わる 1849　幕府医官の西洋医学研究禁止，蘭書の翻訳出版取り締まり強化 1856　コレラ大流行 1857　幕府の要請により，オランダ海軍軍医ポンペ (1829〜1908) 長崎に来る 1858　伊藤玄朴ら，神田お玉が池に種痘所を設立。コレラ大流行	1851　中浜万次郎 (ジョン万次郎)，琉球に帰国 1853　ペリー来航 1854　日米和親条約調印 1858　安政の大獄，日米修好通商条約締結，福沢諭吉が慶應義塾を開設	近代	1854　クリミア戦争でナイチンゲール，38名の看護師を組織し救護にあたる 1858　ウィルヒョウ，細胞病理学説を発表し病理学を革新 (ドイツ) 1859　ナイチンゲール『病院覚え書』著す	1851　ロンドン万国博覧会開催 1853〜1856　クリミア戦争

江戸時代　1603〜1867

	日本の医療・看護	参考事項		外国の医療・看護	参考事項
江戸時代 1603〜1867	1861　ウィリアム・ウィリス（1837〜94），戊辰戦争官軍医となる 種痘所を西洋医学所と改称 ポンペの進言により，幕府が長崎養生所開設	1860　桜田門外の変（大老井伊直弼暗殺事件），咸臨丸アメリカへ出発		1859　アンリ・デュナン（1828〜1910），ソルフェリーノの戦いで救護活動（スイス）　ウィリアム・ラズボーン（1819〜1902），リバプールで訪問看護開始（イギリス）　ナイチンゲール『看護覚え書』著す 1860　ナイチンゲール，聖トーマス病院看護学校開設	1859　ダーウィン『種の起源』発表（イギリス） 1861〜1865　南北戦争（アメリカ）
	1865　長崎養生所が「精得館」となる 1867　横浜に軍陣病院を設立し，ウィリスが治療にあたる。横浜軍陣病院看護人を採用 1868　新政府は東京府大病院を下谷に開設し，職業看護婦をおく。西洋医学所を大病院に開設（東京大学医学部の前身） 1869　医学の範をドイツ医学に求める方針となる	1867　徳川慶喜大政奉還，明治天皇王政復古 1868　鳥羽伏見の戦い 戊辰戦争 明治維新 1869　藩籍奉還，東京遷都 1871　廃藩置県 1872　学制発布 1873　地租改正 封建的領主制の崩壊	近代	1864　ジュネーブ条約調印。デュナンの赤十字条約成立 1867　リスター，石炭酸殺菌法を公にする（イギリス） 1873　アメリカで看護師教育開始（ニューヘブン，ニューヨークで看護学校開校） リンダ・リチャーズ，アメリカ最初の有資格看護師となる	1865　メンデル，遺伝の法則発見（オーストリア） 1867　マルクス『資本論』刊行（ドイツ） 1868　ダーウィン，進化論を発表 1869　スエズ運河開通
明治時代 1868〜1912	1874　医制を制定 1877　佐野常民と大給恒，「博愛社」結成 1880　伝染病予防規則公布 1884　アメリカ人宣教師・看護師のリードが有志共立東京病院で看護法を教える 1885　有志共立東京病院看護婦養成所創立（看護教育の始まり）	1877　西南の役 1883　鹿鳴館，西欧風俗模倣		1876　コッホ（1843〜1910），炭疽菌を発見（ドイツ） 1880　パスツール，ワクチン免疫に成功（フランス） 1882　コッホ，結核菌発見（ドイツ） 1883　レフレル，ジフテリア菌発見 ジフテリア菌培養に成功（ドイツ） コッホ，コレラ菌発見（ドイツ） 1885　パスツール，狂犬病予防に成功（フランス）	1876　ベル，電話機を発明（アメリカ） 1883　オリエント急行開通（パリ・イスタンブール間）

日本の医療・看護	参考事項		外国の医療・看護	参考事項
1885～87 天然痘大流行（1892～1894，1896～1897 にも大流行）				
1886 京都看病婦学校創立 櫻井女学校看護婦養成所創立 ジュネーブ条約（赤十字条約）加盟	1886 矢嶋楫子ら，婦人矯風会創立			
1887 博愛社，日本赤十字社と改称。篤志看護婦会結成される 北里柴三郎が伝染病研究所を設立			1887 イギリス王立看護協会設立	
1889 東京帝国大学医科大学附属看病法講習科設立（櫻井女学校の看護婦養成所と合流し，官立の養成となる）		近代	1889 ジョンズ・ホプキンス病院看護学校が発足し，イザベル・ハンプトンが看護師初の校長に就任（アメリカ）	
北里柴三郎，破傷風菌培養，翌年血清療法完成	1889 大日本帝国憲法の成立 天皇制近代国家の誕生			
1890 日本赤十字社看護婦養成所創立	1890 教育勅語（1948年失効）		1890 コッホ，ツベルクリン創製（ドイツ）	
1891 鈴木雅，慈善派出看護婦会組織設立	1891 濃尾大地震			
1893 平野鐙『看病の心得』刊行			1893 ナイチンゲール誓詞できる（アメリカ） ウオルド，ニューヨークにセツルメントを創設して地域看護を実践	
1894 北里柴三郎とエルサン（フランス），それぞれペスト菌を発見	1894 （～95） 日清戦争開始（日赤救護班組織）		1895 レントゲン，X線を発見（ドイツ）	
	1896 明治三陸大津波（死傷者2万1915人）			1896 第1回オリンピック，アテネで開催
1897 志賀潔，赤痢菌発見 伝染病予防法発布				1898 キュリー夫妻，ラジウム発見（フランス）
1899 産婆規則制定			1899 国際看護師協会（ICN）発足	
1900 精神病者監護法制定		20	コロンビア大学に看護学科創設	1900 パブロフ，条件反射を発見（ロシア）
				1901 ノーベル賞創設 アンリ・デュナンが第1回ノーベル平和賞受賞
1903 聖路加看護婦養成所設立	1904～05 日露戦争		1904 第1回ICN大会開催 1906 ワッセルマン，梅毒血清反応の考案（ドイツ）	
1909 大関和，大関派出看護婦会組織 ロンドンの第2回ICN大会に萩原タケ出席			1910 エールリッヒ（ドイツ），秦佐八郎によるサルバルサンの創製	
1911 野口英世，梅毒スピロヘータ培養を研究 鈴木梅太郎，オリザニン創製，ビタミン研究の糸口となる			1912 ナイチンゲール記章創設（第8回・第9回赤十字国際会議の決議に基づく「フローレンス・ナイチンゲール基金」による）	

明治時代 1868～1912

	日本の医療・看護	参考事項		外国の医療・看護	参考事項
大正時代 1912〜1926	1913　野口英世，梅毒患者組織中にスピロヘータを発見 1915　看護婦規則発令 1918　スペインかぜ大流行 1919　結核予防法，トラホーム予防法の公布　野口英世が黄熱病の病原体を発見 1920　第1回ナイチンゲール記章受章，萩原タケ，山本ヤヲ，湯浅うめ 1922　サンガー夫人来日（産児制限） 日本赤十字社，学校看護婦派遣 健康保険法制定 1927　日本産婆会設立 聖路加女子専門学校創立 1928　社会看護婦養成規則公布。社会看護婦の養成開始 1929　日本看護婦協会設立 第6回ICN大会に萩原タケ出席 1930　保良せき，公衆衛生訪問婦協会設立	1914　第1次世界大戦勃発。日赤救護班派遣 1919　パリ講和会議 1921　ワシントン軍縮会議 1922　日本共産党結成 1923　関東大震災	現代	1915　フロイト，精神分析理論を執筆（オーストリア） 1917　赤十字国際委員会，ノーベル平和賞受賞 1918　スペインかぜの世界的流行 1919　赤十字社連盟をパリに設立 1923　『ゴールドマークレポート』発表（アメリカ） 1928　フレミング，ペニシリンを発見。抗生物質の端緒を開く（イギリス）	1914　パナマ運河開通 1914〜1918　第1次世界大戦 1920　国際連盟発足 1929　世界恐慌
昭和時代 1926〜1989	1933　パリのICN大会で日本の加盟承認 1937　保健所法，母子保健法公布 第8回ICN大会で日本除名 1938　厚生省設置，国民健康保険法制定 1941　保健婦規則公布 日本保健婦協会設立。初代会長に井上なつゑ 看護婦規則改正（看護師養成年齢を17歳に引き下げ） 1942　国民医療法公布 1944　看護婦規則改正（看護師養成年齢を16歳に引き下げ） 1945　GHQ看護課長にオルト就任	1931　満州事変 1936　2.26事件 1937　日中戦争勃発，従軍看護婦派遣 1938　頃から勤労奉仕行われる 1941　太平洋戦争始まる 国民勤労報告協会で軍需工場への勤労開始 1943　学徒出陣 1944　学徒勤労動員令（中学校以上） 1945　ひめゆり部隊（沖縄）が自決 8/15　第2次世界大戦無条件降伏 8/30　GHQマッカーサー元帥，厚木に到着		1935　ドーマクがサルファ剤（合成抗菌薬）を開発（ドイツ） 1944　ワックスマン（ロシア生まれのアメリカ人），ストレプトマイシン発見　赤十字国際委員会，ノーベル平和賞受賞	1939　チリ大地震 1939〜45　第2次世界大戦 1945　国際連合（UN）設立

日本の医療・看護	参考事項		外国の医療・看護	参考事項
1946 日本産婆看護婦保健婦協会設立	1946 日本国憲法，生活保護法公布			
1947 保健婦助産婦看護婦令公布	1947 教育基本法，学校教育法制定　労働基準法公布			
1948 保健婦助産婦看護婦法（保助看法），医療法，医師法，歯科医師法制定　予防接種法制定　厚生省医務局に看護課設置	1948 新制高校発足		1948 世界保健機関（WHO）創立　ブラウン『これからの看護（ブラウンレポート）』発表　マザー・テレサ，スラム街で救援活動開始（インド）	1948 朝鮮半島南北に分裂　ベルリン封鎖，東西ドイツ分裂
1949 ICN に再加入（9回目）				1949 北大西洋条約機構（NATO）結成　中華人民共和国成立
1950 精神衛生法制定　完全看護制度開始				1950～1953 朝鮮戦争
1951 保助看法一部改正　准看護婦制度誕生　結核予防法を全面的に改正　日本看護協会発足	1951 WHO（世界保健機関），ユネスコ（国際連合教育科学文化機関）に加盟　児童憲章制定　サンフランシスコ講和条約発効，GHQ廃止			
1952 高知女子大学家政学部に衛生看護科開設				
1953 東京大学医学部に衛生看護学科開設　看護系短期大学が各地に開設	1953 NHKテレビ放送開始		1953 第10回ICN大会において「国際看護倫理綱領」採決	
	1954 第5福竜丸，ビキニ被災。自衛隊発足			1954 ビキニ環礁水域水爆実験
	1955～1973 高度経済成長			
	1956 国際連合に加盟			
1957 看護婦養成2年課程（進学コース）開設		現代		
1958 学校保健法制定　基準看護制度発足（完全看護廃止）	1958 臨床検査技師，衛生検査技師等に関する法律			
1960 「病院スト」発生				
	1961 国民皆保険制度発足			1960～75 ベトナム戦争
1963 老人福祉法制定			1963 アンリ・デュナン記章制定	
1964 聖路加看護大学発足　神奈川県二俣川高校衛生看護科開設	1964 東京オリンピック			
1965 母子保健法制定	1965 理学療法士及び作業療法士法			1966 文化大革命（中国）　アポロ11号月面有人着陸成功（アメリカ）
1967 看護婦教育カリキュラム改正	1967 障害者基本法			
	1968 視能訓練士法			
	1970 日本万国博覧会（大阪）			
	1973 第1次オイルショック		1973 第15回ICN大会（メキシコ）で「看護師の規律」採択	
1974 ナースバンク制度発足				
1975 千葉大学看護学部開設				
1977 第16回ICN大会を東京で開催			1978 WHOアルマ・アタ宣言	
			1979 マザー・テレサ，ノーベル平和賞受賞	

昭和時代　1926～1989

	日本の医療・看護	参考事項		外国の医療・看護	参考事項
昭和時代 1926〜1989	1981　日本人の死因の第1位が悪性新生物となる 1982　老人保健法制定			1980　WHOが天然痘根絶を宣言 1981　初のエイズ症例報告（アメリカ）	
		1987　社会福祉士及び介護福祉士法 　　　臨床工学技士法		1987　ICN／WHO，エイズ共同宣言	
	1988　在宅患者訪問看護指導料新設				
	1989　看護教育，准看護婦教育カリキュラム改正	1989　「子どもの権利条約」国連総会で採択			1989　天安門事件（中国）
	1990　「看護の日」制定　エイズ予防法制定 　　　高齢者保健福祉推進10か年計画（新ゴールドプラン），初年度 　　　在宅看護支援センター創設				1990　ドイツ再統一
平成時代 1989〜	1991　救急救命士法制定	1991　育児休業，介護休業等育児又は家族介護を行う労働者の福祉に関する法律制定	現代		1991　湾岸戦争，ソビエト連邦崩壊
	1992　老人訪問看護制度発足 1993　特定機能病院，療養型病床群病棟スタート	1992　国民年金，学生の強制加入適用			1992　リオデジャネイロで地球環境サミット開催
	1994　地域保健法全面改正 　　　新看護体系成立				
	1995　准看護婦問題調査検討会発足	1995　阪神・淡路大震災 　　　地下鉄サリン事件 　　　精神保健及び精神障害者の福祉に関する法律（旧精神保健法）改正			1990年代後半　インターネットの普及
	1996　付き添い看護の解消	1996　らい予防法廃止		1996　イギリスで狂牛病（BSE）流行	
	1997　移行教育，准看護婦の資質向上に関する検討会発足（厚生省） 　　　介護保険法制定 1998　感染症の予防及び感染症の患者に対する医療に関する法律制定 1999　准看護婦の移行教育に関する検討会報告書 　　　准看護婦の資質の向上に関する検討会報告書	1997　言語聴覚士法制定 　　　臓器の移植に関する法律制定		1997　京都議定書採択（地球温暖化防止）	
	2000　看護料が入院基本料に包括される（診療報酬改定） 　　　介護保険制度スタート 　　　ゴールドプラン開始	2000　児童虐待防止法制定			

日本の医療・看護	参考事項	外国の医療・看護	参考事項
2001　中央省庁等改革関連法施行（厚生労働省，文部科学省などに変更） 保健婦助産婦看護婦学校養成所指定規則の改正 看護職の名称が「保健師」「助産師」「看護師」「准看護師」となる　法令名が保健師助産師看護師法に変更 高校・専攻科看護師養成5年一貫教育開始	2001　DV防止法制定	2001　WHOが国際生活機能分類（ICF）採択 2002〜2003　SARSの世界的流行	2001　アメリカ同時多発テロ事件（9.11）
2003　日本看護協会「看護者の倫理綱領」改訂	2003　健康増進法施行 個人情報の保護に関する法律制定		
2004　看護師養成2年課程通信制施行	2004　新潟県中越地震		2004　スマトラ沖地震，インド洋津波
2005　ICN会長（第25代）に南裕子が選出	2005　障害者自立支援法制定		
2006　診療報酬改定で看護師実質配置7対1の新設	2006　健康保険法の一部改正に伴い，老人保健法も高齢者の医療の確保に関する法律に名称が変更されるとともに改正		
2007　ICN各国代表者会議（学術集会）を横浜で開催			
2008　インドネシアと経済連携協定（EPA）締結，看護師の受け入れを行う 後期高齢者医療制度開始 看護教育カリキュラム改正			
2009　保健師助産師看護師法の一部改正（保健師・助産師の教育年限が1年以上とされるなど），看護師等の人材確保の促進に関する法律の一部改正（新人研修の義務化など）		2009　新型インフルエンザ（HINI）世界的流行	
	2011　東日本大震災（3.11）と東京電力福島第1原発事故		
2012　「健康日本21（21世紀における国民健康づくり運動）【第2次】」	2012　山中伸弥氏，ノーベル生理学・医学賞受賞（iPS細胞の開発）		2012　ロンドンオリンピック
2013　看護職の夜勤・交代制勤務に関するガイドライン 医療安全推進のための標準テキスト 地域における保健師の保健活動指針改定	2013　特定秘密保護法成立	2013　ICN看護師の倫理綱領	
2014　デング熱国内感染例報告	2014　消費税5%から8%へ増税 天野浩氏，赤崎勇氏，中村修二氏，ノーベル物理学賞受賞（青色発光ダイオードの発明）	2014　ICM助産師の国際倫理綱領 スペイン（アフリカ以外）でエボラウイルス疾患（EVD）症例が発生	

平成時代 1989〜　現代

日本の医療・看護	参考事項	外国の医療・看護	参考事項
2015　看護師特定行為研修制度始まる	2015　大村智氏，ノーベル生理学・医学賞受賞（イベルメクチンの発見） 梶田隆章氏，ノーベル物理学賞受賞（ニュートリノ振動の発見） 社会保障・税番号制度（マイナンバー制度）の番号通知開始	2015　韓国で中東呼吸器症候群（MERS）感染広がる	
2016　保健師助産師看護師学校養成所指定規則の改正（看護師養成2年課程通信制条件短縮）	2016　大隅良典氏，ノーベル生理学・医学賞受賞（オートファジーのしくみ解明）		2016　リオデジャネイロオリンピック
2018　看護基礎教育検討会			
	2019　新元号「令和」	2019　新型コロナウイルス感染症（COVID-19）世界的に感染広がる	
2021　看護職の倫理綱領			2021　東京オリンピック
2022　ICN看護師の倫理綱領			
2024　「健康日本21【第3次】」			

平成時代 1989〜2019・令和2019〜

現代

世界人権宣言

第1条　すべての人間は，生れながらにして自由であり，かつ，尊厳と権利とについて平等である。人間は，理性と良心とを授けられており，互いに同胞の精神をもって行動しなければならない。

第2条　1　すべて人は，人種，皮膚の色，性，言語，宗教，政治上その他の意見，国民的若しくは社会的出身，財産，門地その他の地位又はこれに類するいかなる事由による差別をも受けることなく，この宣言に掲げるすべての権利と自由とを享有することができる。
　　　　2　さらに，個人の属する国又は地域が独立国であると，信託統治地域であると，非自治地域であると，又は他のなんらかの主権制限の下にあることを問わず，その国又は地域の政治上，管轄上又は国際上の地位に基づくいかなる差別もしてはならない。

第3条　すべて人は，生命，自由及び身体の安全に対する権利を有する。

第4条　何人も，奴隷にされ，又は苦役に服することはない。奴隷制度及び奴隷売買は，いかなる形においても禁止する。

第5条　何人も，拷問又は残虐な，非人道的な若しくは屈辱的な取扱若しくは刑罰を受けることはない。

第6条　すべて人は，いかなる場所においても，法の下において，人として認められる権利を有する。

第7条　すべての人は，法の下において平等であり，また，いかなる差別もなしに法の平等な保護を受ける権利を有する。すべての人は，この宣言に違反するいかなる差別に対しても，また，そのような差別をそそのかすいかなる行為に対しても，平等な保護を受ける権利を有する。

第8条　すべて人は，憲法又は法律によって与えられた基本的権利を侵害する行為に対し，権限を有する国内裁判所による効果的な救済を受ける権利を有する。

第9条　何人も，ほしいままに逮捕，拘禁，又は追放されることはない。

第10条　すべて人は，自己の権利及び義務並びに自己に対する刑事責任が決定されるに当っては，独立の公平な裁判所による公正な公開の審理を受けることについて完全に平等の権利を有する。

ヒポクラテスの誓い

　医神アポロン，アスクレピオス，ヒギエイア，バナケイアおよびすべての男神と女神に誓う，私の能力と判断にしたがってこの誓いと約束を守ることを。この術を私に教えた人をわが親のごとく敬い，わが財を分かって，その必要あるとき助ける。その子孫を私自身の兄弟のごとくみて，彼らが学ぶことを欲すれば報酬なしにこの術を教える。そして書きものや講義その他あらゆる方法で私のもつ医術の知識をわが息子，わが師の息子，また医の規則にもとづき約束と誓いで結ばれている弟子どもに分かち与え，それ以外の誰にも与えない。私は能力と判断の限り患者に利益するとおもう養生法をとり，悪くて有害と知る方法を決してとらない。

　頼まれても死に導くような薬を与えない。それらを覚らせることもしない。同様に婦人を流産に導く道具を与えない。

　純粋と神聖をもってわが生涯を貫き，わが術を行う。結石を切り出すことは神かけてしない。それを業とする者に委せる。

　いかなる患家を訪れるときもそれはただ病者を利益するためであり，あらゆる勝手な戯れや堕落の行ないを避ける。女と男，自由人と奴隷のちがいを考慮しない。医に関すると否とにかかわらず，他人の生活について秘密を守る。

　この誓いを守りつづける限り，私は，いつも医術の実践を楽しみつつ生きてすべての人から尊敬されるであろう。もしもこの誓いを破るならばそ

の反対の運命をたまわりたい。

（訳：小川鼎三）

出典／小川鼎三：医学の歴史＜中公新書39＞，
中央公論新社，1964，p.13-14.

資料3　ニュルンベルク綱領

1．被験者の自発的な同意が絶対に欠かせない
2．ほかの方法では得られない社会的成果がある
3．自然経過と動物実験の知見に基づく
4．不必要な身体的心理的苦痛を避ける
5．死や障害を引き起こすと事前に予測されるなら行わない
6．危険の大きさが実験のもたらす利益を上回ら

ない
7．適切な準備と設備がある
8．科学に熟達した実験者が行う
9．被験者はいつでも自由に実験から離脱できる
10．傷害や障害や死が生じるとわかれば即座に中止する

資料4　ジュネーブ宣言

1948年9月スイス，ジュネーブにおける第2回WMA総会で採択
1968年8月オーストラリア，シドニーにおける第22回WMA総会で修正
1983年10月イタリア，ベニスにおける第35回WMA総会で修正
1994年9月スウェーデン，ストックホルムにおける第46回WMA総会で修正
2005年5月ディボンヌ・レ・バンにおける第170回理事会および
2006年5月，ディボンヌ・レ・バンにおける第173回理事会で編集上修正
2017年10月米国，シカゴにおけるWMA総会で改訂

医師の誓い

医師の一人として，

私は，人類への奉仕に自分の人生を捧げることを厳粛に誓う。

私の患者の健康と安寧を私の第一の関心事とする。

私は，私の患者のオートノミーと尊厳を尊重する。

私は，人命を最大限に尊重し続ける。

私は，私の医師としての職責と患者との間に，年齢，疾病もしくは障害，信条，民族的起源，ジェンダー，国籍，所属政治団体，人種，性的志向，

社会的地位あるいはその他いかなる要因でも，そのようなことに対する配慮が介在することを容認しない。

私は，私への信頼のゆえに知り得た患者の秘密を，たとえその死後においても尊重する。

私は，良心と尊厳をもって，そしてgood medical practiceに従って，私の専門職を実践する。

私は，医師の名誉と高貴なる伝統を育む。

私は，私の教師，同僚，および学生に，当然受けるべきである尊敬と感謝の念を捧げる。

私は，患者の利益と医療の進歩のため私の医学的知識を共有する。

私は，最高水準の医療を提供するために，私自身の健康，安寧および能力に専心する。

私は，たとえ脅迫の下であっても，人権や国民の自由を犯すために，自分の医学的知識を利用することはしない。

私は，自由と名誉にかけてこれらのことを厳粛に誓う。

資料／日本医師会：ジュネーブ宣言，https://www.med.or.jp/doctor/international/wma/geneva.html（最終アクセス日：2021/10/20）

資料 5	患者の権利章典に関するアメリカ病院協会声明

1．患者は，思いやりのある［人格を］尊重したケアを受ける権利がある。

2．患者は，自分の診断・治療・予後について完全な新しい情報を，自分に充分理解できる言葉で伝えられる権利がある。そのような情報を＜直接＞患者に与えることが医学的見地から適当でないと思われる場合は，その利益を代行する適当な人に伝えられねばならない。患者は，自分に対するケアをコーディネートする責任を持つ医者はだれであるか，その名前を知る権利がある。

3．患者は，何かの処置や治療を始めるまえに，インフォームド・コンセントを与えるのに必要な情報を医者から受け取る権利がある。緊急時を除いて，そのような知らされたうえでの同意のための情報は特定の処置や治療についてだけではなく，医学上重大なリスクや予想される障害が続く期間にも及ばなくてはならない。ケアや治療について医学的にみて有力な代替の方策がある場合，あるいは患者が医学的に他にも方法があるなら教えてほしいといった場合には，そのような情報を受け取る権利を患者は持っている。

4．患者は，法律が許す範囲で治療を拒絶する権利があり，またその場合には医学的にどういう結果になるかを教えてもらう権利がある。

5．患者は,自分の医療のプログラムに関連して，プライバシーについてあらゆる配慮を求める権利がある。症例検討や専門医の意見を求める際，検査や治療に際しては秘密を守って慎重に行なわれなくてはならない。ケアに直接かかわる医者以外の者は，患者の許可なしにその場に居合わせてはならない。

6．患者は，自分のケアに関係するすべての通信や記録が守秘されることを期待する権利がある。

7．患者は，病院がそれをすることが不可能でないかぎり，患者のサービス要求に正しく応えることを期待する権利がある。病院は症例の緊急度に応じて評価やサービスや他医への紹介などをしなくてはならない。転院が医学的に可能な場合でも，転院がなぜ必要かということと転院しない場合どういう代案があるかということについて完全な情報と説明とを受けた後でなければ，他施設への移送が行なわれてはならない。転院を頼まれた側の施設は，ひとまずそれを受け入れなくてはならない。

8．患者は，かかっている病院が自分のケアに関してどのような保健施設や教育機関と連絡がついているかに関する情報を受け取る権利を持っている。患者は，自分を治療している人たちの間にどのような専門職種としての［相互の］かかわり合いが存在するかについての情報をうる権利がある。

9．病院側がケアや治療に影響を与える人体実験を企てる意図がある場合は，患者はそれを通報される権利があるし，その種の研究プロジェクトへの参加を拒否する権利を持っている。

10．患者は，ケアの合理的な連続性を期待する権利がある。患者は，予約時間は何時で医者は誰で診療がどこで行なわれるかを予め知る権利がある。患者は，退院後の継続的な健康ケアの必要性について，医者またはその代理者から知らされる仕組みを病院が備えていることを期待する権利を持つ。

11．患者は，どこが医療費を支払うにしても請求書を点検し説明を受ける権利がある。

12．患者は，自分の患者としての行動に適用される病院の規定・規則を知る権利がある。

資料 6	患者の権利に関する世界医師会リスボン宣言

原則

1．良質の医療を受ける権利

2．選択の自由の権利

3．自己決定の権利

4．意識のない患者

5．法的無能力の患者

6．患者の意思に反する処置
7．情報に対する権利
8．守秘義務に対する権利

9．健康教育を受ける権利
10．尊厳に対する権利
11．宗教的支援に対する権利

資料7　「ICN 看護師の倫理綱領」 2021 年

ICN 看護師の倫理綱領

　看護師の倫理に関する国際的な綱領は，1953年に国際看護師協会（ICN）によって初めて採択された。その後，この綱領は何回かの改訂を経て，今回，2021 年の見直しと改訂に至った。

前文

　19 世紀半ばに体系化された看護が発祥して以来，看護ケアは公平で包括的な伝統と実践，および多様性の尊重に深く根ざしているという認識のもと，看護師は一貫して次の 4 つの基本的な看護の責任を意識してきた。すなわち，健康の増進，疾病の予防，健康の回復，苦痛の緩和と尊厳ある死の推奨である。看護のニーズは普遍的である。

　看護には，文化的権利，生存と選択の権利，尊厳を保つ権利，そして敬意のこもった対応を受ける権利などの人権を尊重することが，その本質として備わっている。看護ケアは，年齢，皮膚の色，文化，民族，障害や疾病，ジェンダー，性的指向，国籍，政治，言語，人種，宗教的・精神的信条，法的・経済的・社会的地位を尊重するものであり，これらを理由に制約されるものではない。

　看護師は，個人，家族，地域社会および集団の健康を，地域・国・世界の各レベルで向上させているその貢献に対し，評価され，敬意を持たれる存在である。看護師は，自身が提供するサービスと他の保健医療専門職や関連するグループが提供するサービスとの調整を図る。看護師は，敬意，正義，共感，応答性，ケアリング，思いやり，信頼性，品位といった看護専門職の価値観を体現する。

「ICN 看護師の倫理綱領」について

　「ICN 看護師の倫理綱領」には，4 つの基本領域が設けられており，倫理的行動の枠組みとなっている。すなわち，「看護師と患者またはケアやサービスを必要とする人々」「看護師と実践」「専門職としての看護師」および「看護師とグローバルヘルス」である。

「ICN 看護師の倫理綱領」の基本領域

1．**看護師と患者またはケアやサービスを必要とする人々**

・看護師の専門職としての第一義的な責任は，個人，家族，地域社会，集団のいずれかを問わず，看護ケアやサービスを現在または将来必要とする人々（以下，「患者」または「ケアを必要とする人々」という）に対して存在する。

・看護師は，個人，家族，地域社会の人権，価値観，習慣および宗教的・精神的信条がすべての人から認められ尊重される環境の実現を促す。看護師の権利は人権に含まれ，尊重され，保護されなければならない。

・看護師は，個人や家族がケアや治療に同意する上で，理解可能かつ正確で十分な情報を，最適な時期に，患者の文化的・言語的・認知的・身体的ニーズや精神的状態に適した方法で確実に得られるよう努める。

・看護師は，個人情報を守秘し，個人情報の合法的な収集や利用，アクセス，伝達，保存，開示において，患者のプライバシー，秘密性および利益を尊重する。

・看護師は，同僚およびケアを必要とする人々のプライバシーと秘密性を尊重し，直接のコミュニケーションにおいても，ソーシャルメディアを含むあらゆる媒体においても，看護専門職の品位を守る。

・看護師は，あらゆる人々の健康上のニーズおよび社会的ニーズを満たすための行動を起こし，支援する責任を，社会と分かち合う。

・看護師は，資源配分，保健医療および社会的・経済的サービスへのアクセスにおいて，公平性と社会正義を擁護する。

・看護師は，敬意，正義，応答性，ケアリング，思いやり，共感，信頼性，品位といった専門職としての価値観を自ら体現する。看護師は，患者，同僚，家族を含むすべての人々の尊厳と普遍的権利を支持し尊重する。

・看護師は，保健医療の実践・サービス・場における人々と安全なケアに対する脅威を認識・対処し，安全な医療の文化を推進する。

・看護師は，プライマリ・ヘルスケアと生涯にわ

たる健康増進の価値観と原則を認識・活用し，エビデンスを用いた，パーソン・センタード・ケアを提供する。
・看護師は，テクノロジーと科学の進歩の利用が人々の安全や尊厳，権利を脅かすことがないようにする。介護ロボットやドローンなどの人工知能や機器に関しても，看護師はパーソン・センタード・ケアを維持し，そのような機器は人間関係を支援するもので，それに取って代わることがないように努める。

2．看護師と実践

・看護師は，自身の倫理的な看護実践に関して，また，継続的な専門職開発と生涯学習によるコンピテンスの維持に関して，それらを行う責任とその説明責任を有する。
・看護師は実践への適性を維持し，質の高い安全なケアを提供する能力が損なわれないように努める。
・看護師は，自身のコンピテンスの範囲内，かつ規制または権限付与された業務範囲内で実践し，責任を引き受ける場合や，他へ委譲する場合は，専門職としての判断を行う。
・看護師は自身の尊厳，ウェルビーイングおよび健康に価値を置く。これを達成するためには，専門職としての認知や教育，リフレクション，支援制度，十分な資源配置，健全な管理体制，労働安全衛生を特徴とする働きやすい実践環境が必要とされる。
・看護師はいかなるときも，個人としての行動規準を高く維持する。看護専門職の信望を高め，そのイメージと社会の信頼を向上させる。その専門的な役割において，看護師は個人的な関係の境界を認識し，それを維持する。
・看護師は，自らの知識と専門性を共有し，フィードバックを提供し，看護学生や新人看護師，同僚，その他の保健医療提供者の専門職開発のためのメンタリングや支援を行う。
・看護師は，患者の権利を擁護し，倫理的行動と開かれた対話の促進につながる実践文化を守る。
・看護師は，特定の手続きまたは看護・保健医療関連の研究への参加について良心的拒否を行使できるが，人々が個々のニーズに適したケアを受けられるよう，敬意あるタイムリーな行動を促進しなければならない。
・看護師は，人々が自身の個人，健康，および遺伝情報へのアクセスに同意または撤回する権利を保護する。また，遺伝情報とヒトゲノム技術の利用，プライバシーおよび秘密性を保護する。

・看護師は，協働者や他者，政策，実践，またはテクノロジーの乱用によって，個人，家族，地域社会，集団の健康が危険にさらされている場合は，これらを保護するために適切な行動をとる。
・看護師は，患者安全の推進に積極的に関与する。看護師は，医療事故やインシデント/ヒヤリハットが発生した場合には倫理的行動を推進し，患者の安全が脅かされる場合には声を上げ，透明性の確保を擁護し，医療事故の可能性の低減のために他者と協力する。
・看護師は，倫理的なケアの基準を支持・推進するため，データの完全性に対して説明責任を負う。

3．専門職としての看護師

・看護師は，臨床看護実践，看護管理，看護研究および看護教育に関するエビデンスを用いた望ましい基準を設定し実施することにおいて，重要なリーダーシップの役割を果たす。
・看護師と看護学研究者は，エビデンスを用いた実践の裏付けとなる，研究に基づく最新の専門知識の拡大に努める。
・看護師は，専門職の価値観の中核を発展させ維持することに，積極的に取り組む。
・看護師は，職能団体を通じ，臨床ケア，教育，研究，マネジメント，およびリーダーシップを包含した実践の場において，働きやすい発展的な実践環境の創出に参画する。これには，看護師にとって安全かつ社会的・経済的に公平な労働条件のもとで，看護師が最適な業務範囲において実践を行ない，安全で効果的でタイムリーなケアを提供する能力を促進する環境が含まれる。
・看護師は，働きやすい倫理的な組織環境に貢献し，非倫理的な実践や状況に対して異議を唱える。看護師は，同僚の看護職や他の（保健医療）分野，関連するコミュニティと協力し，患者ケア，看護および健康に関わる，査読を受けた倫理的責任のある研究と実践の開発について，その創出，実施および普及を行う。
・看護師は，個人，家族および地域社会のアウトカムを向上させる研究の創出，普及および活用に携わる。
・看護師は，緊急事態や災害，紛争，エピデミック，パンデミック，社会危機，資源の枯渇に備え，対応する。ケアやサービスを受ける人々の安全は，個々の看護師と保健医療制度や組織のリーダーが共有する責任である。これには，リスク評価と，リスク軽減のための計画の策定，実施および資源確保が含まれる。

4．看護師とグローバルヘルス

・看護師は，すべての人の保健医療へのユニバーサルアクセスの権利を人権として尊重し支持する。

・看護師は，すべての人間の尊厳，自由および価値を支持し，人身売買や児童労働をはじめとするあらゆる形の搾取に反対する。

・看護師は，健全な保健医療政策の立案を主導または貢献する。

・看護師は，ポピュレーションヘルスに貢献し，国際連合（UN）の持続可能な開発目標（SDGs）の達成に取り組む。（UNn.d.）

・看護師は，健康の社会的決定要因の重要性を認識する。看護師は，社会的決定要因に対応する政策や事業に貢献し，擁護する。

・看護師は，自然環境の保全，維持および保護のために協力・実践し，気候変動を例とする環境の悪化が健康に及ぼす影響を認識する。看護師は，健康とウェルビーイングを増進するため，環境に有害な実践を削減するイニシアチブを擁護する。

・看護師は，人権，公平性および公正性における，その責任の遂行と，公共の利益と地球環境の健全化の推進とにより，他の保健医療・ソーシャルケアの専門職や一般市民と協力して正義の原則を守る。

・看護師は，グローバルヘルスを整備・維持し，そのための政策と原則を実現するために，国を越えて協力する。

（2022 年 1 月公益社団法人日本看護協会訳）

資料8　日本看護協会「看護職の倫理綱領」2021 年

前文

人々は，人間としての尊厳を保持し，健康で幸福であることを願っている。看護は，このような人間の普遍的なニーズに応え，人々の生涯にわたり健康な生活の実現に貢献することを使命としている。

看護は，あらゆる年代の個人，家族，集団，地域社会を対象としている。さらに，健康の保持増進，疾病の予防，健康の回復，苦痛の緩和を行い，生涯を通して最期まで，その人らしく人生を全うできるようその人のもつ力に働きかけながら支援することを目的としている。

看護職は，免許によって看護を実践する権限を与えられた者である。看護の実践にあたっては，人々の生きる権利，尊厳を保持される権利，敬意のこもった看護を受ける権利，平等な看護を受ける権利などの人権を尊重することが求められる。同時に，専門職としての誇りと自覚をもって看護を実践する。

日本看護協会の『看護職の倫理綱領』は，あらゆる場で実践を行う看護職を対象とした行動指針であり，自己の実践を振り返る際の基盤を提供するものである。また，看護の実践について専門職として引き受ける責任の範囲を，社会に対して明示するものである。

本文

1　看護職は，人間の生命，人間としての尊厳及び権利を尊重する。

2　看護職は，対象となる人々に平等に看護を提供する。

3　看護職は，対象となる人々との間に信頼関係を築き，その信頼関係に基づいて看護を提供する。

4　看護職は，人々の権利を尊重し，人々が自らの意向や価値観にそった選択ができるよう支援する。

5　看護職は，対象となる人々の秘密を保持し，取得した個人情報は適正に取り扱う。

6　看護職は，対象となる人々に不利益や危害が生じているときは，人々を保護し安全を確保する。

7　看護職は，自己の責任と能力を的確に把握し，実施した看護について個人としての責任をもつ。

8　看護職は，常に，個人の責任として継続学習による能力の開発・維持・向上に努める。

9　看護職は，多職種で協働し，よりよい保健・医療・福祉を実現する。

10　看護職は，より質の高い看護を行うために，自らの職務に関する行動基準を設定し，それに基づき行動する。

11　看護職は，研究や実践を通して，専門的知識・技術の創造と開発に努め，看護学の発展に寄与する。

12 看護職は，より質の高い看護を行うため，看護職自身のウェルビーイングの向上に努める。

13 看護職は，常に品位を保持し，看護職に対する社会の人々の信頼を高めるよう努める。

14 看護職は，人々の生命と健康をまもるため，さまざまな問題について，社会正義の考え方をもって社会と責任を共有する。

15 看護職は，専門職組織に所属し，看護の質を高めるための活動に参画し，よりよい社会づく

りに貢献する。

16 看護職は，様々な災害支援の担い手と協働し，災害によって影響を受けたすべての人々の生命，健康，生活をまもることに最善を尽くす。

出典／日本看護協会：看護職の倫理綱領，https://www.nurse.or.jp/nursing/practice/rinri/rinri.html（最終アクセス日：2021/10/20）

資料9　個人情報の保護に関する法律（抄）

第1章　総則
（目的）
第1条　この法律は，高度情報通信社会の進展に伴い個人情報の利用が著しく拡大していることに鑑み，個人情報の適正な取扱いに関し，基本理念及び政府による基本方針の作成その他の個人情報の保護に関する施策の基本となる事項を定め，国及び地方公共団体の責務等を明らかにするとともに，個人情報を取り扱う事業者の遵守すべき義務等を定めることにより，個人情報の適正かつ効果的な活用が新たな産業の創出並びに活力ある経済社会及び豊かな国民生活の実現に資するものであることその他の個人情報の有用性に配慮しつつ，個人の権利利益を保護することを目的とする。
（定義）
第2条　この法律において「個人情報」とは，生存する個人に関する情報であって，当該情報に含まれる氏名，生年月日その他の記述等により特定の個人を識別することができるもの（他の情報と容易に照合することができ，それにより特定の個人を識別することができることとなるものを含む。）をいう。
2　この法律において「個人情報データベース等」とは，個人情報を含む情報の集合物であって，次に掲げるものをいう。
　1　特定の個人情報を電子計算機を用いて検索することができるように体系的に構成したもの
　2　前号に掲げるもののほか，特定の個人情報を容易に検索することができるように体系的に構成したものとして政令で定めるもの
3　この法律において「個人情報取扱事業者」と

は，個人情報データベース等を事業の用に供している者をいう。ただし，次に掲げる者を除く。
　1　国の機関
　2　地方公共団体
　3　独立行政法人等（独立行政法人等の保有する個人情報の保護に関する法律（平成15年法律第59号）第2条第1項に規定する独立行政法人等をいう。以下同じ。）
　4　地方独立行政法人（地方独立行政法人法（平成15年法律第118号）第2条第1項に規定する地方独立行政法人をいう。以下同じ。）
　5　その取り扱う個人情報の量及び利用方法からみて個人の権利利益を害するおそれが少ないものとして政令で定める者
4　この法律において「個人データ」とは，個人情報データベース等を構成する個人情報をいう。
5　この法律において「保有個人データ」とは，個人情報取扱事業者が，開示，内容の訂正，追加又は削除，利用の停止，消去及び第三者への提供の停止を行うことのできる権限を有する個人データであって，その存否が明らかになることにより公益その他の利益が害されるものとして政令で定めるもの又は1年以内の政令で定める期間以内に消去することとなるもの以外のものをいう。
6　この法律において個人情報について「本人」とは，個人情報によって識別される特定の個人をいう。
（基本理念）
第3条　個人情報は，個人の人格尊重の理念の下に慎重に取り扱われるべきものであることにかんがみ，その適正な取扱いが図られなければならない。

巻末付録　准看護師試験問題・解答

学習の総仕上げに，実際の試験で出題された問題を解いてみよう。

問題 1 看護方式について正しいのはどれか。

1 チームナーシングは1人の看護者が数人の患者を受け持つ。
2 機能別看護方式（機能別看護）は数人の看護師チームを組んでケアをする。
3 プライマリナーシングは1人の看護師が患者の入院から退院まで受け持つ。
4 受け持ち制看護方式（受け持ち看護）は数人の検温・処置など業務を分業化する。

問題 2 世界保健機関（WHO）による健康の定義について正しいのはどれか。

1 単に疾病のない状態のことである。
2 政治や社会的条件により変化する。
3 すべての人々が有する基本的権利である。
4 身体的・精神的に完全な状態のことである。

問題 3 ドロセア・E・オレムの看護概念について適切なのはどれか。

1 人間としての成熟を促す。
2 4つの適応様式で適応できるよう促す。
3 セルフケア能力を高めるよう支援する。
4 基本的ニード（欲求）の充足を手助けする。

問題 4 ヘンダーソンの看護の概念で正しいのはどれか。

1 人間がセルフケア能力を高めるよう援助するものである。
2 患者と看護者との有意義で治療的な人間関係のプロセスである。
3 生命力の消耗を最小にするように生活過程を整えることである。
4 日常の生活様式をまもることができるように基本的ニードを満たすことである。

解答1　3
1：チームナーシングは複数の患者に対し，複数の看護師がチームを組んでケアする方式，2：機能別看護は看護業務別に役割分担する方式，4：受け持ち性看護は1人の看護師が数人の患者を受け持つ方式

解答2　3
3：WHOの定義では，健康とは「単に疾病または病弱の存在しないことではない」「すべての人々が有する基本的権利の一つ」とされている

解答3　3
3：オレムはセルフケアという概念に注目し，セルフケア理論，セルフケア不足理論，看護システム理論を構築した

解答4　4
4：ヘンダーソンは『看護の基本となるもの』で14の基本的ニードをあげた。看護独自の機能として，患者の自立を促す支援について述べている

問題　5　看護理論家と著作の組み合わせで，正しいのはどれか。

　　1　ウィーデンバック ──── 看護覚え書
　　2　ペプロウ ─────── 人間関係の看護論
　　3　アブデラ ─────── 人間対人間の看護
　　4　ヘンダーソン ───── 看護の探求

問題　6　健康状態（レベル）の経過について，適切なのはどれか。

　　1　固定的である。
　　2　順調な経過をたどるとは限らない。
　　3　個人差はない。
　　4　時期の境界が明確である。

問題　7　トリアージ・タッグにおける最優先治療群（最優先要緊急治療）を示す識別色について，正しいのはどれか。

　　1　赤
　　2　黄
　　3　緑
　　4　黒

解答5　2
1：ウィーデンバック『臨床看護の本質』，3：アブデラ『患者中心の看護』，4：ヘンダーソン『看護の基本となるもの』

解答6　2
2：健康状態は流動的であり，個人差がある。時期の境界はあいまいで，順調な経過をたどるとは限らない

解答7　1
1：トリアージ・タッグの識別色は，赤「最優先治療群（最優先要緊急治療；重症群）」，黄「待機的治療群（中等症群）」，緑「保留群（軽傷群）」，黒「救命困難群もしくは死亡群」である

問題　8　医療安全について，誤っているのはどれか。

1　SHEL モデルは，アクシデントの分析方法の 1 つである。
2　事故事例について，医療チームで情報を共有し，予防策を検討する。
3　インシデントは，臨床の現場で「ヒヤリ・ハット」とよぶことがある。
4　スタンダードプリコーションにおいて，汗は感染する危険性があるものとして取り扱う。

問題　9　人間の成長・発達について，正しいのはどれか。

1　からだの末梢から中枢（中心）へと進む。
2　スキャモンの発育型（曲線）では，神経系型は年齢の早い段階での発達が著しい。
3　環境の変化に影響されにくい。
4　ハヴィガーストは，人間の発達段階を 8 つに区分している。

問題　10　看護の変遷について，正しいのはどれか。

1　14 世紀頃は，「看護の暗黒時代」と呼ばれている。
2　1859 年，ナイチンゲールは，基本的ニードの 14 項目を示した。
3　20 世紀後半，米国を中心に看護の理論化が盛んになった。
4　1948 年に発表されたブラウンレポートは，「科学的看護」を提唱している。

解答 8　4
4：スタンダードプリコーションとは「対象の血液，体液，分泌物（汗は除く），排泄物，あるいは傷のある皮膚や，粘膜を感染の可能性のある物質とみなし対応すること」であり，汗は除かれる

解答 9　2
2：スキャモンの発育型では，神経系型は 6 歳までの発達が著しい。なお，4：ハヴィガーストは人間の発達段階を 6 段階に分類している

解答 10　3
3：米国で看護の理論が進んだのは 1948 年のブラウンレポート以降，20 世紀後半に大学教育が盛んになってから。なお，2：ナイチンゲールの著書は『看護覚え書』で，「14 の基本的ニード」はヘンダーソンの理論である

索引

看護学入門　5巻　基礎看護I　看護概論

		定価（本体1,700円＋税）
2009年11月25日	第1版第1刷発行	
2010年11月25日	第2版第1刷発行	
2012年11月26日	第3版第1刷発行	
2016年11月30日	第4版第1刷発行	
2017年11月24日	第5版第1刷発行	
2018年11月26日	第6版第1刷発行	
2021年11月26日	第7版第1刷発行	
2024年11月25日	第7版第4刷発行	

編　著　　中原るり子 ©　　　　　　　　　　　　　　　　　　　　　　　＜検印省略＞

発行者　　亀井　淳

発行所　　株式会社 メヂカルフレンド社

https://www.medical-friend.jp
〒102-0073　東京都千代田区九段北3丁目2番4号　麹町郵便局私書箱48号　電話 (03) 3264-6611　振替00100-0-114708
Printed in Japan　落丁・乱丁本はお取り替えいたします　　　　　　印刷／㈱太平印刷社　製本／㈲井上製本所
ISBN978-4-8392-2277-2　C3347　　　　　　　　　　　　　　　　　　　　　　　　　001006－062

看護学入門 シリーズ一覧

新刊　基礎分野

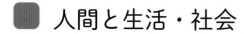 人間と生活・社会　　　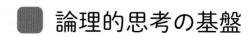 論理的思考の基盤